经方实战录

——经方医学论坛临床经验交流精华

主审　黄　煌　孙耀志

主编　李小荣　薛蓓云

中国健康传媒集团
中国医药科技出版社

内 容 提 要

本书乃"经方医学论坛"2011年南阳会议经方临床应用经验交流精华，由黄煌教授审订，从139篇临床经验交流文章中精选了65篇，汇集成书。包括经方实验录、病证与经方、体质与经方、经方方药谈4个专题，介绍了诸多临床一线医师使用经方的感悟及体会。本书病案记录详细，用药指征明确，临床启发性强，适合各级中医临床工作者及中医爱好者阅读参考。

图书在版编目（CIP）数据

经方实战录：经方医学论坛临床经验交流精华 / 李小荣，薛蓓云主编 . — 北京：中国医药科技出版社，2024.8. — ISBN 978-7-5214-4803-0

Ⅰ . R289.2

中国国家版本馆 CIP 数据核字第 2024HN6080 号

美术编辑　陈君杞
版式设计　也　在

出版　**中国健康传媒集团**｜中国医药科技出版社
地址　北京市海淀区文慧园北路甲 22 号
邮编　100082
电话　发行：010-62227427　邮购：010-62236938
网址　www.cmstp.com
规格　710×1000 mm $^{1}/_{16}$
印张　13 $^{1}/_{2}$
字数　262 千字
版次　2024 年 8 月第 1 版
印次　2024 年 8 月第 1 次印刷
印刷　河北环京美印刷有限公司
经销　全国各地新华书店
书号　ISBN 978-7-5214-4803-0
定价　**46.00 元**

获取新书信息、投稿、为图书纠错，请扫码联系我们。

编 委 会

再版前言

中医药在国家政策春风中枯木逢春、焕发生机，近 20 年来在社会各界同仁的努力下，经方医学迎来了复苏与繁荣。

2012 年人民军医出版社出版的《经方论剑录：经方医学论坛临床经验交流精华》系"经方医学论坛"2011 年南阳会议经方临床应用经验交流精华，该会议是由南京黄煌经方医学研究中心与河南宛西制药集团医药联手合作举办的一次大型经方学术与临床经验交流活动，该会议后来成为经方医学振兴的标志性事件，当年从 139 篇会议临床经验交流文章中精选了 65 篇，汇集成书，包括经方实验录、病证与经方、体质与经方、经方方药谈 4 个专题，荟萃了各地一线医师使用经方的感悟及经验。交流文章字字皆从实践中来，临床实用性极强，2012 年出版后早已脱销，网上二手书店卖到了近百元一本，值此经方医学繁荣富强之际，中国医药科技出版社鼓励我们再版刊行，助力临床中医诊疗水平的踏实提升！

回想当年，编委会与作者群中既有公认的经方事业巨擘、也有经方临床大家，有的已然过世，令人悲伤！所幸，当年的年轻作者们现多已成为当地名医和杏林明医，这些坚守临床一线的经方耕耘者、经方实践者当年交流的盛况、讨论的激情依然一直在延续，本书的再版既是对经方前行者的致敬，也是临床讨论的继续和经方挖掘的深化。

再接再厉，经方医学一定会在不久的未来温煦大地！

南京黄煌经方医学研究中心

李小荣

2024 年 6 月 24 日

黄　序

　　学医以后，一直想去河南南阳，因为那里是经方人心目中的圣地。2011年，我的愿望实现了。4月阳春，我和300多位来自各地的经方爱好者来到南阳，祭拜医圣祠，缅怀张仲景这位伟大的医学家的丰功伟绩，学习他求真务实的科学精神，激励传承经方发扬中华传统医学的大志。同时，交流经方应用的经验。会议紧凑，没有闲谈旅游；交流坦诚，经验毫无保留。虽然是一案一方一药，但新鲜、活泼、真实，临床实用性强。会议结束后，许多没有到会的同道和经方爱好者纷纷要求编印会议交流资料。李小荣、张薛光、薛蓓云等弟子根据大家的建议，对会议交流资料作了精心编辑，从会议交流的139篇文章讲稿中精选了65篇交流文章，而成此书稿。这是为推广经方做的一件好事！

　　经方是中华民族的优秀文化遗产，是传统医学中魅力无限的宝贝，决不能在我们这代人手中凋落！只要大家不懈地努力，经方一定会惠民利医，永存人间。

黄　煌

2012 年 3 月 25 日

祭医圣张仲景文

公元二零一一年四月十日，金陵后学黄煌携经方学子二百余人，谨奉清酌庶羞之奠，致祭于医圣之像前曰：伟哉仲景！撰《伤寒杂病论》于离乱之世，分六经，辨方证，其法简而约，其方效而著，论垂百代，泽被万民。两千年来，朝代兴衰更替，经方延绵不绝，是天不亡我中华医学之魂也！当今中华崛起，科学日新，我经方学子立志传承先圣之大道，勤求古训，博采众方，随俗为变，与时俱进，俾经方昌明于神州，波及于四海，人类共沐其泽。经方不朽，仲景永在！

目 录

经方实验录

病证与经方

体质与经方

经方方药谈

附 录

经方医学论坛

祝贺全国经方大会在南阳召开

何运强

一　昨夜曾经千里霜，东风今日过南阳。
　　喜看南北时贤聚，万紫千红万种香。

二　谁言大道沉沦久？仲景奇葩发异香。
　　今日经方旗猎猎，万人竦首望南阳。

三　霜剑风刀不自哀，经方岭上一枝梅。
　　千年我爱香如故，春色南阳去听雷。

四　置身医海几经年，月落三更谁未眠？
　　彼岸春花如采撷，经方一叶渡人船！

五　伤寒一卷读精神，目不窥园岁月新。
　　今日南阳拜仲景，东风送我十分春。

乌梅丸改汤治疗腹痛

王某，女，35 岁。2008 年 10 月 12 号初诊。

上腹部反复间歇性绞痛 5 天。自诉于 5 天前下半夜突发上腹部剧烈绞痛，痛时如刀绞，自觉有东西向上顶，喜按上腹痛处。其丈夫为西医医师，用西药抗生素加解痉止痛药一度好转，但几个小时后又腹痛同前，如此反复已达 5 天。曾做 B 超示：胆囊壁毛糙、胆囊结石。腹痛缓解期又无明显阳性体征。现感腹痛，手足冰冷，神疲体倦。请李小荣先生会诊。刻诊：体瘦高，面青黄，舌淡红，苔厚白腻贴舌面，脉弦细。腹肌紧，墨菲征阳性。

考虑为蛔厥证。处方：乌梅 30g，北细辛 6g，川椒 6g，干姜 3g，炮附子 6g，肉桂 6g，黄连 3g，黄柏 9g，当归 12g，党参 15g。3 剂。

二诊：诉服药后其症若失。后以小柴胡汤合平胃散调理善后。半年后随访未再发作。

（丁友桂）

乌梅丸治疗郁证

一、医案举隅

案 1 朱女士，74 岁。

经常头晕眼花，耳鸣梦多，不开心，自觉气充胸间，胸闷心悸，口苦，饥不欲食，针灸后频频嗳气，声如雷响，自觉很舒适。舌淡偏干少苔，脉弱，左弦，尺沉。患者告知她是上海名医方宝华先生的老患者，只有方老能看她的病，方老过世后，别的医生开药吃均不灵，一吃就泄泻，以为怪病。

证属太阳少阳合病，拟柴胡桂枝汤调节肝胆脾胃。柴胡 5g，黄芩 5g，党参 5g，姜半夏 5g，桂枝 5g，白芍 5g，炙甘草 3g，大枣 3 枚，生姜 3 片，7 剂。

次日患者来电话告知服药半小时就泄泻，吃过两次药都是这样，嘱生姜加至 10g，药后反应如故，于是来复诊，病情依旧。

思之，认为辨证有误，此非太少合病乃厥阴病阴阳错杂，肝风内动，拟乌梅丸加味：乌梅 20g，细辛 10g，肉桂 10g，黄连 4g，黄柏 10g，当归 10g，生晒参 10g，川椒 3g，制附子 10g，干姜 10g，远志 10g，郁金 10g，7 剂。

诸症减，无腹泻，守方 30 余剂，愈。

案 2　岳女士，50 岁。

43 岁绝经后，心烦性急，常与爱人无故打闹，饥不欲食，失眠，眼痛，鼻衄，胸闷堵，3 年内体重减轻 20kg，先后在济南、北京、上海治疗数年无效。初诊时仍然是上述症状，只是较前为轻。舌质淡，脉弱，左细弦，两关旺，尺沉。

拟方八味解郁汤 7 剂无效，继用八味除烦汤亦无效。思之，此也是厥阴病阴阳错杂，肝风内动。

拟方：乌梅 30g，细辛 10g，肉桂 10g，黄连 6g，黄柏 10g，当归 10g，党参 10g，川椒 3g，干姜 10g，附子 6g，郁金 10g，远志 10g。

上方服用 20 剂，体重增加 2.5kg，除偶尔发火外无任何不适，带方回济南。嘱其常食乌梅和酸味食物。随访半年无反复。

二、体会

乌梅丸为何能治疗郁证？此郁证大多疏肝解郁无效，此类郁证的病机都属于肝风内动。那么为何用乌梅丸有效呢？试析此方。厥阴病提纲条文"厥阴之为病，消渴，气上冲心，心中痛热，饥不欲食，食则吐蛔，下之痢不止"，这不仅是在说明蛔厥，而且提示这是扑朔迷离风邪的特点。风为百病之长，可兼其他五淫，风性主动所以变化多端，厥阴之风源于肝，肝为将军之官，善干他脏，其病复杂多变。柯琴认为："乌梅丸为厥阴主方，非只为蛔厥之剂。"所以，乌梅丸是厥阴病阴阳错杂、肝风内动的主方，是集酸苦辛咸、大寒大热于一身，理肝剂的巅峰之作。乌梅丸不仅可以治疗蛔厥、久痢，还可以治疗寒热错杂肝风内动的郁证等。只要抓住了肝厥内风的病机特点就能灵活运用乌梅丸。

（高格非）

顾植山教授用乌梅丸治疗厥阴杂病

乌梅丸出自《伤寒论》，为厥阴病主方，现代多用汤剂。笔者有幸随顾老师临证，见顾老师常用乌梅丸治疗厥阴之寒热错杂证屡得奇效。现举例如下。

一、医案举隅

案 1 夜间胃痛

患者，男，78 岁。2008 年 10 月 25 日就诊。诉胃脘疼痛，凌晨两三点痛剧。患者有肠息肉手术史，现大便难。刻诊：患者四肢不温，舌有裂纹，苔黄厚腻，脉弦虚大。诊为厥阴胃痛，证属寒热错杂。治当清上温下，攻补兼施。

处以乌梅汤。方药如下：炒乌梅 15g，熟附子（先煎）10g，北细辛（先煎）6g，川桂枝 10g，川花椒 6g，淡干姜 6g，台党参 12g，炒当归 10g，川雅连 10g，炒黄柏 10g。投方 5 剂，每日 1 剂，水煎服。

二诊：诉服药 1 剂后胃即不痛，现大便难有所缓解，舌苔已基本恢复正常。药已中病，守方再进以巩固疗效。原方减川雅连为 6g，增肉苁蓉 20g 以润肠通便。又进 9 剂后停药，胃痛一直未再犯。

案 2 吞酸

患者，男，46 岁。2009 年 3 月 22 日初诊。诉近期凌晨两三点易反酸，造成早醒后不能入睡，白天则无反酸症状。舌红苔腻，脉稍弦。诊为夜间吞酸，证属肝经有火，脾经虚寒，寒热互结。治当清肝益脾，虚实并治，处以乌梅汤。

方药如下：炒乌梅 15g，熟附子（先煎）6g，川桂枝 10g，北细辛（先煎）6g，川花椒 4g，淡干姜 6g，川雅连 6g，炒黄柏 10g，台党参 10g，炒当归 10g。投方 7 剂，每日 1 剂，水煎服。

二诊：诉夜间反酸基本缓解，夜间能安睡到天亮。药已中病，原方续进 7 剂而痊愈。

案 3 后半夜潮热

患者，男，78 岁。2009 年 3 月 19 日初诊。诉近半个月有轻度盗汗，下半夜潮热感，稍畏冷。患者有前列腺肥大病史。尿频，有时出现失禁。患者另有轻度咳嗽。舌有裂纹，苔厚腻，脉濡。观其脉症，可从乌梅汤入手，拟乌梅汤加味。

处方如下：炒乌梅 15g，熟附子（先煎）10g，紫油桂（后下）3g，北细辛（先煎）6g，川花椒 6g，淡干姜 6g，川雅连 10g，淡吴茱萸（洗）6g，炒黄柏 10g，炒当归 10g，台党参 12g，上绵芪 30g，左牡蛎（先煎）30g，生熟地黄各 15g，炙甘草 6g。投方 7 剂，每日 1 剂，水煎服。

二诊：诉后半夜潮热感基本消失，晨起醒后稍有感觉，咳嗽基本缓解。苔亦有减，脉较前有力。原方续进7剂。煎服法同前。

三诊：诉近两天晨起潮热感已消失。原前列腺肥大闻水声即欲小便，时有不禁，转以益气固肾而治前列腺疾病。

二、体会

以上疾病各不相同，然用乌梅丸一方，皆能获得良效。因为它们有共同的特点：下半夜发病，具有寒热错杂的病症，符合厥阴病发病特点。《灵枢》："两阴交尽，谓之厥阴。"顾植山教授认为，厥阴病因六经阴阳胜复、阴阳不相顺接而导致出现寒热错杂的证情。厥阴病发作时间恰逢丑至卯时阴阳之气相互交接，此时阴寒已极，微阳初生。如果阴阳气交接顺畅，营卫相合则不发病。当至阴转阳之时，阴阳不相顺接，阳气难出，阴阳相争则会出现寒热错杂的厥阴病。诊断治疗时谨守病机，要抓住厥阴病发病时间丑至卯时，发病症状寒热错杂，容易出现四肢逆冷等特点。

乌梅丸是治疗厥阴寒热错杂病证的主方。方用附子、蜀椒、细辛温水寒，黄连、黄柏清火热，桂枝、当归温养木气，干姜、人参温中补土，乌梅生木液而补木气，敛风气。用药后水温火清，木和土复，阴阳平和，寒热调和，气机升降通畅，故能诸症自除。

（黄炜）

经方治疗虚实案

案1 韩某，男，45岁。

2010年5月15日就诊。自述患前列腺炎多年，阳痿多年。现症：睾丸伴会阴部隐痛，尿无力。左膝关节时隐痛，晨练时鹤立鸡群的姿势不能做，有结肠炎史（医院诊断），无腰痛。观其貌：面色红润，中等身材，微胖，左上眼睑微肿。脉象洪大，重按略显无力。舌质淡红有齿痕，苔白腻。患者非常注意养生，滋补保健品及西药注射剂用了很多。近1年遍服本市各名老中医药方，皆无效。一老医无奈让其服用鹿茸粉，以期改善阳痿和尿无力等症状，无明显效果。

诊为少阴病，肾阳虚，寒湿不化。处方真武汤原方原量：茯苓30g，白芍30g，苍术20g，黑附子30g，生姜30g，5剂。1日1剂，水煎3次，混匀，日三服。

2010年5月21日二诊：患者喜形于面。言诸症明显改善，性生活正常，尿无力、尿等待感已无，感觉回到年轻时候一样。唯左膝关节还有痛感。药已中病，原方加味再进5剂以资巩固。处方：茯苓30g，白芍30g，苍术20g，黑附子30g，生姜30g，制川乌30g，5剂。药后诸症皆愈。

按：该患者外观体型壮实，加上非常注意摄生，所以容易给医生造成主观错觉。就是患者一说前列腺炎，那么消炎、清热解毒利尿的中药一拥而上，结果都是无功而返。《金匮要略》虚劳篇：夫男子平人，脉大为劳，极虚亦为劳。本案抓住了患者脉大无力这一主症，再结合舌象和会阴部畏寒隐痛这些次症，按虚劳病而出方的。抛开前列腺炎、结肠炎等这些西医的炎症观念以获全效。

案2 某女，66岁。

2011年2月9日初诊：该患者肠胃病史，曾做过绝育手术、阑尾切除、肛肠息肉、乳腺增生手术等。用她自己的话说身上千疮百孔。2010年10月在青岛某大医院做完肛肠息肉手术后，因腹胀不欲食而服用过近2个月的中药，但胃脘胀满、不能多食的症状却毫无改善，有愈演愈重之势，因此体重下降了十多斤。现症：胃脘部至脐周硬满而痛（腹诊所见），腹肌拘挛，大便不爽，虽一日一便但每便仅有三寸许。细询之：有食欲但不敢吃，感觉每吃一口即胀得更甚，胀甚时牵引两胁，夜寐难安，苦不堪言。观其体型矮瘦，面色黄暗，舌质暗红，苔薄白带黄，脉弦细有力，口苦口干。

辨证为少阳阳明合病，大柴胡合小陷胸汤加味。观其在医院所服各方皆为健脾健胃补中之品，真南辕北辙也。处方：柴胡40g，瓜蒌60g，黄连10g，大黄15g，枳实20g，黄芩15g，白芍15g，生半夏20g，牡蛎30g，生姜20g，大枣6个，3剂。1日1剂。

2月13日二诊：患者这次与其丈夫同来的，因服药后诸症皆减，喜不自禁。此次丈夫主动要求同来调治高血压。诊见：胃脘至脐周胀满及压痛已去大半，大便已通畅，夜寐已安。唯自己仍不敢多吃，恐再胀满。嘱其不必多虑，唯少进油腻即可。处方：一诊原方继进3剂。

2月16日三诊：诸症基本痊愈，仅胃脘左下部有按压抵抗感，似有积聚未尽散之疑，舌质略暗红，脉象较前已缓。处方四逆散加味：柴胡15g，枳实15g，白芍15g，炙甘草15g，陈皮30g，半夏20g，牡蛎30g，黄连10g，黄芩10g，栀子10g，三棱10g，莪术10g，4剂。每剂煎煮3次，混匀，分3次服，早、晚各1次。后其丈夫来诊时言已痊愈，体重增加了好几斤。

按：该案辨证并不难，但是为什么服用医院2个月的中药无效反而更重了呢？为什么用的都是与病情相反的药呢？原因有两点值得我们思考：①医生诊断主观意识太强，一听患者做过多种手术，再见面黄肌瘦，就觉得应该补。没有细查舌脉，更没有腹部按诊。即使不看舌脉，若能屈身按压患者腹部一诊，疗效也不会有如此之差！②患者主诉不清，不能清楚表达自我感觉，医者又不细询。临床上很多病情表现的"不敢多吃和不想吃"是绝对不一样的。该患者在家经常看一些养生类节目，所以一坐下就说："我脾胃太虚。"其实正好相反。

以上虚实案各一则，正所谓"大实有羸状，至虚有盛候"，宜思之。

（马金山）

木防己汤、桃核承气汤的应用

一、木防己汤的应用

案1 代某，女，52岁。

2009年1月2日初诊：胸闷气短2年。2年来胸闷气短，时轻时重，活动时尤为明显。近1个月双膝关节疼痛，活动受限，关节有响声，双下肢酸胀不适。纳可，夜间口干，但不欲饮。大便2日一行，量少。经、带正常，面暗红浮肿，舌瘦质暗淡，苔薄，脉沉紧。下肢凹陷性水肿。追问："心下有时痞满。"市医院超声心动图报告单示：二尖瓣中度关闭不全，左心室扩大。X线透视：心脏外形增大。此为"痰饮"。《金匮要略·痰饮咳嗽病脉证并治第十二》："膈间支饮，其人喘满，心下痞坚，面色黧黑，其脉沉紧，得之数十日，医吐下不愈，木防己汤主治"；"胸中有留饮，其人短气而渴，四肢历节痛，脉沉紧者，有留饮。"综述条文如述其病，故与木防己汤。

粉防己15g，党参12g，生石膏30g，桂枝10g，3剂，日1剂。

2009年2月15日二诊：3剂后胸闷气短减，双膝关节疼痛止，因有事未继续服药。今天因扭秧歌，右膝关节内侧韧带拉伤。面暗红比上次减轻，不浮肿。但仍胸闷气短，咳嗽有痰，夜间口干，不欲饮。下肢皮肤干燥，凹陷性水肿。舌瘦苔薄，脉沉紧。原方5剂。

按：抓住主症胸脘憋闷，喘满气短，就可视为膈间支饮，再加上脉沉紧，就可用本方。面色黧黑只有久病、缺氧重时才出现，不可墨守。

案 2 李某，女，53 岁。

2005 年 1 月 28 日初诊：咳、痰、喘 17 年，近几年逐渐加重。刻下：动则气短发憋，心悸，面唇发绀，下肢浮肿，纳差失眠，口干不欲饮，大便稀，小便量少，胃脘胀满有轻度压痛。舌苔白厚，脉沉弦。西医诊为"肺源性心脏病，Ⅱ级心力衰竭"。此痰饮病水湿内停，当以温药和之。《金匮要略》："膈间支饮，其人喘满，心下痞坚，面色黧黑，其脉沉紧，得之数十日，医吐下之不愈，木防己汤主之。"

茯苓 20g，桂枝 12g，炙甘草 10g，白术 10g，粉防己 12g，党参 12g，石膏 15g，3 剂，日 1 剂，水煎服。

2005 年 2 月 1 日二诊：代述，各症减，原方 3 剂。

2005 年 2 月 5 日三诊：咳喘明显减轻，眠增，纳仍欠佳，舌苔白稍厚，脉沉弦，原方 3 剂继服。

案 3 郄某，女，56 岁。

全身浮肿 1 月余，伴胸、脘部憋闷气短（胸骨至剑突下）。昨日起胸脘部憋闷加重，头胀痛，长出气后憋闷减轻。口干，饮水不多，纳可，大便干燥，2~3 日一行，小便不多。有冠心病史 10 余年，糖尿病 6~7 年。查：体胖，面暗红浮肿，舌暗红，苔不厚，脉右寸弦，关尺沉紧，左弦。腹诊：腹大，上腹稍硬，无压痛。腿诊：下肢皮肤干燥，如蛇皮样纹理，压之出现凹陷性水肿。

粉防己 12g，党参 12g，桂枝 10g，石膏 15g，茯苓 30g，桃仁 10g，赤芍 12g，牡丹皮 10g，5 剂，日 1 剂。

二诊：胸脘憋闷、气短均大减，头痛止，大便日一行，通畅，下肢浮肿明显减轻，皮肤干燥如前，原方 5 剂继服。后因感冒来买药，说服上药后各症消失，参加劳动，到现在无不适。

按：木防己汤多用于治疗心力衰竭、肝淤血、胃肠道水肿或淤血的患者，而且患者描述发憋的部位多在剑突下。可见医圣张仲景描述得十分精确，使人叹为观止。

二、桃核承气汤的应用

案 1 李某，男，9 岁。

因膝关节疼痛，双下肢内侧出现紫癜，诊为过敏性紫癜。输液 7 天，膝关节痛止，紫癜消失，停药后双下肢又出现紫癜。纳可，二便正常，左右脉滑。此下焦蓄血，桃核承气汤主之。

炒桃仁 10g，桂枝 10g，大黄 6g，芒硝 5g（冲），甘草 5g，3 剂。

二诊：紫癜消失，脉稍滑，原方 3 剂继续。

按：我用桃核承气汤治疗过敏性紫癜是学习杨麦青先生的经验，即用桃核承气汤作为治疗流行性出血热蓄血期的主方。尽管二病病因不同，轻重不同，但对全身毛细血管的损害却十分相近。在《伤寒论现代临床研究》中杨氏说："从临床实验来看，桃核承气汤可奏破血下瘀、改善肾微循环之功。因此，适时地使用桃核承气汤改变肾小球的痉挛状态，改善肾小球的滤过率，排出体内毒物及抗原抗体复合物……""从临床疗效来看，桃核承气汤可能能从肠道排出血内毒素，减少全身毛细血管中毒症状，改善血管壁的通透性与微循环状态，抑制或解除红细胞与血小板的集聚，纠正出凝血机制障碍……"

按传统中医理解，本案脉滑是提示体内有郁热，出血为血热妄行，还有离经之血便为瘀血（紫癜暗红也是瘀血指征），故用本方取得了疗效。过敏性紫癜，应用本方可能起到截断的作用。瘀热者可用桃核承气汤，虚寒性紫癜可用黄土汤。

案 2 王某，男，37 岁。

2009 年 5 月 31 日就诊。左下智齿疼痛半个月，吃药、输液可缓解，但停药后随即复发。轻时隐隐作痛，重时呈搏动性剧痛，常因牙痛而烦躁不安。视其左侧牙龈肿胀，脉沉弦。此牙龈蓄血，拟桃核承气汤。

桃仁 15g，桂枝 10g，大黄 10g，甘草 10g，玄明粉 10g（冲），2 剂，日 1 剂。服药后痛止，至今未复发。

按：牙痛虽然是小病，但发病率是相当高的，在基层诊所中几乎每天都会遇到好几例。尤其是牙髓炎疼痛剧烈，患者常辗转不安，颇似"其人如狂"。服桃核承气汤后，多泻下几次，即感疼痛大减，乃至痛止。如同西药甘露醇和抗生素联用的效果，在减轻其局部水肿的同时，也消去了炎症。

（王彪）

柴胡剂验案四则

一、医案举隅

案 1　带状疱疹

吕某，男，36 岁。2010 年 9 月 28 日初诊。诉右侧胸肋部皮肤刺痛、散发红疹 1 天，前医断为湿疹，用药涂抹无效。现在烧灼样疼痛剧增，以致坐卧不宁。诊视局部见疱疹浮现，瘤团簇三五一堆，七八成串，从右侧前胸向后背蔓延，呈带状分布。脉弦紧，数而有力，舌红苔黄。此为肝胆郁热化火所致。

柴胡 20g，赤白芍各 15g，枳实 12g，牡丹皮 12g，黄芩 12g，连翘 30g，龙胆草 6g，甘草 15g，蜈蚣 1 条（研粉冲服），7 剂。

疱疹处用梅花针叩刺出血，拔罐抽吸数次，生理盐水冲洗，涂藤黄酊，每天 1 次。第一次抽吸、涂药后疼痛明显减轻，次日疱疹开始干瘪，未再有新的疱疹出现，3 天后局部开始结痂，用药 1 周，尽剂而愈。

附藤黄酊制作方法：取 75% 酒精 100ml，加入藤黄细粉 10g，薄荷脑细粉 5g，摇匀储存备用。

案 2　带状疱疹

王某，男，76 岁。2010 年 11 月 19 日初诊。带状疱疹致皮肤破溃疼痛迁延未愈 1 月余。刻诊见：身材矮小，黑眼圈，面庞清瘦。左侧腰背部及左前胸 7~12 肋之间的皮肤有多处糜烂的疮面，疮面肉芽颜色晦暗，有少量渗出液，周围散见疱疹塌陷，内容物浑浊。患者诉疮面刺痛频频，寝食难安。脉弦细。证属正气不足，毒邪内陷。柴胡 15g，枳实 6g，芍药 12g，牡丹皮 9g，红花 15g，白术 12g，黄芪 60g，陈皮 12g，甘草 10g，蜈蚣 1 条（研粉，分 2 次服下），6 剂。

清理疮面坏死组织，用生理盐水冲洗，涂花椒油膏包扎，每日 1 次。换药 4 次后疮面肉芽组织变得鲜亮红活。前后用药十余剂结痂而愈。《内经》云："邪之所凑，其气必虚。"正气足则病邪无容身之处矣。

附花椒油膏制作方法：香油 200ml，入花椒 20g、紫草 10g，文火加热至药物颜色微见焦枯，滤渣趁热融入蜂蜡 10g 搅匀，存储备用。

案 3　惊悸

张某，男，42 岁，制毯厂工人。2010 年 12 月 25 日初诊。自述 2 个月以前所工作的车间接连 5 天发生火灾（机器摩擦静电引燃毛绒），以后工作时精神高度紧张，机器稍有异常响动，则怦怦心跳，头晕目眩，惴惴不安。曾就诊于某医院，诊断为早搏、心肌缺血、高血压。治疗给予输液扩张血管、口服降压药物等，病情分毫未减。来诊见：身材修长，面黄肌瘦，脘腹不适，舌红苔薄黄，脉弦细数，脉气有浮越外散之势。血压 150/100mmHg。《素问·举痛论》："惊则心无所依，神无所归，虑无所定，故气乱矣。"治宜疏肝胆之郁，敛神定志。

柴胡 20g，桂枝 12g，红参 9g，黄芩 12g，茯苓 30g，半夏 12g，大黄 5g，生龙骨 30g，生牡蛎 30g，生姜 10g，大枣 12 枚（擘开），5 剂。

复诊症状大有改善，血压 130/80mmHg。原方 7 剂善后。

案 4　胆囊炎

一日偶至朋友处，话语间友人诉其岳母患胆囊炎输液治疗数天，病情丝毫不减，问可有良策乎？待输液毕，刻诊见：中等身材，体态偏胖，面黄，眼白微有黄染。脉弦紧有力。脘腹触诊肌肉紧实有抵抗感。自述口苦咽干，胸背肋胁胀满，隐隐作痛，不思饮食。大便干，小便黄。肝胆郁结、腑气不降是其症结所在，腑以通为用。处方：柴胡 20g，枳实 10g，白芍 15g，黄芩 10g，清半夏 20g，茵陈 20g，大黄 5g（后下），陈皮 15g，甘草 12g，3 剂。

友人业西医，尚存有数种中药饮片，检方查看缺大黄一味，友人遂从我处取 15g 包好，给岳母送过去。后来听朋友说：岳母煎药时疏忽大意，前两剂没把大黄加到里面，第三剂时才想起来，索性全放到第三剂药里，服药后泻下数次，困扰多日的病痛一泻而去，豁然消失。

二、体会

《神农本草经》："柴胡：味苦平。主心腹结气，饮食积聚，寒热邪气，推陈至新。"由此可以看出，柴胡多用于胸腹部的疾患，因为足厥阴肝经、足少阳胆经均从这些部位循行而过。临证时要注意观察疾病发生的部位，看一下有哪些经络通过这里，有没有内在的关联？《内经》云："诸病于内，必形于外。"综合分析通过四诊收集来的病例资料，选择对应的药物和方剂来治疗。认体质，识药证，辨方证，药病相符，疗效自然彰显。

（王方同）

柴胡桂枝干姜汤三案

一、医案举隅

案1 陶某，男，24 岁，2011 年 2 月 1 日就诊。

以服装为业，春节回家玩耍过度，体虚引发上呼吸道感染，症见发热，神倦，口渴，小便不利。近段时间，每天早上 6 点左右全身痛，腋下体温 37.5℃。舌淡苔白。

治予柴胡桂枝干姜汤：柴胡 18g，桂枝 12g，干姜 9g，天花粉 18g，黄芩 12g，牡蛎 15g，炙甘草 9g，2 剂。后电话询问，又可以饱满精神打牌矣。

案2 邓某，女 46 岁，2011 年 2 月 4 日诊。

头晕，精神倦怠，纳差，胸闷，小腹坠胀，四肢软，小便不利十余日，近几天每天上午精神可，下午则畏寒恶风，四肢无力，不欲行走，舌淡苔白，脉细。

处以柴胡桂枝干姜汤合当归芍药散：柴胡 12g，桂枝 9g，干姜 6g，黄芩 9g，天花粉 12g，牡蛎 15g，当归 10g，白芍 10g，川芎 10g，白术 10g，泽泻 15g，茯苓 12g，炙甘草 6g，3 剂。6 天后电话询问，告之精神焕发，已全身有劲。

案3 刘某，女，36 岁，2010 年 12 月 12 日诊。

主诉经闭 2 个月，胸乳胀。平素月经后期，经量少，但精神好，身材高且匀称，此次原因为上环已十余年，恐环过期而将其取出，导致月经 2 个月未至而来诊。舌淡苔白，脉细。治以养血活血生新。

益母胜金丹加柴胡：当归 12g，川芎 12g，熟地黄 12g，白芍 10g，丹参 15g，白术 12g，茺蔚子 12g，香附 12g，益母草 15g，柴胡 12g，3 剂。

12 月 24 日复诊：月经仍未至，胸乳胀，又添腹胀。经血渐下行，继加活血通阳药，前方加桂枝 10g、牛膝 12g，3 剂续进。

2011 年 2 月 9 日三诊：告诉前方只服 2 剂，经血便至，自感全身舒畅，余下 1 剂，遂搁下未服。此次来诊，因近期打牌久坐，引起腰酸痛，活动后稍缓，精神倦，舌淡苔白，脉细。辨证属肝郁血虚，水饮停滞，治宜养血疏肝利水，柴胡桂枝干姜汤合当归芍药散，药量同邓某案。服后电话告之，精神爽，浑身有劲矣。

二、体会

体会此方作用，既能治外感阳郁，又以治内伤血虚水盛为长。胡希恕老师总结的半表半里阴证包括的病种实在太广泛了，包括感冒、发热、心悸、气短、头晕、腹胀、腰痛、胸痛、乳胀、小便不利、大便结或者溏、上身爱出汗、下肢酸软等疾病，只要有上述病机便可。

运用此方时要注意与半表半里阳证小柴胡汤和少阳阳明合病证大柴胡汤合桂枝茯苓丸相鉴别。用此方关键注意：此方寒热并用，虽然凉药有柴胡、黄芩、牡蛎、天花粉，温药有桂枝、干姜，平性药炙甘草，临床验证此方究以治柴桂体质寒热均有偏寒者为宜。合当归芍药散，以兼血虚水停。若有热亦是水停阳郁化热，或上热下寒者，有瘀者还可合桂枝茯苓丸。观《金匮》用此方治疟寒多微有热，或但寒不热，服一剂如神。现阶段疟疾少，但如疟者多，仍可用此方且效好。适合用柴胡桂枝干姜汤者一般均偏萎靡，或神倦，若亢奋亦是虚亢，临床出现低热，还常见恶寒。适合用大柴胡汤者体格偏壮，单纯现恶寒者少，可出现发热恶寒，口苦，呈现出体能过剩状态，好似燃料未完全燃烧状态。

（邓诗军）

经方医案二则

案 1　窍病

罗某，女，52 岁。2009 年 11 月 4 日初诊。舌体粗糙感、进食辛热后不适、肛门潮湿 2 年。2 年前无明确诱因逐渐感舌体粗糙，且进食辛热之品时舌体感麻痛灼热，肛门总有潮湿感。发病后曾去多家医院就诊，服中药 100 余剂，分别从"心火、胃火、虚火、肝胆湿热"等不同角度治疗，效不显。刻诊：舌体粗糙感，不耐辛热刺激，纳可，眠可，口中和，便溏，每日 2~3 次，无腹痛，小便正常。平素感背凉。舌偏红，整个舌体边缘可见裂纹，质地苍老，苔白润，脉沉弦。

临证思辨： 口窍后阴有疾，此属窍病，前医已从心火、胃火、虚火、肝胆湿热等不同角度治疗乏效，再从何处论治？分析患者目前临床表现，便溏应该是很有意义的一个症状，从六经辨证看，病应属太阴，且口中和，舌虽苍老质红，有裂纹，但苔白润。太阴寒湿，湿郁化热，治应温化为主，附子理中汤加减治之。

因恐识证有误，暂处 2 剂试服以探虚实。

处方：黑附子 10g，党参 10g，白术 10g，干姜 6g，砂仁 10g，炙甘草 6g。水煎服，日 1 剂。

2009 年 11 月 6 日二诊：服上方 2 剂后并无异常感觉，症状同前，舌脉同前。

临证思辨：症状表现有热，从太阴论治，温阳化湿治疗并无不适，说明治疗对路，宜击鼓再进，加大温阳之力，并加肉桂、黄柏引火归元，清热坚阴。

处方：黑附子 20g，党参 10g，白术 10g，干姜 10g，肉桂 6g，砂仁 15g，黄柏 6g，炙甘草 6g。水煎服，日 1 剂。

2009 年 11 月 9 日三诊：服上方 3 剂后舌体粗糙感、进食辛热后不适、肛门潮湿感均有所减轻，大便情况同前，查舌红较前略减，舌边苍老也显柔和之象，脉弦细。

临证思辨：病情有好转迹象，上方加茯苓以健脾利湿。

处方：黑附子 20g，党参 10g，白术 10g，干姜 10g，肉桂 6g，砂仁 15g，黄柏 6g，茯苓 30g，炙甘草 6g。水煎服，日 1 剂。

2009 年 11 月 13 日四诊：服上方 5 剂后舌体粗糙感、进食辛热后不适、肛门潮湿感均有明显减轻，大便有成形之象，次数也减为每日 1~2 次。病情好转，继服 11 月 9 日方 7 剂。

2009 年 11 月 19 日五诊：上方已服 6 剂，因介绍朋友前来就诊提前复诊。自述现在舌体仅有轻微粗糙感，进食辛热后舌体不适感仅有一点。肛门潮湿感消失，大便转为日一次，为正常软便。查舌色正常，舌边柔和湿润，裂纹情况较初诊时明显减轻，病情向愈，上方继服 7 剂以善其后。

按：表面上看，患者是口舌、后阴二窍有病，但仅盯着这一点是不够的。前医为何不效，主要问题还是太看重局部表现，而忘了观察分析患者的整体状况。患者除了舌体不适、肛门潮湿外，最重要的表现就是便溏。太阴病的主证是"腹满而吐，食不下，自利益甚，时腹自痛"，如论太阴病的审证要点，则太阴病本证中"自利不渴者，属太阴"这句最简单明了。本患者之所以从太阴论治，就是看到其表现有便溏、口中和。脾开窍于口，湿浊阻滞，郁久化热，则可表现为口腔症状，至于肛门潮湿，同便溏一样，都是湿邪下注所致。还有一点提示我们从阳虚论治的线索是患者平素有背凉。

案 2 顽固性唾血

胡某，女，58 岁。2009 年 10 月 30 日初诊。唾血 13 年。13 年前无诱因出现唾血，唾液呈淡红色或黄色，有血腥味，夜间明显，每夜需用清水漱口6~7次。曾至多家医院口腔科及血液科检查未能明确出血原因，迭用中西医药物治疗不效。现唾血同前，纳可，眠可，无明显口干，二便调。舌淡红苔薄白脉弦。患者舌脉诸症并无明显热象，试从阳虚论治，用温阳潜阳宁血法，用潜阳封髓丹治之。因为出血，原方中加炮姜一味以温经止血。

处方：炮附子10g，炮姜10g，龟甲10g，砂仁10g，黄柏10g，甘草6g。水煎服，日1剂。

2009年11月3日二诊：服上方后唾血明显减轻，夜间漱口次数减至2~3次。

临证思辨：上方可谓是投石问路之剂，既然有效，说明温阳治疗对路，加大温阳之力，上方附子、砂仁加至15g，继服，日1剂。

2009年11月9日三诊：唾血已经消失，感口水较多，舌淡红苔薄白，脉弦。

临证思辨：口水较多，说明湿浊较盛，加茯苓30g以健脾利湿。继服。

按：潜阳丹为扶阳派鼻祖郑钦安所创，由砂仁、炮附子、龟甲、甘草组成；封髓丹为《医宗金鉴》方，由黄柏、砂仁、甘草组成。郑氏在临床上治疗虚阳上浮之证时多将二方合用，疗效显著。后世医家常采用郑氏方法，云南吴佩衡称二者合方为"潜阳封髓丹"。在这张方子中，郑钦安认为龟甲得水中之精华而生，此处用之并非为了养阴，而是用其通阴助阳。砂仁一般认为主要是行气化浊和胃，但《本草经疏》认为其能纳气归肾，是治疗气不归元时的向导。患者唾血多年未愈，曾经多种治疗不效。虽未能看到既往患者所用中药方剂，但可以想象得到，一般中医治血方法如益气、养阴、清热、凉血止血诸法可能都已用过，此时再用常规治法，重蹈覆辙，肯定无效，必须另辟蹊径。究竟从何处着手？既然常用方法无效，患者舌脉诸症并无明显热象，试从阳虚论治，因为肾阳不足，阴寒内盛，火不归元，虚阳上浮，扰动血络，也可以表现为出血。用潜阳封髓丹后虚火得降，血循归经，故收桴鼓之效。

（冯学功）

经方应用举隅

临床上应用经方，只要辨证正确，用方恰当，确能收桴鼓之效。现介绍如下。

案 1　慢性胆囊炎

姜某，女，60 岁，于 1988 年来诊。右上腹疼痛半年，经医院检查为慢性胆囊炎，经服药、输液等，效果不显，邀余诊治。症见右上腹疼痛，伴腹胀，舌胖腻少苔，脉弦滑。根据脉症，认为属痰浊扰于肝胆，致胆囊发炎，予小陷胸汤。《伤寒论》原文："小结胸病，正在心下，按之则痛，脉浮滑者，小陷胸汤主之。"服 3 剂后，大有好转。共服 9 剂痊愈。

案 2　重感冒后期食欲不振

一患者，男性，患者重感冒后，一直不思饮食，伴口苦咽干，全身疲倦无力，头晕。考虑为重感冒后，脾胃功能失调，用小柴胡汤和解之法。服 3 剂后，食欲大增，病随之痊愈。

案 3　肺气肿伴水肿

一妇人，55 岁，原有肺气肿，入冬后感寒而发，住院治疗，经输液后，病有减轻，但胸腹胀满，虽输液却出现了水肿，遂出院求中医治疗。诊见喘息抬肩，腹胀不舒，全身水肿，脉沉细。诊为肺气肿伴水肿，肾阳不足。治以除胀行气，温阳利水。处方：小承气汤加附子。服 3 剂后腹胀减轻，水肿渐消。共服 9剂，诸症痊愈。

案 4　膝关节疼痛肿胀

一八旬老妇，患膝关节肿胀疼痛，医生予以行关节抽液，但过两天又肿胀如故，随来诊治。诊见：左膝关节肿胀明亮，伴疼痛，行动不便。按《金匮要略》历节病诊治，处方为桂枝芍药知母汤加骨碎补、千年健、钻地风。服 3 剂后，疼痛减轻，肿胀小消。继服 6 剂后，肿胀全消，微有疼痛，且停药后膝关节未见水肿。

案 5　感冒全身疼痛

一女性，57 岁，患有糖尿病、高血压病。感冒后，全身各处无不疼痛，高热，口干思饮，伴有轻度水肿。《伤寒论》386 条："霍乱，头痛发热，身疼痛，热多欲饮水者，五苓散主之。"遂与五苓散原方，服 1 剂后全身疼痛大减，身体爽快。共服 3 剂痊愈。

案 6　口咸

一男性患者，口中总感觉有咸味，特别难受，根据《内经》的理论，肾在味为咸，考虑可能与肾气不足有关。遂处以金匮肾气丸方：熟地黄 30g，山药

15g，山茱萸 15g，茯苓 10g，牡丹皮 10g，泽泻 10g，五味子 15g，附子 6g，肉桂 10g，枇杷叶 20g。该患者服 5 剂后，口咸症状消失，1 年后未见复发。

案 7　妇人不孕

一青年老师，婚后 3 年不孕，经各大医院检查，未发现器质性病变，考虑为内分泌失调，经治疗半年后，不愈，请中医诊治。患者体胖，月经期延后，经期腹痛，有时月经至期不来。按少腹有寒论治，予王清任少腹逐瘀汤加减治疗，服 5 剂后少腹疼痛减轻，但月经周期还不正常。随用《金匮要略》温经汤原方，用 5 剂，服后诸症好转，观察月经周期 3 个月正常，于停药 3 个月后怀孕，产一男婴。

经方在临床应用上具有疗效高、药味精简等优势，熟读仲景书，用好仲景方，使经方发扬光大是中医学者的必修课。

（朱建文）

经方合方验案三则

案 1　肾气丸合大黄附子汤、吴茱萸汤治疗泌尿系结石

牛某，女，35 岁，2010 年 12 月 30 日初诊。左胁下疼痛 5 小时，清晨诊所还未开门，已被急促的敲门声惊扰，开门后见一女患者左手按压着左侧胁部，痛苦地蹲在诊所门口，并阵发性干呕，时呕吐清水，扶至病床躺下，仍痛苦地呻吟着。诉疼痛难忍，并告知昨天曾有类似疼痛，到医院做 B 超显示左侧输尿管有一 1.2cm×1.0cm 的结石，输液后稍微缓解，到后半夜加重。平日口淡不渴，经常腰膝酸软，偶有头晕耳鸣。舌红苔白滑，体胖大。脉象：右寸弦滑，关弦，尺沉细，左寸沉弦细，关沉弦硬而滑，尺沉弦滑。证属肾阳虚，膀胱气化不利。

治宜温肾阳，化水湿，增加肾气的推动功能，温下积滞。肾气丸合大黄附子汤、吴茱萸汤加味：附子 10g，桂枝 10g，生地黄 24g，怀山药 15g，山茱萸 15g，牡丹皮 12g，茯苓 30g，泽泻 15g，车前子 12g，川牛膝 15g，大黄 10g，细辛 8g，吴茱萸 8g，人参 15g，生姜 20g，芒硝 10g，桑枝 50g，枳实 12g。7 剂，机煎，每剂日分 4 次服用。

患者服用 1 次之后即感左胁部松懈舒畅，疼痛减轻，服用 3 日后症状完全消失，大便微溏。1 周后 B 超显示结石消失。

按：①虚劳腰痛，少腹拘急，小便不利者，肾气丸主之。

②胁下偏痛，其脉紧弦，此寒也，宜温药下之，宜大黄附子汤。

③干呕吐涎沫，头痛者，吴茱萸汤主之。凡是身体任何部位疼痛伴有呕吐的均可使用，不一定局限于头痛。

④芒硝：破五淋，推陈致新。桑枝：行水气，量大有治疗结石之功。

三方合用治疗泌尿系结石疗效可靠，如果疼痛部位不在胁下，则去大黄附子汤；如果疼痛无呕吐，则去吴茱萸汤。余在临床中凡遇到泌尿系结石的患者均以此三方化裁，疗效甚佳。

案2　茵陈五苓散合大小柴胡汤治疗黄疸

罗某，男，48岁，2011年1月8日初诊。目黄15天。患者于半月前突然双目黄染，在本市医院住院治疗，效果欠佳，经人介绍来诊。伴见皮肤发黄，小便色黄如浅酱油色，腹部胀满，嗳气，食欲欠佳，偶有恶心欲吐，口苦，咽干，目眩，右胁部拒按，舌质红，苔薄黄，脉右寸弦，关弦浮滑，尺沉弦，左寸弦细，关弦细，尺沉。总胆红素151μmol/L，直接胆红素79.5μmol/L，间接胆红素71.5μmol/L，谷丙转氨酶1986U/L，谷草转氨酶1777U/L。证属肝胆湿热内蕴，少阳阳明合病。

治宜和解少阳，内泄热结，利胆退黄。大柴胡汤合茵陈五苓散加味：柴胡15g，黄芩15g，半夏15g，枳壳20g，赤芍30g，大黄10g，生姜12g，大枣12g，茵陈60g，桂枝10g，白术15g，茯苓30g，猪苓15g，泽泻18g，车前子12g，苦参30g，厚朴20g，虎杖30g。7剂，机煎。

服药后自感胁痛、口苦、恶心感减轻，小便仍黄但较前变浅。诉大便溏泄，一日2~3次，余告知此乃正常通腑泄浊之象。仍有嗳气，心下胀满，叩之有微鼓音，查目黄减轻。改方为小柴胡合茵陈五苓散合厚朴人参半夏生姜甘草汤：柴胡15g，黄芩15g，半夏15g，人参12g，生姜15g，牡蛎15g，甘草10g，茵陈60g，桂枝10g，白术15g，茯苓30g，猪苓15g，泽泻18g，苦参20g，厚朴30g，枳壳15g，7剂。服7剂后到医院复查肝功能：总胆红素69μmol/L，直接胆红素38.6μmol/L，间接胆红素30.4μmol/L，谷丙转氨酶103U/L，谷草转氨酶128U/L。

此患者治疗共一个半月，服药近40余剂，现在巩膜黄染已褪去，面黄已经消失，小便转清，仅有晨尿微黄。近日复查肝功能正常。

按：①黄疸病，茵陈五苓散主之。

②按之心下满痛，此为实也，当下之，宜大柴胡汤。

③诸黄，腹痛而呕者，宜柴胡汤。

④苦参：养肝胆气。

⑤发汗后，腹满者，厚朴生姜甘草半夏人参汤主之。

⑥虎杖：利胆退黄，保肝护肝。

黄疸患者余用茵陈五苓散为主方，据伴随症状常合用大、小柴胡汤，瘀热在里则加用麻黄连翘赤小豆汤，腹满则加用厚朴生姜甘草半夏人参汤或者半夏泻心汤，舌苔黄腻加用栀子柏皮汤。总之，"知犯何逆，随证治之"，均取得良效。

案3　五苓散合酸枣仁汤治疗失眠便溏

李某，男，37岁，2011年2月16日初诊。失眠半月。近半月来经常夜不能寐、烦躁不安，伴见口渴，需饮水许多，每日大便1次，稀溏不成型。舌红苔白微腻，脉右寸沉滑，关滑，尺沉，左寸弦细，关细滑，尺沉。证属脾虚湿盛兼肝血不足，治宜健脾化湿、养肝补虚。

与五苓散合酸枣仁汤：茯苓15g，猪苓15g，泽泻18g，白术15g，桂枝10g，酸枣仁20g，川芎12g，知母15g，甘草5g，合欢皮20g。3剂，机煎。

服完药后他又介绍亲友过来看病，述服药后当晚即可安然入睡，3剂服完，大便成型，夜间口渴已除。

按：①胃中干，烦躁不得眠，欲得饮水者，少少与饮之，令胃气和则愈，五苓散主之。

②虚劳虚烦不得眠，酸枣仁汤主之。

③单味合欢皮即是黄昏汤，除了治疗肺部痈肿之外，还有"主安五脏、利心志，令人欢乐无忧"之功效。

以上3个病案均是以合方取效，经方的合方往往能取得一加一大于二的效果。合方的前提是方证相应、脉症相应，临床上单纯的疾病很少，复杂交结的病很多，给经方合方大量的机会，用之得当，取效非凡。

（刘毅）

经方治验三则

案1　王某，男，45岁，装卸工。2010年12月24日初诊。

因搬运重物扭伤左踝关节，旋即肿胀，不能行走，到医院拍片检查为左踝关节错位，予以石膏托固定，口服活血化瘀成药并且输液治疗 1 个月，仍不能下地行走，左腿肿势不减反增，遂打电话求助于我。我观其中等身材，面色暗红，腹肌紧张。患者有肾结石病史，平时双腿易抽筋，左腿肿硬发亮。

见此情景令其去掉石膏托，给予去杖汤：生白芍 60g，赤芍 15g，生甘草 15g，木瓜 20g，怀牛膝 60g，5 剂。服完药后电话告知肿硬之势已消，能下地行走，又与原方 10 剂巩固疗效。春节期间前去探望，患者已能快步行走十余里并且参加劳动，不想中药治疗外伤疗效如此之快捷，甚为欣喜。

案 2 王某，女，64 岁，2010 年 11 月 12 日初诊。

患者因外阴、腋窝、耳后分泌物有异味，双足奇臭伴脚汗 30 年求诊。屡经多家医院化验检查查无病因，多方治疗无效，花费颇多，患者丧失治疗信心，为此而苦恼万分。患者体型稍胖，面色黄暗带红，头发略显花白，精神很好，叙述病情条理清晰，饮食正常，睡眠较差，口苦口黏，偶尔心烦易怒，时常呃逆叹气，少有腹胀排气，夏天自己感觉异味较重，平时不敢吃辛辣食物，否则就异味加重，大便黏滞不爽，时有排不净的感觉。腹肌紧张，两胁下有抵抗感，心下按之有压痛感。舌体大，舌苔黄厚腻，脉弦数。既往有胆结石、高血压病史。

遂用大柴胡汤合四妙散加味。柴胡 20g，黄芩 15g，姜半夏 15g，白芍 20g，枳壳 30g，制大黄 15g，干姜 5g，红枣 20g，山栀子 15g，厚朴 15g，黄柏 10g，怀牛膝 45g，生薏苡仁 60g，苍术 15g，5 剂，水煎服，每日 2 次。

药进 5 剂，诸症均减，再予 5 剂诸症悉除。为巩固疗效患者又进 10 剂，如今 30 年之顽症尽愈，患者感激万分。

案 3 孙某，男，35 岁，2010 年 11 月 18 日初诊。

患者进行性周身乏力伴头重头晕 2 个月求诊。2 个月前无明显诱因周身乏力，休息后不能缓解，走路的力气都没有，更不能上班，遂到县医院检查住院治疗。住院期间做相关检查及给予对症治疗仍无结果，后转入市级医院也查不清病因，先后两次住院检查花费过万，几经辗转找到我的诊所。进入我的诊室坐下后就感到极度乏力。患者体态臃肿，面色暗灰略带浮肿，精神欠佳，神志清楚，叙述病情条理清晰。食量很大，头重头晕交替出现，睡眠较多，有口渴汗出，身体困乏，四肢无力，双下肢轻度水肿，腹壁肌肉按之松软，大便偏稀，舌体胖大边有齿痕，伴水滑苔，脉虚浮。按黄师体质辨证属于五苓散证，方证合拍，遂用原方加量。

茯苓 45g，泽泻 30g，白术 30g，猪苓 25g，桂枝 20g，肉桂 10g，3 剂。

11 月 21 日二诊：患者服药后周身轻松，走路轻快，小便增多，食量减少。

效不更方，再与 5 剂。

11 月 26 日三诊：患者面色转白，下肢水肿、头重头晕均消失，自己感觉中药效果很好，要求加量。上方加防己 15g、黄芪 45g、干姜 6g、红枣 20g、甘草 3g，5 剂。患者先后服药 28 剂，现已参加工作，正常上班，电话随访未再复发。

（孙超）

经方验案拾遗

余临证 29 年，所用之方多以仲圣经方为主，随症加减，得心应手。非但外感时病，即疑难大症，辨证确切，应手收效，多臻治愈。今不揣浅陋，摘录几则，以飨同道。

一、医案举隅

案 1　附子理中汤合桂枝茯苓丸加减治疗子宫癌疼痛

王某，59 岁，2010 年 8 月 23 日初诊。今年春节后因经水淋漓不断，经市中心医院确诊患子宫癌。患者拒绝手术，辗转中西医之间，均罔效。近 1 个月出血量多，入夜腹痛，半夜后更重，不堪其苦，愿快死了事。人已卧床不起，家人备木。其女 5 日前乘车来我诊寓，啼哭救命，求速止其痛。我未见患者，详细问明所苦及症状，疏方如下，嘱有效复来，无效再求高明。

生晒参 20g，附子 30g（先煎 2 小时），白术 20g，炮姜 15g，白芍 30g，黄芪 30g，白花蛇舌草 30g，半枝莲 30g，木鳖子 15g，桂枝 20g，茯苓 50g，桃仁 12g，赤芍 15g，三七末 5g（冲服），甘草 9g，水煎服。

2010 年 8 月 27 日，其女再来，告入夜不再疼痛，腹胀亦减，无出血。精神转好。上方不更，加蜂蜜 30g 兑入。7 剂。

案 2　苓甘五味姜辛汤治疗痰饮

王某，30 岁，2011 年 2 月 8 日初诊。发病 2 年，睡至半夜，自觉胸部、咽喉及鼻腔内有痰液堵塞，呕恶，有时吐黏液达半小盆方解。每天抽烟 2 包，饮酒半斤，如此十余年。曾经看过西医，诊断为咽炎、支气管炎等，输液打针吃西药无效。遇冷加重。肢体较胖，四肢困乏，不愿运动。亦不喜与人交谈，性格孤僻。刻诊：六脉沉滑而弱，舌质淡红，苔薄白。太阴不得运湿，饮邪为患。嘱其忌酒戒烟，否则不为治，患者首肯。

疏以仲圣苓甘五味姜辛汤加味，化痰清饮解郁。茯苓30g，甘草9g，五味子7g，干姜5g，细辛5g，半夏20g，厚朴15g，陈皮15g，莱菔子30g，苏梗20g，郁金15g，旋覆花20g（包煎），合欢花15g，水煎服，3剂。

2月11日复诊，药后胸中畅快，一夜睡到天亮，不再吐痰。脉沉缓而滑，舌质淡红。前方不更，3剂。

案3　麻黄附子细辛汤合阳和汤加味治疗膝关节积水

郭某，男，9岁。2010年11月27日，我在外地看病未归，他村医生领着开车找到我与其诊治。发病半年多，起初右膝关节外上侧有一包块，在邯郸某医院住院治疗，稍消但不得根治，出院后病情依旧。关节肿大暗红，发热，疼痛不得步履。脉滑弱数，舌质淡红，苔薄白。痰核流注，阴寒积聚。问之，谓怕冷甚。阳和汤加减。

熟地黄30g，炮姜9g，鹿角胶15g，白芥子9g，麻黄9g，肉桂12g，附子（先煎2小时）15g，细辛6g，防己30g，茯苓30g，泽泻30g，甘草12g，水煎服，5剂。另嘱用白芷研粉凉开水调覆患处。

又由于病患膝关节积液特多，遂嘱咐随来医生必要时抽液。

复诊时，患者积液减半，我问抽出多少液体，患者说先用两天中药看如何。结果效果出乎意料的好。前方加薏苡仁60g，附子用到30g。

2010年12月23日三诊：患者家里有事，中间停了十几天没吃药，但病情继续好转，肿胀基本消除，唯膝关节外上侧包块不消。原方加蜈蚣3条，穿山甲3g，均研粉冲服，夏枯草60g，7剂。

四诊：膝关节与左侧大小温度无异，积水全消，包块已经缩小一半多。原方加减继服20余剂后，包块基本消除。将原方附子改成炮附子，6剂粉碎制丸续治。

案4　桂枝加龙骨牡蛎汤加附子治疗顽固性失眠

张某，47岁，2008年7月11日初诊。患者自述：2003年始患失眠，入夜临睡，四肢寒冷，全身颤抖，必覆被三四条方解，尔后起身踱步，或庭或室，片刻后复卧乃安。至夏午休亦同，甚苦之。今年在外地打工，夜夜寒战不得睡，且睡后又醒，入睡不能，遂回乡找余诊治。余视其面色暗淡，困顿无神，言语无力，切其脉，三部沉缓，视其舌，质淡红，苔白略腻。细询之，起病于冒雨感寒。寒湿内侵，阴阳失和。桂枝加龙骨牡蛎汤加附子。

桂枝30g，白芍12g，生姜30g，甘草9g，大枣12枚，龙骨、牡蛎各20g，附子 30g（先煎 2 小时），1 剂入夜安寐，3 剂至今未发。

案 5 重剂四逆汤治验

杜某，86 岁，离休教师，2008 年 12 月 27 日初诊。患者于昨夜小便时摔倒，爬到门口。室内温度也在零下，室外零下 7℃。至明方被家人发现。猝然神志不清，狂躁呼喊，手脚撕蹬被褥，手脚触之冰冷。村医已经注射二次安定，患者无眠意，依旧烦躁不止。脉滑数，舌质淡红，少苔。此为阴盛格阳，浮阳上越，心神失阳。经云：阳气者，精则养神，柔则养筋。急当回阳救逆，温养心神。

人参 30g，附子 60g（先煎 2 小时），干姜 60g，炙甘草 30g，开水急煎，2 个小时后，频频灌饮。患者服 1 剂后，已减少呼喊。次日安睡，醒后完全清醒，说话正常，思维正常。电话告愈。

二、体会

用经方，首要辨证确切，看主症所属六经之中何经，所属何方证；兼证之中，阴阳气血之虚实，所应如何对治，心甚明之。如案 4，患者入夜欲寐，此系刚睡未睡交替时，阴阳维脉互为交合，阳入阴则虚浮潜，阴护阳则脏神怡。阴阳既乖，阴胜则寒，阳胜则热。是证初因冒雨感寒，已伤太阳，太阳阳气尚隆，故不为害。久则传上于少阴，少阴阳虚，是证斯做。桂枝加龙骨牡蛎汤本为平补阴阳、潜镇固摄设，然，桂枝汤和阳谐阴，龙牡重镇安神，最可效者，一味附子补足既匮之阳，是以一剂安，三剂愈矣。仲景方，六经分野清晰，然，一经之中，六经全备；六经共睹，实系一经。一者，阴平阳秘也。

（孙孟章）

经方治顽疾，其效见神功

案 1 寒饮咳喘

李某，女，55 岁，2010 年 11 月 7 日就诊。咳喘 22 年。患者到我门诊部便说："我找你看病已是第九个医生了，几家大医院诊我慢性支气管炎、喘息性肺气肿，选用中西药治疗分毫无效。"诊时症见：患者气喘憋闷，抬肩呼吸，咳吐稀白之痰，时有泡沫，每晚加重，倚息不能平卧，面色黧黑，舌苔多见水滑，舌质淡嫩，胸部常隐痛，小便清长，大便时溏，畏寒怕冷，切脉弦细，双寸滑象，断为外寒内饮相搏于肺之证，随予小青龙原方：

麻黄 10g，桂枝 12g，干姜 10g，五味子 10g，细辛 10g，法半夏 12g，白芍 12g，炙甘草 10g。另加 1g 硫黄，口服渐加之热为度，1 日 3 次，一次 230ml。

4 剂咳喘大减，吐痰减少，胸不痛，夜能安卧，后予苓桂术甘汤加川芎 8g、干姜 12g、黄芪 20g 固护正气而获痊愈。该患者称我用的是"神方"。

案 2　心下痞满伴反胃

周某，男，58 岁，2010 年 12 月 16 日就诊。近 8 年来，一直肠胃不和，脘腹胀满，长期朝食暮吐或暮食朝吐，并不停"吐涎味"，自诉每日呕吐十余次，食物夹酸水，平时口淡无味，每顿吃几口稀流质饭便觉胃部撑胀，矢气则适，心中嘈杂，便溏，喜温恶凉，苔白滑腻，脉左关迟细，右关沉濡。诊为脾胃虚寒，胃气上逆，气机升降失常。予仲景半夏泻心汤加吴茱萸汤以调和之。

法半夏 10g、人参 12g、黄连 6g、黄芩 8g、干姜 10g、吴茱萸 10g、炙甘草 6g、大枣 5 枚。服 7 剂后病愈十之八九，又予半夏泻心汤加砂仁 12g、生附子 15g（先煎半小时）、紫石英 15g。水煎，服 8 剂以收十全之功。

（刘文江）

金匮方合用体会

一、泻心汤、柏叶汤、黄土汤合用

（一）处方

大黄 3g，黄芩 10g，黄连 3g，干姜 6g，艾叶炭 6g，侧柏炭 30g，生地黄 20g，白术 10g，阿胶珠 12g，炙黄芪 30g，茜草炭 12g，地榆炭 15g，仙鹤草 30g，甘草 20g。

（二）医案举隅

案 1　血小板减少性紫癜

郑某，女，26 岁，2010 年 12 月 6 日初诊。患者于 3 个月前，因下肢暗红色出血点及牙龈出血，诊为原发性血小板减少性紫癜，住河南省某医院治疗，用甲强龙静脉滴注，血小板上升至 60×10^9/L，改为泼尼松 12 片 / 日，皮下出血点减少，但泼尼松减至 10 片 / 日时，血小板又降至 $20 \times 10^9/L$，皮下出血点增多而求治于余。刻诊：满月样脸，腹胀便溏，日 2~3 次，双下肢密布暗红色出血点，并伴牙龈出血。泼尼松 9 片 / 日，血小板 $15 \times 10^9/L$。舌质红，苔白腻，脉沉。处方：上方加大腹皮 12g。泼尼松维持原量。

2010 年 12 月 13 日二诊：上方服 7 剂，下肢出血点消退大半，齿衄已止，腹胀减，仍便溏，日 1~2 次，血小板 $60 \times 10^9/L$。继服上方，并将其泼尼松每周减 1/2 片。

2011 年 1 月 4 日三诊：上方服 20 剂，下肢出血点消失，腹不胀，大便仍溏，日 1 次，血小板升至 $87 \times 10^9/L$，仍服上方去大腹皮，泼尼松仍按每周减 1/2 片服用。

此后，2011 年 1 月 14 日，血小板 $110 \times 10^9/L$；1 月 23 日血小板 $122 \times 10^9/L$；2 月 4 日血小板 $109 \times 10^9/L$；3 月 3 日血小板 $154 \times 10^9/L$。中药仍继服上方，泼尼松已减至 2 片 / 日。

案 2 血小板减少性紫癜

甄某，男，38 岁，2010 年 11 月 2 日初诊。患者患有艾滋病及丙型病毒性肝炎（丙肝）。3 个月前因经常鼻衄，经当地县医院诊为"丙肝肝硬化脾亢所致血小板减少"，经用西药治疗鼻衄不减，而求中医诊治。刻诊：面色红，鼻衄，便秘，食饮尚可，自感乏力，舌质红，苔薄黄，脉弦，昨查血小板 $21 \times 10^9/L$。辨证为血热，用大黄 6g，黄芩 10g，黄连 3g，水牛角 30g，生地黄 30g，牡丹皮 12g，赤芍 20g，白茅根 30g，7 剂。

2011 年 11 月 9 日二诊：鼻衄不减，大便溏，日 2~3 次。处泻心汤、柏叶汤、黄土汤合用方，7 剂。

2011 年 11 月 16 日三诊：鼻衄仍不减，改为前述三方合用，至 12 月 21 日，鼻衄已止，血小板 $70 \times 10^9/L$；2011 年 1 月 18 日，血小板 $91 \times 10^9/L$；2 月 22 日血小板 $110 \times 10^9/L$；3 月 8 日血小板 $118 \times 10^9/L$。

案 3 过敏性紫癜

张某，男，6 岁，2010 年 12 月 13 初诊。患儿半月前因腹痛，伴手及下肢、口周暗红色瘀斑住河南省某中医院。诊为过敏性紫癜。予以西药治疗半月，无明显效果而出院。刻诊：除症状同前外，另伴有食欲不振，左膝关节时痛，舌稍淡，苔薄白，脉沉。处方：大黄 3g，黄芩 10g，黄连 3g，生地黄 5g，白术 6g，侧柏炭 10g，艾叶炭 10g，干姜 3g，黄芪 10g，防己 10g，阿胶 2g，茜草炭 10g，地榆炭 10g，甘草 3g。取配方颗粒剂，7 剂，每日 1 剂，水冲 2 次服。

2010 年 12 月 20 日二诊：腹已不痛，食欲大增，瘀斑消退大半，膝关节未再疼痛。再服上方 10 剂。

2010 年 12 月 30 日三诊：瘀斑全部消退，无不适，再服上方 10 剂以巩固之。

春节后其父专程来郑询问，至今未再出现瘀斑瘀点，是否需再服药？嘱其继续观察，不再用药。

（二）体会

血小板减少性紫癜与过敏性紫癜，均属中医学斑疹或肌衄范畴，一般而论，以血热或风热为多见。前些年笔者也曾用犀角地黄汤合泻心汤予以治疗，但疗效不甚理想，且有的患者本有腹泻或便溏，或服清热凉血剂后腹泻较重而症不减。对此也曾用黄土汤或归脾汤治疗，效果也不好。因此，考虑到此类病证病机复杂，可能寒热虚实错杂，故选用《金匮要略》治疗出血病证的三方合用，治疗近 20 例，均取得了较好疗效。

二、当归芍药散、防己黄芪汤、鸡鸣散合用

（一）处方

当归 12g，川芎 10g，白芍 20g，白术 12g，云茯苓 15g，泽泻 30g，黄芪 50g，防己 20g，苏叶 12g，木瓜 12g，大腹皮 12g。

（二）医案举隅

案 1 肝硬化腹水

程某，男，54 岁，2010 年 8 月 20 日初诊。患者于 5 年前体检发现乙肝大三阳，当时肝功能基本正常，未予治疗。近 3 个月来出现腹胀，下肢浮肿，食欲不振，但无黄疸。彩超示：肝弥漫性损伤伴小结节，脾厚 59mm，有中等量腹水；肝功能：谷丙转氨酶 110U/L；谷草转氨酶 92U/L；总蛋白 65g/L，白蛋白 21g/L，球蛋白 44g/L。某县中医院诊为肝硬化，因经济原因未住院。刻诊：面色稍暗，腹部胀大，下肢浮肿，食欲不振，倦怠乏力，大便溏，日 1 次，小便少微黄。舌暗淡，苔薄白，脉沉弦。处方：上方加冬瓜皮 30g、茯苓皮 30g，10 剂。

2010 年 8 月 31 日二诊：腹胀减，下肢浮肿消退，食欲较前好，大便成形，日 1 次，小便清利，乏力较前好转。效不更方，再服上方 20 剂。

2010 年 9 月 20 日三诊：症状基本消失，面色较前红润。改为鳖甲煎丸 5g/ 次，每日 3 次，香砂六君子丸 10 丸 / 次，每日 3 次。嘱其服 3 个月后复查。

2010 年 12 月 20 日四诊：复查肝功正常。B 超：无腹水，肝脏同前。脾缩至42mm。乙肝五项仍为大三阳，自觉无不适。仍服上二种丸药 3 个月。

案 2　下肢血栓性静脉炎

张某，男，78 岁，2010 年 6 月 15 日初诊。患者于半月前突然出现左膝以下肿痛，皮色变暗，经河南省某中医院下肢静脉彩超检查，诊为左下肢血栓性静脉炎，予以静脉滴注蝮蛇抗栓酶及口服活血化瘀中药，肿痛稍减。刻诊：左下肢仍肿痛，皮色暗红，扪之有热感，行之不便，食欲不振，二便尚可，舌暗，苔薄白，脉弦。处方：前方加黄柏 12g。

2010 年 6 月 22 日二诊：上方服 7 剂，肿痛大减，皮色暗但有皱纹，行走较前灵便。效不更方。仍用上方 15 剂而愈。

案 3　附睾炎

陈某，男，62 岁，2011 年 1 月 4 日初诊。患者于 1 个月前突然出现左侧睾丸肿痛，发热，住郑州市某医院，诊为附睾炎，用抗生素治疗，3 天后已不发热，睾丸肿痛亦减，又治疗近 1 个月，睾丸不痛但仍肿，故出院找中医治疗。现左侧睾丸肿如鹅蛋，不红不热，舌质红，苔薄黄，脉弦。辨为肝经湿热下注，用龙胆泻肝汤 7 剂。

2011 年 1 月 11 日二诊：用上方睾丸肿无变化，舌质不红，苔薄白，脉弦。改为五苓散加川楝子、小茴香、荔枝核、橘核仁，7 剂。

2011 年 1 月 17 日三诊：睾丸肿仍无改善，舌脉无变化。笔者以前曾用当归芍药散、防己黄芪汤合鸡鸣散治疗过精索静脉曲张伴有睾丸肿痛症，故改为三方合用之剂，剂量同前，7 剂。

2011 年 1 月 24 日四诊：睾丸已消至鸭蛋大小，仍服上方 14 剂，并嘱其春节停服 5 天。

2011 年 2 月 10 日五诊：睾丸已不肿，再服上方 10 剂，以巩固之。

（三）体会

当归芍药散原为治疗肝郁脾虚、血瘀湿停之"妊娠腹中绞痛"及"妇人腹中诸疾痛"的方剂；防己黄芪汤则是治疗"风湿"或"风水"属气虚水湿停滞者；而鸡鸣散则为治疗水湿下注，壅滞气机之脚气病。三方均有治疗水湿停滞的作用，但又各有侧重，当归芍药散偏重于血之瘀，防己黄芪汤偏重于气之虚，而鸡鸣散则偏重于气之滞，故对于病机属水湿停滞而兼有血瘀、气虚、气滞之病症，均可酌情用之。

三、桂芍知母汤、防己地黄汤合用

（一）处方

桂枝 20g，白芍 20g，知母 30g，麻黄 6g，白术 15g，制附子 12~30g，防风 10g，防己 20g，生地黄 30g，甘草 20g，生姜 10g，大枣 5 枚。

（二）医案举隅

类风湿关节炎

赵某，女，66 岁，2006 年 9 月 20 日初诊。患者于 10 年前因手、膝、踝关节肿痛在河南省某医院诊为类风湿关节炎，服泼尼松 2 个月，痛减肿消，但因血压、血糖升高而停服，其后每年均有一段时间肿痛发作，改为非甾体类抗炎药如布洛芬、双氯芬酸钠肠溶片等，疼痛可缓解，近 3 年来双手指变形。刻诊：双手指及手腕肿痛，肿痛处扪之热而不红，手指弯弓变形僵硬，双膝及左踝关节痛而微肿，痛处热，但遇阴天则疼痛加重，便秘，舌质红，苔薄白而燥，脉弦数。用上方生地黄加至 60g，制附子用 12g，15 剂。

2006 年 10 月 12 日二诊：服上方后大便通畅，诸关节肿痛大减，舌不红。上方生地黄减至 40g，制附子加至 15g。此方共服 4 个月，肿消痛止，手指关节畸形无改变，但屈伸较灵活。其女为我院教师，据云近几年未再发作。

（三）体会

桂芍知母汤治疗类风湿关节炎，对寒热之象都不明显者，疗效较好，但对风寒湿邪郁久化热较重，而风寒湿仍然存在着，其表现为关节肿痛且热，但遇风寒或阴天又会加重，便秘，舌红等，合防己地黄汤效果较好。

四、乌头汤、防己黄芪汤、阳和汤合用

（一）处方

制川乌 30g，麻黄 6g，白芍 12g，白术 12g，黄芪 50g，防己 20g，熟地黄 20g，干姜 10g，白芥子 10g，鹿角片 12g，骨碎补 20g，炙甘草 12g。

（二）体会

我们用上述合方治疗股骨头坏死共 10 例，女 3、男 7，均为艾滋病患者，因长期反复用激素所致，其特点为双侧或单侧臀部外侧或腹股沟疼痛，行走、负重或阴冷天气加重，属中医寒痹或阴疽范畴，故用上方治疗。最初用制附子，止痛

效果不理想，后改用制川乌，且量加大至 30g，止痛效果非常明显，方中的熟地黄，若患者便溏，可改为熟地黄炭，或减熟地黄至 12g。10 例患者中，服药时间最长者已 1 年，疼痛已止，X 线拍片也较最初好转，已能参加生产劳动，其余 9 例均正在服药中，疼痛均有明显改善。

（李发枝）

经方验案三则

案 1　桂枝汤治疗上呼吸道感染

谢某，女，51 岁，2004 年 9 月 26 日初诊。1 周前淋雨后，发热恶寒（体温 38.6℃），头剧痛，全身酸胀疼痛，鼻流清涕，经西药治疗 1 周后，仍低热（体温 37.5℃），且汗出恶风，动则汗出明显，头隐隐作痛，鼻流清涕，遇风后恶寒加重，舌苔白，脉浮弱。西医诊断为"上呼吸道感染"。中医辨证：太阳表虚中风证。

与桂枝汤：桂枝 9g，白芍 9g，炙甘草 6g，生姜 9g，大枣 4 枚。1 剂，水煎服。服 1 剂药后，体温降至正常。又继续服 2 剂，症已。

按：桂枝汤为《伤寒论》开篇第一方，被誉为"群方之魁"，虽寥寥几味，如方证对应，其效非凡。《伤寒论》第 13 条："太阳病，头痛，发热，汗出恶风，桂枝汤主之。"本案患者上呼吸道感染初始，依据胡希恕经方理论，应是太阳表实证，实证用麻黄汤治之，由于初始用西医治疗，致使发汗太过，转变为太阳表虚证，当用桂枝汤治之。该方临床运用极为广泛，凡症见汗出、恶风、头痛、发热、脉浮缓的表现，即可用桂枝汤治之，无不效验。

案 2　桂枝加厚朴杏子汤治疗慢性支气管炎

段某，男，5 岁，2004 年 12 月 2 日就诊。家长诉：患儿自 2001 年春季感冒后，每逢冬春易患感冒、咳嗽难愈，近日又发咳嗽，鼻流清涕、阵发喘逆，服用阿莫西林、红霉素等抗生素，效果不佳，且增呕吐。停用西药后呕止，但咳喘仍重，痰多色白，汗出恶风，苔白，脉细缓。

与桂枝加厚朴杏子汤：桂枝 10g，白芍 10g，炙甘草 6g，炒杏仁 10g，厚朴 10g，生姜 12g，大枣 4 枚。1 剂，水煎服。上药 1 剂服用 1 天半，连服 3 剂后，咳喘减轻，又继服 6 剂，诸症消失。

按：该患儿仅服 3 剂明显见效，诸症减轻。由此想到了《伤寒论》第 18 条："喘家作，桂枝汤加厚朴杏子佳。"患儿有汗，为太阳表虚中风证，又有咳喘之疾，当桂枝汤原方加厚朴、杏仁。厚朴、杏仁宣降肺气，止咳定喘，证、方、药相对应。据冯老师临床经验，咳喘患者不论新久，不论是慢性气管炎、咽喉炎，还是感冒等病，如排除实热证，再审有本方证则可用之。

案3　柴胡桂枝干姜汤治疗低热

余某，女，21 岁，身孕 8 个月。2008 年 9 月 25 日初诊。感冒后，发热（体温 37.2~37.5℃）不退 2 个月余，且下午明显，西医各项检查均正常。现症见：口干欲饮热水，时有口苦，食欲尚可，四肢厥冷，脉沉细，苔白微腻。因该患者为孕妇，为安全起见，特电话请教冯老师。冯老师听取病情汇报后，考虑为半表半里厥阴病，建议试用柴胡桂枝干姜汤。

笔者处方：柴胡 12g，桂枝 10g，干姜 6g，天花粉 15g，生牡蛎 15g，黄芩 10g，炙甘草 6g。1 剂，水煎服。服 1 剂药后，体温降至正常，未再服药，患者自服药后，体温一直正常，2 个月后产一健康男婴。

按：厥阴病的实质历代争论不休，现代经方大师胡希恕先生认为："厥阴病是半表半里阴证，是与少阳病在同一病位而阴阳相对立的一类病证，厥阴病属半表半里阴证，是以虚寒为病根，只是阴寒之极乃自虚阳上亢，为上热为下寒之证，若与少阴证比较，少阴为虚之极，而厥阴为寒之极，寒极似阳，故反有热候。"此患者依据六经辨证为半表半里厥阴病，口干欲饮热水、时而口苦、四逆，为半表半里阴证，邪无直接的出路，故最易寒郁化热，呈上热下寒之证，当用柴胡桂枝干姜汤治之。因方证相应，故疗效确切。

（李清峰　王宏修）

经方治验三则

案1　笔者堂兄，53 岁。

2010 年 6 月 7 日初诊：主诉小便涩痛 4 天。4 天前突觉小便涩痛，尿道口似针刺样痛，挤之有少量脓性分泌物，微肿微痒，小便色清量少，大便正常。夜卧烦热，有汗，晨微恶寒，口不干苦。舌淡红润，苔薄白腻，脉浮数。

处猪苓汤：猪苓 10g，茯苓 15g，泽泻 12g，阿胶 10g，滑石 10g，2 剂。

2010 年 6 月 10 日：诸症大减，上方续服 2 剂。

2010 年 6 月 30 日：上方断续服用，症缓，但未断根。日间尿畅，夜间时痛。改当归贝母苦参丸方：当归尾 20g，浙贝母 12g，苦参 6g，滑石 10g，3 剂。

2010 年 7 月 3 日：服上方后，症状变化不甚明显，因味苦，改为初诊方加生薏苡仁 10g、党参 10g，3 剂。

2010 年 7 月 7 日：服上方后，诸症好转。上方去党参，改生薏苡仁 18g，3 剂。

后与大嫂闲聊得知，堂兄生病时龟头红肿胀大，小便滴沥难出，彻夜掣痛，似孩子嚎叫，流出的分泌物黏在裤头上，用水泡一昼夜仍洗不掉。是吃我开的药治好的，尤其最后的方子，效果很好。因病在隐私处，羞于去医院，无奈来治。

案 2 陈某，男，60 岁。

2010 年 7 月 25 日初诊：主诉腹泻 4 天。曾便秘 10 余年，4 天前始大便次数多，肚子一痛即欲大便，日三四行，先干后溏，随后呈水样便，并伴少量鲜红血液。小便多，色微黄。平素恶寒畏风，后背一受凉即咳嗽、鼻塞、耳鸣，兼左侧头痛。颈僵，易疲劳，视力下降，口干苦，胸闷气短，心烦易怒，眠差易醒。有肾结石、腰椎间盘突出症史。舌淡红苔白润，脉浮缓。腹皮拘急，胃脘部压之不适、少腹有压痛。

处方：桂枝 12g，白芍 12g，炙甘草 8g，白术 10g，党参 10g，干姜 8g，葛根 20g，生姜 10g，大枣 10 枚，5 剂。

2010 年 7 月 30 日：药后大便正常，精神转佳。上方 5 剂。

2010 年 8 月 5 日：诸症大减，晨起眼睛不似前呈模糊状，二便调，现口苦，小腹坠胀，时心悸，做深呼吸较舒服，易疲劳。上方加柴胡 10g、枳实 8g，5 剂。

2010 年 8 月 11 日：口苦大减，小便减少，心悸减，心烦亦少，眠仍差，小腹微坠胀，无矢气。守方 5 剂。

案 3 家父，71 岁。

2011 年 1 月 14 日初诊：痔疮 2 个月余，大便时出血，先血后便，色鲜红，量多，每 2~3 天发作一次，便溏，小便正常，较怕冷，常叹息，口干，多饮，喜热饮。舌淡红苔白罩黄，脉滑。有神经性耳聋病史。

处以理中汤合赤小豆当归散：党参 15g，炙甘草 10g，干姜 15g，白术 15g，赤小豆 15g，当归 15g，5 剂。

2011 年 1 月 23 日二诊：上方服完后又自购 3 剂服用，现已有 5 天未便血，仍觉精力不振，便溏，口干多饮。上方加附子 10g、葛根 30g、桂枝 10g，5 剂。后痔疮便血未再发。

（杨林柏）

经方医案六则

案1 *颜面丘疹*

强某，女，39 岁，教师。主诉：颜面丘疹反复发作 5 年余。现病史：5 年来反复出现双颊及下颌红色丘疹，多次在医院皮肤科服用中药治疗，效果时好时坏。现主症：双颊、下颌处簇集分布红色丘疹，诉偶有痒痛。平素易发咽喉肿痛、口腔溃疡等症。月经量少，色暗红有血块，经前乳房胀痛。胃纳可，寐欠安，二便正常。舌红苔微黄，脉弦滑。体质描述：身材适中，皮肤白里透红，有油光，毛孔粗大。处方：荆芥连翘汤原方。

柴胡 10g，荆芥 10g，连翘 15g，当归 10g，黄连 6g，黄芩 15g，薄荷 6g，黄柏 10g，栀子 10g，川芎 10g，赤白芍各 10g，桔梗 6g，生甘草 6g，5 剂，每日 1 剂，药房代煎。

服药 3 剂后，面部红色丘疹消退，面部干净，自觉油脂分泌减少。继续服用 7 剂后，嘱其暂时停药，并注意调节情绪和饮食。出院后可间断性服用，以求改善体质。

按：患者主因混合痔、肛裂而入院手术治疗。住院期间要求请皮肤科某医生会诊，继续治疗"玫瑰痤疮"。观察此患者，性情急躁易怒，略显神经质。患者为中学音乐教师，自觉影响美观，为此颇为苦恼。此前一直服用皮肤科我一个同学的处方，也有些效果，所以住院期间仍想继续服用。我看了皮肤科的处方，为常规的治疗思路。我根据自己的体会没有给她按会诊方服用，而是按照黄师的体质学说，果断地处以荆芥连翘汤。患者惊喜地告诉我，这次的药物效果很明显，以前需服用 7 剂左右才能略见好转。我向她告知了原委，患者很感激，遂携处方出院。此后我又按照这个思路治疗了几例此类体质的面部疾患，效果均很明显。在学习经方理论之前，我治疗了很多痤疮患者，按照惯常的脏腑辨证，常常自己都觉得没有把握，无从下手。用黄师的方－证－人的体系治疗，确实简洁明了，效果可靠。

案 2　术后胃肠功能失调

刘某，男，53 岁，农民。主诉：腹泻、胃脘部不适半个月。现病史：患者半个月前在县医院行"阑尾切除术"，术后出现腹痛、腹泻。在河北省某院治疗后效果不明显，入我院求治。现主症：腹部隐隐胀痛、胃脘不适、食欲较差、食后恶心欲吐，睡眠欠安。大便不成形，每日 4~6 次。腹诊：胃脘部轻压痛。舌红，苔黄腻，脉弦滑。既往体健。体质描述：身高 175cm，体重 70kg。面色黄暗。

处方：半夏泻心汤原方。清半夏 15g，黄连 6g，黄芩 10g，党参 10g，干姜 6g，炙甘草 6g，5 剂，水煎服。药后诸症明显减轻，因家中有事，带药出院。

按：本案使我对半夏泻心汤有了深刻的认识。记得患者住院第二天早上我去查房，询问病情，患者惊喜地说，服了 1 剂药以后就觉得肚子里面特别轻松、舒服，早晨大便了一次也很畅快。3 剂药后症状基本消失了，偶有大便次数稍多，一日 2~3 次。住院 6 天后带处方出院，嘱其间断服药，以调理体质。此后我多次应用本方治疗胃肠疾病，效果都很满意。感觉只要抓住"上呕中痞下利"的方证特点，用来效如桴鼓。

案 3　失眠

张某，男，42 岁，干部。主诉：入睡困难，睡后易醒 5 年。现病史：患者诉 5 年来每晚入睡困难，睡后三四个小时后即醒，醒后心中莫名烦躁，难以再睡。伴盗汗、腰酸乏力。纳可，小便黄，大便正常。面部可见鼻周及双颊部充血明显，咽部红，舌暗红，苔黄，右脉弦滑，左脉沉。既往体健。体质描述：皮肤白皙，毛孔粗大，形体中等。处方：当归六黄汤。

当归 10g，黄芩 10g，黄连 5g，黄柏 10g，生熟地黄各 15g，生黄芪 10g，白芍 15g。服药 4 剂后，自觉睡眠好转，继续原方加减服用 20 剂。

按：本例患者找我就诊时，我的第一印象就是当归六黄汤证。我想，根据经方理论，或许应该说是黄连阿胶汤证，但是我还是用了当归六黄汤原方。患者诉服药后，除了睡眠明显好转，面色也较以前白净了，面部充血明显减轻，盗汗、乏力等症也基本消失。嘱其间断服药，以巩固疗效。

案 4　胃功能紊乱

刘某，女，40 岁，教师。主诉：胸闷、胃脘部胀闷 7 天。现病史：主因"混合痔"手术住院，住院期间自觉胃脘胀闷不舒，食欲差，咽喉有异物感。情绪低落，善太息。舌淡，苔薄白，脉弦细。既往史：乳腺增生、慢性胃炎病史。体质描述：形体消瘦，面色黄暗。处方：八味解郁汤。

柴胡 10g，白芍 12g，枳壳 10g，清半夏 12g，茯苓 12g，苏梗 10g，厚朴 10g，炙甘草 6g。服药 5 剂后，症状明显减轻。

继续辅以心理疏导，嘱其精神放松，保持心情舒畅。

按：八味解郁汤是黄师的经验方，临床用于治疗伴有抑郁、焦虑的心身疾病有很好的疗效。但病情易于反复，故应辅以心理治疗，以求巩固疗效。

案 5　尿道综合征

刘某，女，45 岁，会计。主诉：小便频数，淋漓不尽 2 年。现病史：患者 2 年前无明显诱因出现小便不畅，尿量少，但尿意频频，伴小腹憋胀。曾口服中药治疗，但无明显效果。多次行尿常规及双肾、膀胱 B 超检查均未见异常。纳可，寐安，大便正常。自诉性情急躁。舌淡红，苔薄白。脉弦细。既往体健。体质描述：身高 168cm，体重 60kg。双目有神，面色润泽白皙，有少量黄褐斑。

处方：四逆散。柴胡 15g，白芍 20g，茯苓 30g，枳壳 10g，桔梗 10g，生甘草 6g。首诊处方 5 剂，二诊来时自觉有效，遂原方继续服用 10 剂。三诊时，诉小便次数减少，排尿较前痛快，但工作紧张时易加重。嘱其精神放松，自我调摄。

按：范中林先生在其《六经辨证医案选》中提到此类症状，称为"少阴证淋病"，用四逆散加味主之，皆一诊而愈。但我治疗本病的效果并不是很明显，也许和患者的精神状态有关系。总之，处方之前我信心满满，但疗效多少让我有些失望。

案 6　老年功能性便秘

白某，女，78 岁。主诉：大便困难 5 年余。现病史：患者 5 年来大便排出费力。此次主因"混合痔"住院手术治疗，术后仍有大便不爽，大便干燥，便意淡漠，腹胀，下肢无力，纳可，寐可。电子结肠镜检查排除肠道占位性病变。舌暗淡，苔白腻。脉弦。既往史：既往有高血压、冠心病、腰椎间盘突出症病史。体质描述：身材中等，营养良好，皮肤较白，腿部皮肤干燥脱屑。

处方：四味健步汤合四逆散。怀牛膝 15g，石斛 20g，丹参 15g，赤白芍各 15g，柴胡 10g，柏子仁 20g，枳壳 15g。服药 2 剂后排便通畅，此后坚持服药，每 1~2 日即可排便，腹胀消失，下肢较有力，双腿皮肤较前润泽。

按：四味健步汤本是黄师经验方，主要用于糖尿病足，以及一些下肢软弱、供血不畅的中老年患者。但黄师也谈到过："老人便秘，可以先用麻仁丸，如果不行，也可以用芍药、甘草、牛膝、石斛、丹参等"，同时谈到"芍药通大便"。此老年患者便秘伴下肢乏力，腿诊提示下肢循环不好，故使用四味健步汤合四逆散。柴胡，在《神农本草经》中就明确提出了"主心腹肠胃中结气，饮食积聚，寒热邪气，推陈致新"。伤寒大家刘渡舟教授认为，这里所谓"推陈致新"，实际上也就是能够推动人体的新陈代谢。我的体会，功能性便秘用柴胡，效果显著。四味健步汤合四逆散治疗功能性便秘，安全可靠，值得临床使用。

（张磊）

大柴胡汤临床应用举隅

大柴胡汤由柴胡、黄芩、芍药、半夏、枳实、大黄、生姜、大枣组成。主治少阳邪热未解，阳明里热炽盛，以和解少阳，内泄热结。症见寒热往来、胸胁苦满、呕不能食、郁郁微烦、心下痞硬或心下痞满、大便秘结，舌苔黄等症。笔者临床应用大柴胡汤加减治疗内科多种疾病，疗效显著，介绍如下。

案 1　胆囊炎、胆石症

徐某，男，61 岁，2009 年 12 月 8 日入院。入院前 10 小时开始出现中上腹偏右持续性疼痛，阵发性加剧，既往有胆囊炎病史。入院后查腹部 CT 提示：胆囊炎、胆囊结石，血淀粉酶正常。给予头孢哌酮、左氧氟沙星、山莨菪碱等静脉滴注 3 天，患者症情缓解不明显，仍诉中上腹偏右持续性疼痛，且出现寒热往来、纳差、腹稍胀等症，大便 3 日未解。诊见：神志清，痛苦貌，舌红苔黄，脉弦滑。证属肝胆湿热郁滞，腑气不调，治拟大柴胡汤加减。

处方：柴胡 15g，黄芩 10g，生大黄 10g（后下），枳实 10g，白芍 10g，郁金 10g，延胡索 10g，海金沙 10g，鸡内金 10g，甘草 3g。每天 1 剂，水煎服，每日 2 次。服用 2 天，患者中上腹偏右疼痛明显缓解，无寒热往来，无恶心，纳增，大便已解。原方加金钱草 20g，续服 5 剂以巩固疗效。

按：本案患者以右胁疼痛、寒热往来为主，病位属肝胆，虽无口苦、呕吐之症，但便结、腹稍胀为热结里实，腑气不调之征。治当疏肝利胆、泄热通腑为法。故用大柴胡汤加减治之得以收效。

案 2　急性胰腺炎

顾某，男，50 岁，1999 年 4 月 28 日入院。入院当天中午患者饮酒并进食油腻食物，当晚出现上腹部疼痛，呈持续性胀痛，伴发热、恶心、欲吐、口苦咽干、舌红、苔黄腻、脉弦数。查体：体温 38.0℃，急性痛苦面容，左上腹压痛、反跳痛、肠鸣音弱，血淀粉酶 802U/L，尿淀粉酶 100U/L。腹部 CT 示：急性胰腺炎伴腹腔少量积液。诊为急性胰腺炎。证属实热壅滞、胃肠热结。在禁食、胃肠减压及制酸、抑制胰酶活性、减少胰酶分泌、抗感染、维持水电解质平衡的基础上加用中药汤剂。治拟泄热通腑、行气止痛。方选大柴胡汤加减。

处方：柴胡 15g，生大黄 20g（后下），黄芩 10g，枳实 10g，赤芍 10g，延胡索 10g，厚朴 10g，桃仁 15g，半夏 10g，甘草 3g。每天 1 剂，水煎取汁 100ml，从胃管注入，每日 2 次。

连用 7 日，患者上腹部胀痛好转，无发热、恶心、欲吐，无口苦、咽干。血淀粉酶降至正常范围。腹部 CT 示：腹腔无积液，胰腺饱满不明显。

按：本案患者以腹痛、发热、口苦、恶心、舌红、苔黄腻、脉弦数为主症。属实热壅滞、胃肠热结。治拟泄热通腑、行气止痛。选用大柴胡汤加减治疗，取得了较为理想的疗效。急性胰腺炎属中医学"胃脘痛""腹痛""胁痛""脾心痛"等范畴，多由暴饮暴食、过食醇酒厚味所致，病机多为实热壅滞、胃肠热结。临床上笔者选用大柴胡汤加减治疗急性胰腺炎促使积滞大便尽早排出，症状、体征尽快得到缓解，可缩短病程、改善预后，是一种较为理想的治疗方法。

案 3　便秘

姚某，女，45 岁。2010 年 9 月初诊。患者大便秘结 2 年余，外院肠镜检查无异常。大便 7~10 日一行，状如羊粪。伴嗳气、口苦，胸闷、腹胀。近半个月来症状加重，出现腹痛阵作，无便意，影响睡眠，饮食减少。诊见：患者性情抑郁，舌红，苔黄微腻，脉弦。体检：神志清，精神可，腹部无明显压痛、反跳痛，查血常规、腹部平片未见异常。证属肝胆气滞，脾胃运化失健，湿阻蕴热，大肠传导失常。治拟大柴胡汤加减。

处方：柴胡 15g，黄芩 10g，生大黄 10g（后下），枳实 10g，白芍 10g，台乌药 10g，薏苡仁 15g，半夏 10g，甘草 3g。每天 1 剂，水煎服，每日 2 次，服用 5 剂，患者大便变软，一日一行，腹痛、腹胀、胸闷、口苦、嗳气症状好转，原方去台乌药，生大黄减至 5g，加砂仁 3g（后下），续服 10 剂，疗效满意。

按：便秘病位在大肠，为六腑，具有传化物而不藏的特点。"大肠者，传导之官，变化出焉"，大肠的传导正常，有赖于气机的升降有序。而气机的升降，除了与肺的宣降、脾的运化等有关外，还与肝胆的疏泄功能密切相关。本案患者以便秘、腹痛、舌红、苔黄为主，病位在大肠，属里实之证。但嗳气、口苦、胸闷、腹胀属肝胆之症。治当理气通腑、疏肝利胆。故用大柴胡汤加减治疗取得了理想的疗效。

案 4 肺炎

王某，男，21 岁，2010 年 8 月初诊。患者咳嗽半个月，初起咳嗽阵作，伴高热，住院治疗。摄胸片提示：右下肺片状阴影，查支原体抗体（＋），诊为支原体肺炎。经静脉滴注阿奇霉素治疗，发热退，但咳嗽仍频作。诊见：患者上气咳逆阵作，咳时面赤，痰黏量少色黄，痛引胸胁，大便偏干，舌质红、苔薄黄，脉弦数。证属邪热郁滞化火，木火刑金。治拟泻肝清肺、降逆止咳。拟大柴胡汤加减。

处方：柴胡 15g，黄芩 10g，生大黄 8g（后下），枳实 10g，白芍 10g，半夏 10g，杏仁 10g，蒸百部 10g，山药 10g。每天 1 剂，水煎服，每日 2 次，服用 7 剂，患者咳嗽大减，二便调，舌红苔薄黄，脉弦。前方去大黄、半夏加沙参继进 7 剂，咳嗽消失。

按：肺主宣降，肝主疏泄，三焦司气机水火的升降，而肺的宣降又要靠肝的疏泄和三焦的升降来调节。肝胆相为表里，胆与三焦同属少阳，而司相火。本案患者气咳逆阵作、咳时面赤，痰黏量少色黄，痛引胸胁，大便偏干，舌质红，苔薄黄，脉弦数，属气机郁遏化火，肝胆火旺，木火刑金，肺失肃降，而致咳嗽。柴胡疏肝理气，黄芩泻肺清肝止咳。"肺与大肠相表里"，生大黄泻火清肺止咳，蒸百部润肺止咳化痰，白芍柔肝解郁，半夏化痰降逆，杏仁止咳润肠，山药健脾以止咳，有培土生金之意。诸药合用共奏泻肝清肺、降逆止咳之功。

案 5 偏头痛

王某，女，49 岁。2009 年 3 月初诊。患者平时忙于工作及农活，精神紧张，睡眠欠佳。近 2 年多来间隔数月即出现头胀痛，偶有搏动性钻痛，以颞部、眼眶前额处为主，一般白天发作，夜晚睡眠后逐渐缓解，伴胸闷、胁胀、恶心、纳呆、大便干结等症，间隙期完全正常。经查头颅 CT、头颅 MRI、脑电图等均无器质性病变，诊为偏头痛。病初起时口服盐酸氟桂利嗪胶囊等药后头痛能缓解，近期效果不佳，遂转求中医治疗。诊见：情绪烦躁，舌淡红、苔薄，脉弦略数。证属肝郁气滞，清窍受扰。治宜疏肝解郁、清热安神。大柴胡汤加减。

柴胡 15g，黄芩 10g，生大黄 8g，枳实 10g，白芍 10g，半夏 10g，川芎 10g，合欢皮 10g，百合 10g，炙远志 12g。7 剂后头痛减轻，原方生大黄换制大黄 8g，续服 7 剂，头痛明显缓解。又服 7 剂，诸症皆除。随访 1 年，未见复发。

按：手少阳三焦经为元气及水液运行之道路，胆与三焦同属少阳，二经上行于头之侧。足少阳胆附于肝，内藏精汁而主疏泄。该患者平时工作与农活繁重，情绪多有不畅，导致肝气郁滞，少阳枢机不利，三焦失于调畅，气机升降出入不利，血随气逆，壅滞头部脉络，清窍受阻而出现头胀痛（以颞部、眼眶前额处为主）诸症，选用大柴胡汤加减，疏肝利胆，肝气得以条达通畅，枢机运转自和，水火气机得以升降自如，脑有所养，头痛消失。

（张静华）

经方模拟诊室医案十则

案1 右手指丘疹样增生物

江某，女，21岁，学生。

2011年1月12日初诊：主诉右手指有异物1个月余。现病史：右手指不明原因细小丘疹样增生物1个月余，不痛不痒，身体无任何不适，之前从未出现过。检查见患者右手有5个，有2个已溃破，破溃后有清稀的液体渗出（自述洗澡遇热后自动破溃），手脚怕冷，食欲可，二便可，睡眠可，月经正常，舌质淡，苔薄白，咽喉部淡红，脉浮滑而有力（月经将至）。体型中等偏瘦，面色红润，皮肤白皙，纹理较细。处方：桂枝10g，白芍15g，生甘草6g，大枣15g，干姜6g，薏苡仁20g，川芎10g，7剂。

2011年1月19日复诊：药后右手丘疹样增生物已明显消退，只剩下少量痕迹，嘱其原方续服1周。

2011年2月6日电话回访：因春节在家没有时间，尚未吃药，现在手上的丘疹样增生物已完全消退，留有少量痕迹。

按： 患者就诊时除右手指有增生物外，其他无任何不适，从方证入手较为困难，故考虑从体质入手。患者体型中等偏瘦，皮肤白，纹理细，舌淡，苔薄白，脉浮而有力，属于桂枝体质的范畴。增生物破溃后有清稀液体渗出，此为湿的表现，故方用桂枝汤加薏苡仁以从利湿入手来进行治疗。因手脚怕冷，故加入川芎以增强肢体末端的血液循环。日本汉方有用薏苡仁治疗扁平疣的经验。

案2 感冒

王某，女，23岁，食堂工作人员。

2010年11月27日初诊：主诉感冒1天。现病史：昨晚感冒，出现头晕，恶心欲呕，但呕而无物，不发热。今晨起出现鼻流清涕，不能自制，口中无味，不欲食，口渴思饮，咽不干，心中烦（自述不想讲话，一讲话就难受，感觉心里很烦躁），舌红，咽稍红，脉滑数有力（月经第四日）。

处方：柴胡12g，黄芩10g，姜半夏12g，党参10g，生姜6g，生甘草6g，大枣15g，4剂，煎9袋，每日服3袋。

2010年11月28日复诊：头晕明显好转，诸症改善。嘱其续服。

按：女性在月经期间机体抵抗力会较平时有所下降，此期间发生感冒，如不及时治疗则可能迁延日久或转为他病。黄煌教授在门诊治疗过很多自身免疫功能异常的女性患者，探究其病史大多有月经期受凉、劳累或情绪低落等经历。据患者症状，结合《伤寒论》第96条：伤寒五六日，中风，往来寒热，胸胁苦满，默默不欲饮食，心烦喜呕……小柴胡汤主之。方证尚属典型，故以小柴胡汤原方予之。

案3 胃痛

李某，女，23岁，学生。

2011年2月23日初诊：主诉胃痛2小时。现病史：今晚突然发病，胃痛难忍，位置在左上腹，按压疼痛加重，但腹软，舌淡，脉滑。既往史：平时常发胃痛，经中西医治疗效果不佳。胃镜检查示：胆汁反流性胃炎、胃底息肉。曾经用过四逆散合半夏厚朴汤治疗无效。

处方：黄连6g，肉桂10g，以水300ml急煎10分钟后，频喝药液100ml。20分钟后疼痛逐渐减轻消失。

按：《韩氏医通》黄连、肉桂两药用于治疗心肾不交，怔忡不寐。用法作丸，多不作汤剂。《伤寒论》中的黄连汤方中也有黄连、肉桂的组合，以方测药证，黄连尤长于治疗烦悸，且治腹痛。黄煌教授临证治疗适合半夏泻心汤胃炎伴有胃痛或面色暗黄时常加肉桂。大学生当中胃痛也较多，我们常予以黄连6g，肉桂10g，两药用沸水泡后服用，屡用屡效。古代不用汤剂用丸剂，多因黄连苦甚的原因吧。用本方要点为胃痛而腹软，并有烦悸。

案4 麦粒肿

单某，女，21岁，大学生。

2011年1月2日初诊：主诉下眼睑肿痛1周。现病史：患者体瘦，面色白，有光泽。现左眼痛，麦粒肿已化脓，伴有眼屎，舌淡，腹诊无明显异常，下肢皮肤滋润，食欲好，二便正常，脉滑数。既往史：左眼下眼睑生麦粒肿1周，曾在本校医务室服用抗生素无效，医生建议手术治疗，患者惧怕手术，特来就诊。

处方：当归24g，赤小豆90g，打粉每服5g，日2次。

随诊得知：服上方第一天出现左眼屎增多，第二天左眼红肿痛好转，第三天症状基本消失。因期末考试用眼过度疲劳，以防此病复发，嘱再服药3天巩固疗效。

按：麦粒肿是眼科常见疾病，西医常用抗生素治疗，不效者手术治疗，但易复发。黄煌教授曾用桂枝茯苓丸加牛膝、大黄治疗复发性麦粒肿，其人特征表现出桂枝茯苓丸体质。今患者体瘦，面色白，经细诊，无桂枝茯苓丸体质特征，与桂枝茯苓丸体质相比较，此人体质较弱。想起《金匮要略》活血排脓方赤小豆当归散，其条文记载与本病也相符。《金匮要略》第13条：病者脉数，无热，微烦，默默但欲卧，汗出，初得三四日，目赤如鸠眼，七八日目四眦黑，若能食者，脓已成也，赤小豆当归散主之。病者体质相对较弱，脉数，无热，微烦，初得三四日，目赤如鸠眼，若能食者，脓已成也，是我使用本方的证据。

案5　单纯疱疹

金某，女，20岁，本校学生。

体质描述：形体中等，肤色黄暗而粗糙，面部油腻，大眼睛，唇色鲜红。**现病史：**患者左侧嘴角簇生针尖样水疱，自述高中时在相同部位也曾出现类似水疱，1周后自行消退。虽未经西医确诊，大致可推断其为单纯疱疹。口干喜冷饮，食欲旺盛，大便干结，两三日一行，小便黄。睡眠浅，易早醒。月经周期正常，量少色鲜红。舌质红苔薄白，脉滑。处方：生大黄6g，黄连3g，黄芩10g，生石膏30g，知母10g。5剂，水煎服，每日1剂。

1周后复诊：服药后第二天疱疹已开始消退，3天后消退殆尽，现已不留痕迹。另一学生母亲亦患此病，予泻心汤原方，后随访得知其母服药后亦痊愈。

按：本方为泻心汤合白虎汤，患者为火热（黄连）体质可知。单纯疱疹属于自限性疾病，服用中药可加速其痊愈。泻心汤的经典方证为"心气不足，吐血衄血"，这里取《太平惠民和剂局方》对本方的论断，三焦积热，从医案中不难发现。张锡纯对白虎汤的论断：但凡阳明热盛，即可放胆用之。

案6　痤疮

钱某，女，20岁，本校学生。

2010年10月31日初诊。体质描述：形体胖壮，肤色浅黑，毛孔粗大，面部油腻，小腿粗壮，皮肤干燥脱屑。腹部充实，按之软，腹壁脂肪厚。主诉：痤疮2个月余，加重1周。现病史：患者于今年9月份开学后出现痤疮，现痤疮突出如粟状，色红而痒，部分化脓。秋季易发口腔溃疡，近来刷牙出现齿衄、鼻衄。口中有异味，饮食口味重，蔬菜吃得少。口渴口干不欲饮，脱发，恶热喜凉。上次月经推迟，月经来潮时小腹胀痛。嗜睡，小便黄。舌质红，舌尖尤甚，舌下静脉曲张，脉滑有力。

处方：葛根30g，生麻黄10g，生石膏20g，荆芥10g，防风10g，牡丹皮10g，赤芍10g，桃仁10g，黄芩10g，生大黄6g，连翘10g，山栀子10g，生甘草3g。7剂，水煎服，每日1剂。

1周后复诊：患者于服药期间在右下颌处新生四个痤疮，色红突出，痤疮新生数目较服药前减少，原有痤疮色淡，不再瘙痒，大便通畅。嘱其再进7剂，再过1周后复诊：未有新生痤疮，原有痤疮消退，仅存右下颌处痤疮。

按：患者为防风通圣散体质，本方为防风通圣散化简，去其养血药物。

案7 冻疮

宋某，女，20岁，本校学生。

体质描述：体瘦，患者双手每年冬天都会生冻疮，色黑溃破。刻诊：双手生冻疮，双手指关节红肿，色红黑，晨起双手指红肿不能屈伸。畏寒喜暖，手足冰冷。予当归四逆汤原方后手足转暖，但冻疮仍在发展。

处方：桂枝60g，生姜30g，甘草30g，打粉。将药粉分为5等份，每日取1份，用热水泡在热水瓶中，早、晚各泡手1次，时间不限。

1周后复诊：患者自觉舒适，冻疮未再发展。整个冬天用本方泡手，冻疮一直未再发展、溃破，随天气转暖而痊愈。

一女生亦患冻疮，用当归四逆汤不效，遂改用本方泡手，冻疮亦未再发展。在放寒假前自行要求取药粉带回家使用，整个冬天冻疮未再发展。患者对疗效满意，并将本方介绍给邻居使用。

按：当归四逆汤一向为治疗冻疮时医者脑海中浮现的首选方，可笔者在实践中发现：本方在应用于冻疮时有其局限性，对于外寒里热之冻疮效果尤为不佳。且笔者认为，对于冻疮的控制，外用比内服效果更快更显著。外用治疗冻疮的方药很多，值得探索应用。

案8 感冒

钱某，男，21岁，本校学生。

2011年1月10日初诊。体质描述：体格壮胖，面色黝黑，符合麻黄人的体质。主诉：感冒2天。现头痛，全身酸痛，背项及下肢关节处疼痛明显，恶寒严重，无汗，发热（未测体温，但触额头烫手），很难睡着。脉浮数而有力，脉率约100次/分。张口望舌，口内白气蒸腾，舌红，苔白腻。

处方：麻黄30g，葛根20g，桂枝10g，白芍10g，甘草10g，杏仁10g，生姜15g，红枣15g，石膏50g，3剂。煎取4包药，嘱其饭后喝1包后休息，半小时后不汗再服半包。

次日短信回复，昨晚服一包半汗出湿衣，晨起全身舒畅，困重酸痛尽失，但觉疲劳，嘱其这两日喝粥为主，忌食辛辣，第三日恢复如初。

按： 此例感冒为流行性感冒，同期我们也治疗了不少患者，症状都差不多，一般以葛根汤、麻黄汤加减治疗。由于本例患者十分严重，且症状典型，深符经旨，故用大青龙汤加葛根治疗，"太阳中风，脉浮紧，发热恶寒，身疼痛，不汗出而烦躁者，大青龙汤主之"。因辨证准确，剂量足够，故一包而愈。因背项僵痛，加了葛根。此人苔白腻，身体项背酸痛严重，应有寒湿在表，大青龙大发水气，也应可以，不必尽用葛根。

案9 口疮

路某，男，21岁，本校学生。2010年11月17日初诊。主诉：口疮，嘴唇肿胀3天。病史：患者4天前出去吃饭，吃了不少辛辣油腻的食物，晨起嘴唇红肿如香肠，并破溃出血，嘴唇内面亦有不少创面。舌尖红，苔黄厚腻。脉滑而有力。

处方： 生甘草15g，黄连3g，黄芩6g，党参6g，姜半夏6g，干姜6g，红枣10g，3剂，水煎，日3服。

11月20日复诊：自述11月17日服药2包，晨起嘴肿消，但仍出血，创面未愈合。18日自己把药量加大，一次喝了2包，第三天起床病若失。

按： 此患者再次证明甘草泻心汤为黏膜修复剂之说，嘴唇肿大、破溃出血都是黏膜的相关表现。且甘草的解毒功能在此处也明显体现。此例真是一剂知、两剂愈。更有意思的是，此例患者将余下的药给宿舍患有牙龈肿痛的同学喝，第二天牙痛亦治愈。甘草泻心汤可谓神奇！

案10 声音嘶哑

王某，男，24岁，本校学生。2011年1月19日初诊。现病史：患者酒后熬夜出现音嘶，咽不痛但觉干，咽红，扁桃体不肿大，伴时有咳嗽，有痰，痰多青黄相间，咳嗽时咽痛。周身乏力，食欲不佳。

处方： 桔梗10g，姜半夏10g，甘草10g，生姜5g，3剂，水煎服。

复诊： 当日晚上服1剂后，喉咙舒服很多，声音也出来了，但声音仍有点哑。2剂药后声音恢复正常，喉咙不痛了，但还有痰，偶有咳嗽，咽稍干。

按： 此患者咽干、咳嗽、声音嘶哑伴有浊痰，投排脓汤加半夏用于声音嘶哑，方证相应所以效果佳。

（陈广东　石海波　徐伟楠　张岩　王鹤）

四逆散治验

四逆散出自《伤寒论》辨少阴病脉证并治，临床应用十分广泛。现将我应用的几个显效的病例列举如下。

一、医案举隅

案 1 急迫性尿失禁

某女，43岁，农民。体型偏瘦，面色黄暗。诉近2个月来不能控制排尿，每干重体力活就有尿液流出，甚则睡在床上翻身也会流出尿液。患者非常烦恼，不得不经常带卫生巾。睡眠、饮食均可，体力也可。舌淡，脉滑。尿检无异常。

初诊给予四逆散加五苓散：柴胡15g，枳壳15g，白芍20g，甘草6g，泽泻15g，白术15g，茯苓15g，猪苓10g，肉桂6g，5剂。

复诊言症状有所改善，但不明显。予以前方加麻黄10g，继续服5剂。再次复诊言效果明显。现在干活、在床上翻身基本没有尿液流出，非常高兴。要求继续服药巩固。

案 2 精索掣痛

某男，52岁，农民。体型瘦长，精干。诉近年来间断出现左侧阴囊内胀痛，有时像抽搐一样的疼，与气候没有关系，局部没有红肿。每次发作都在一位老中医那里看，好像没有什么效果，都是自己慢慢好。这次发作来我处就诊。舌淡，脉弦滑。饮食、睡眠可。大小便正常。给予四逆散加减：柴胡15g，白芍40g，枳壳20g，甘草10g，乌药15g，3剂。后来带孙子来医院看病，说服药效果好，1剂就能见效，药完病愈。又来索方一次。

案 3 双下肢发冷

某男，55岁，干部。体型中等，国字脸。诉每年入冬后即感双下肢自膝盖以下冷，如在水中，坐着看电视时下肢要盖毛毯，但双手不冷。精神好，食欲好，其他无异常。曾经多次中医治疗无好转。经人介绍来我处治疗。给予四逆散加肾着汤加减：柴胡12g，白芍15g，枳壳15g，甘草6g，白术15g，茯苓10g，干姜10g，5剂。复诊言症状大为好转，坐着看电视时不用盖毛毯了。再服原方5剂巩固。

二、体会

四逆散药仅四味，但组方严谨，寓所有柴胡方之功。原文靶点"四逆"，具体运用时不必拘泥于四逆，但凡患者属柴胡体质、有柴胡证、病位与柴胡带有关就可以灵活运用。案1非肺肾气虚之证，运用四逆散调节膀胱尿道功能，五苓散调节膀胱气化功能，更以麻黄兴奋膀胱内括约肌而收功，这都是黄老师的经验。案2患者为柴胡人，病位在柴胡带，重用白芍、甘草解痉缓急止痛而起效。案3患者柴胡体质，有四逆症，方证相应，效如桴鼓。

（赵文华）

经方应用效验案例四则

案1 桂枝汤案

张某，女，62岁，时自汗10余年。约10年前患"更年期综合征"而发病，每遇烦事紧张后必汗出，全身淋淋后汗止。有时一天汗出多次，近期愈重。曾服更年康、维生素E、六味地黄丸等无效。查：老年女性，面黄，舌质淡苔薄白，脉细弱。根据脉症应属卫气不和，《伤寒论》太阳上篇曰："患者脏无他病，时发热自汗出而不愈者，此卫气不和也。先其时发汗则愈，宜桂枝汤。"考虑老年女性，正气已衰，故桂枝汤调和营卫，加黄芪益气通阳又可固表。

桂枝15g，白芍15g，炙甘草12g，大枣15g，黄芪50g，生姜12g，5剂。

二诊来诉，到第三剂就不出汗了。嘱其每日用黄芪、大枣代茶饮，以善其后。

案2 吴茱萸汤案

某女，43岁。1个月前曾患"感冒"，"感冒"愈后，只剩头痛。白天头痛隐隐，晚上12点后头痛加重，到天亮后，又稍轻一点。查：表情痛苦，脉象沉迟，尺脉尤甚，舌淡苔白。舌脉合诊，一派寒象，考虑每到晚上12点头痛加剧，莫不是伤寒之厥阴头痛？

吴茱萸10g，人参12g，大枣12g，生姜15g，3剂。

患者见只开了4味药，有点疑惑，不想取药了，我说，你先取一剂吧，回去试一试，有效再来取第二剂，勉强答应了。第2天下午，患者回来了，面露喜色，说：真神了！服完药以后，头再也没痛！只是有点麻木。药已中病，效不更方，又2剂。3天后，电话回访，答曰：好了，谢谢啊！

案3　栀子生姜豉汤案

于某，女，61岁。3天前因劳累饥饿，空腹吃了1个凉野菜包子后，即感觉胃脘嘈杂，食管发热，欲吐酸水，起卧不安。查：脉细，苔厚白腻，舌质红。心想：这不是栀子生姜豉证吗？

栀子15g，豆豉15g，生姜30g，1剂。

开完处方，心中也没底，所以只开1剂，观察效果。第二天，患者高兴而来，说没想到这3味药有这么大的劲，吃下去后，约1小时，肚子自上而下咕噜，翻江倒海，但不痛。紧接着，一阵腹泻。然后，舒服了。今天心里很痛快。我心里也很痛快，真正体会了经方的魅力。

案4　乌梅丸案

周某，女，54岁。失眠5年．头晕心悸，面色无华，懒言少语，四肢发凉，大便稀，脉沉细，尺脉甚沉，舌淡苔白。

乌梅30g，干姜20g，附子40g（先煎），细辛6g，桂枝16g，川椒10g，人参15g，黄连12g，黄柏12g，当归12g，酸枣仁20g，远志12g，7剂愈。

（战为平）

学习黄煌教授应用经方验案四则

自从去年参加了黄煌教授举办的第一期经方培训班学习之后，感觉受益良多，收获颇丰，真有跟师十日胜读十年书之感，感觉自己一下子被黄老师领进了经方的大门，临床疗效明显提高。现就去年学习回来后的几则医案及体会，介绍于下。

案1　解郁汤治疗肠易激综合征

刘某，女，44岁，2010年12月20日初诊。患者形体中等略胖，面色黄。主诉：腹痛腹泻6天，一痛就要上厕所，便稀有黏液，日5~6次。去年春节前有过一次发作，症状较此次更为严重，医院确诊为肠易激综合征，治疗1月余才缓解。此次发病患者非常紧张，平素忌口讲究，稍吃一点凉东西就感觉肚子不舒服。食纳可，睡眠可，易晕车。

处方：柴胡 15g，白芍 15g，枳壳 15g，生甘草 5g，半夏 15g，厚朴 15g，苏梗 15g，茯苓 15g，3 剂。

2010 年 12 月 23 日复诊：症状明显改善，患者要求多服几剂，以巩固疗效，原方 7 剂，后随访病愈。

按：此患者体中略胖，面色黄，精神易紧张，忌口讲究，易晕车，为柴胡半夏的复合体质，符合解郁汤体质要求，故效果非凡。

案 2　小青龙汤加附子治疗支气管哮喘

周某，男，53 岁，2010 年 11 月 2 日初诊。患者形体偏瘦，面色黄暗。主诉：咳嗽、咳痰、气喘半年，加重 3 天。咳嗽、气喘以夜间为甚，平时吃饭过饱或遇风冷后也易咳喘，咽痒，痰多泡沫样，胸腹胀满，舌质淡，苔白稍水滑，无口苦，口干，不出汗。

处方：柴胡 15g，黄芩 10g，制半夏 10g，党参 10g，生甘草 6g，干姜 6g，红枣 20g，厚朴 15g，茯苓 15g，苏梗 15g。5 剂。

2010 年 11 月 7 日二诊：痰较前易咳出，咳嗽、气喘无改善，患者又补充平时怕冷，咳嗽厉害时，清水样鼻涕很多，舌质淡，苔白较前水滑，舌面两侧有唾液线，心中马上想到了小青龙汤。

处方：生麻黄 10g，桂枝 10g，细辛 10g，干姜 10g，生甘草 10g，白芍 10g，五味子 10g，姜半夏 10g，附子 10g。5 剂。

2010 年 11 月 12 日三诊：咳嗽、气喘明显减轻，痰明显减少，予二诊方 3 剂。

2010 年 11 月 15 日四诊：服上方第二剂后，咳嗽、咳痰、气喘较三诊时有所加重，舌苔仍水滑，考虑化饮力量不够，原方加大干姜量为 15g，附子 20g。5 剂。

2010 年 11 月 20 日五诊：诉服完前 4 剂症状明显改善，最后 1 剂服后，咳嗽、气喘又有所反复，考虑还是化饮力量不够，加大干姜量为 20g，附子 30g。5 剂。

2010 年 11 月 25 日六诊：诉服上方 1 剂后即明显见效，现 5 剂服完后已无咳嗽，气喘，不恶寒，咳少量白痰，为巩固疗效，予苓甘五味姜辛夏汤善后。

处方：茯苓 20g，甘草 6g，干姜 10g，细辛 10g，五味子 10g，姜半夏 10g，杏仁 10g。5 剂。

后随访，哮喘至今未发。

按：初诊时患者对风冷过敏，胸腹胀满，看作是小柴胡汤的胸胁苦满，往来寒热。又患者咽痒及咳嗽，为降低咽部敏感度，加用了半夏厚朴汤。复诊时症状毫无改善，患者提及水样鼻涕，恶寒，舌苔水滑，便马上想到了小青龙汤，为加强化饮，加用附子 10g，又合了麻黄附子细辛汤、四逆汤之意。四诊、五诊病情有反复，感觉方证合拍，还是化饮力度不够，便加大干姜、附子的量。六诊时患者病情基本控制，咳少量白痰，为巩固疗效，进一步化内饮，予苓甘五味姜辛夏汤。此例，诊察不细致是导致初诊不效的主要原因，还有就是方证的鉴别及每方的切入点掌握的不是很好。

案3　四逆散合猪苓汤治疗反复尿路感染

杨某，女，53 岁，2010 年 11 月 21 日初诊。患者形体肥满，面色暗黑，肌肉坚实。诉：间断尿频、尿急 3 年，以前发作输液十来天才能控制，此次发作 3 天，尿频、尿急较以往更为严重，现感觉小腹酸酸的有拘紧感，小腹正中压痛阳性，腹肌紧，小便时疼痛不明显。平时易生气，一生气就胸胁胀满。处方：柴胡 15g，白芍 15g，枳壳 15g，六一散 15g，猪苓 15g，茯苓 15g，泽泻 15g，5 剂。

服药后患者未及时复诊。2 个月后因感冒来诊，问及后才知，5 剂药吃完就好了。

按：黄师常说猪苓汤是治疗泌尿系感染的专方，又患者小腹拘紧，腹肌紧，有压痛，故合用四逆散，5 剂后病愈。这正好印证了黄师的一句话，"对疾病用药有效，对体质用药安全"。

案4　除烦汤治疗更年期全身燥热案

张某，女，50 岁，2011 年 2 月 17 日初诊。患者形体中等，双颧发红。诉全身燥热 3 月余，一般于半夜发作，发时燥热难耐，口干，掀开被子晾一会才能继续睡着，微出汗，性格暴躁，焦虑，心中烦，说话点点不休，眼睛一眨一眨的，唇红，舌尖红，苔薄白，余无不适。处方：山栀子 15g，黄芩 15g，连翘 15g，枳壳 15g，制半夏 15g，茯苓 15g，厚朴 15g，苏梗 15g，5 剂。

2011 年 3 月 22 日复诊：诉全身燥热明显减轻，感觉舒服了很多，效不更方，原方续进 5 剂。随访已无燥热，全身舒畅。

按：此案一开始患者诉每于夜间燥热难耐，口干，微出汗。首先想到的是小柴胡汤，但又仔细观察患者，性格暴躁，焦虑，心中烦，出汗，说话点点不休，眼睛一眨一眨的，唇红，舌尖红，是一个半夏加内有郁热的体质类型，符合除烦汤的体质要求，故效如桴鼓。这让我想起了黄老师说过的一句话："有时候，患者的主诉症状显的并不那么重要，而最具客观性的是呈现在医者面前患者的身心状态，也就是我们所说的体质"。

（高万峰）

经方医案二则

案 1　咳嗽

林某，女，28 岁，2011 年 3 月 20 日初诊。体型中等偏胖，感冒后咳嗽 2 个月，近日加重，昼轻夜重，不能平卧，卧则咽痒难耐，干咳不止，咳后颜面发红，咽喉异常疼痛，自述依土法服用蛋花汤后方能平稳入睡。舌暗淡，苔薄白，脉细。

处以麦门冬汤：麦冬 350g，法半夏 50g，党参 50g，生甘草 40g，粳米 2 把（约 60g），大枣 8 枚（每个约 5g），1 剂，煎 1 次，分 3 次服。

自述当日晚饭后服 1 次，夜里可以安眠，次日服完，大缓。继开 3 小剂（麦冬 70g，半夏 10g），愈。

按：龙野一雄云："麦门冬汤之证，当强咳时，颜面发红，而表现为剧烈不断的咳嗽。其咳因为是空咳，故咽喉不爽而有干燥感。记载麦门冬汤的经典《金匮要略》中肺痿条，有'大（火）逆上气，咽喉不利'一语，实在是中肯。不断咳嗽即大（火）逆上气，咽喉堵塞感即咽喉不利。虽有痰，而稀薄量少。麦门冬汤证（脉）多浮。"临证所见，确如龙野一雄所云。

案 2　功能失调性子宫出血

张某，农妇，36 岁，2008 年 4 月 16 日初诊。患者因阴道出血持续一个半月，多处治疗无效来诊。西医诊断为功能失调性子宫出血。其经血色鲜红，质黏，量多，夹有血块，小腹部坠胀明显，伴面黄、头晕、乏力、声低语怯。患者北方人，长期从事田间耕作，体格健壮，平素讲话声音洪亮，性格刚烈易怒。

方选黄连解毒汤合黄连阿胶汤，处方：黄连 6g，黄芩 20g，黄柏 10g，山栀子 12g，生地黄 30g，阿胶（另烊）15g，白芍 20g。

后经电话追踪得知服药 2 剂血止，其余症状也随之好转。患者病时服药尚不觉苦，血止后再尝则苦不能咽，乃停药。

按：黄连解毒汤出自《外台秘要》引崔氏方，由黄连、黄芩、黄柏和栀子组成，功能泻火解毒。患者月经血色鲜红、质黏、量多，夹有血块，伴小腹部坠胀。黄师对此类出血常用黄连解毒汤、三黄泻心汤等方治疗取效。患者体格健壮，性格刚烈易怒，提示黄连解毒汤体质。黄芩、生地黄、芍药又为张仲景习用凉性止血药，川芎、艾叶、阿胶为温性止血药。方中以凉血清热止血为主，稍佐温养补虚。此患者为壮实之体，又患实热之血证，虽持续出血一个半月出现面黄、头晕、乏力、声低语怯等血虚之象，但从病情发展过程来分析，当下主要病情是出血而非血虚，故而仍选用黄连解毒汤合黄连阿胶汤。

（崔德强）

经方验案五则

案 1　上肢痛案——四物汤加味

彭某，女，73 岁，2000 年 3 月 5 日就诊。诉右上肢痛迁延 2 个月余，其疼痛性质为绵绵作痛，不甚剧烈，疲乏无力，时有肢体麻木，无头晕、心悸，叠用中西药不效，在当地一老中医处服含蕲蛇、蜈蚣、全蝎之中药六七剂，亦不效。精神稍差，面色白，唇舌淡，脉无力，整个右上肢贴满伤湿止痛膏。接诊此患者时心中突然一动，觉得此病恰与秦伯未先生《谦斋医学讲稿》之血不养筋上肢痛相合，言可与四物汤加黄芪、桑枝。乃书方如下：熟地黄 30g，白芍 30g，当归 10g，川芎 10g，黄芪 30g，桂枝 10g，鸡血藤 30g，甘草 10g，陈皮 5g。共进 10 剂，其痛若失。患者至今健在，未复发。

案 2　小儿腹泻案——理中汤

邱某，男，7 个月，2009 年 8 月 26 日就诊。腹泻 10 余天，大便初为稀水样，量不甚多，末尾有少许黏液样便，每天 6~9 次，稍有里急后重表现，伴发热，体温最高 37.8℃。先后在卫生院、市中医院均按感染性腹泻治疗 1 周，现已不发热，口不干，尿量不减少，尿色微黄，但大便仍每天 5~6 次，量不多，有少许黏液，无明显里急后重表现，大便常规中红细胞消失，白细胞由（++）转（+），因考虑其腹泻为感染性，还需"消炎"。应家属之邀，给予葛根芩连汤加乌梅 2剂，加服蒙脱石散，药后了无寸效。审其面黄，唇舌淡，苔白腻，咽不红，大便不臭，遂予理中汤加半夏、茯苓 2 剂，药后诸症好转，大便成形。

反思自己临证时思想僵化，被感染、白细胞等西医概念束缚了思维。

案 3　下肢静脉曲张溃疡并感染案——桂枝茯苓丸

黄某，女，农民，77 岁，2009 年 12 月 1 日入院。有下肢静脉曲张病史。9

天前无明显诱因开始出现右小腿红肿热痛，发热，伴全身乏力，曾在当地乡医处给予头孢曲松钠等治疗5天，热退，但其他症状无明显改善而入院，拟诊"右下肢静脉曲张溃疡并感染"。诊见患者体型尚壮实，面红，唇舌偏暗，皮肤较干燥，有脱屑，双下肢静脉曲张，浮肿，皮肤颜色变暗，右下肢为甚，右小腿内侧局部红肿热痛，压痛，局部见一约1cm×1cm大小之溃疡面，有少许脓性渗出物，无波动感。血常规：白细胞 $14.7 \times 10^9/L$，中性粒细胞0.78，淋巴细胞0.22，红细胞 $4.26 \times 10^9/L$，予替硝唑、氨曲南等抗感染。

12月4日，诸症不减，乃据黄煌教授经验，予桂枝茯苓丸加味：桂枝、茯苓、牡丹皮、桃仁、赤芍各15g，金银花30g，连翘15g，川牛膝10g。

12月9日，双下肢静脉曲张，局部皮肤暗，轻度浮肿，右小腿内侧红肿热痛减轻，无波动感，溃疡面较前干燥。效不更方。

12月11日，双下肢静脉曲张，局部皮肤仍暗，轻度浮肿，右小腿内侧红肿热痛减轻，溃疡面较前干燥，稍凹陷，无波动感。予桂枝茯苓丸合阳和汤加减。

12月15日，双下肢静脉曲张，局部皮肤暗，无浮肿，右小腿内侧红肿热痛显著减轻，无波动感，溃疡面干燥。复查血常规：白细胞 $7.3 \times 10^9/L$，中性粒细胞0.74，淋巴细胞0.26。要求出院，后继续服用桂枝茯苓丸合阳和汤加减10余剂，以资巩固。

2010年下乡搞健康档案建档体检，遇此老人，见创面已愈合，下肢静脉曲张则如旧。忆黄煌教授评此方治此病，有效而不能痊愈。然。

案4 咳嗽案——小青龙汤

张某，男，10个月，2011年1月10日就诊。咳嗽，气喘7天，病初发热1天，喉间痰鸣，痰涎多而清稀，呕吐，口不干饮水少，大便稀，小便可，体型肥胖，精神尚佳，面色白，舌淡红苔白腻，咽不红，双肺大量哮鸣音、水泡音。给予小青龙汤：麻黄5g，桂枝5g，五味子3g，细辛2g，法半夏10g，白芍6g，甘草3g，神曲5g，生姜2片，2剂。大减，后予六君子汤善后，疗效尚属满意。

案5 腰椎增生案——麻黄附子细辛汤加味

2008年，笔者自患腰痛，为抽掣样痛，转侧不便，弯腰后不能自己伸直，患部微寒，腰椎正侧位片提示腰椎骨质增生，嫌服中药麻烦，自服芬必得2天无效，乃改服中药麻黄附子细辛汤加味（笔者为阳虚体质）。麻黄10g，附子10g，细辛6g，制川乌6g，制草乌6g，桂枝10g，干姜10g（实乃戴云波先生之乌附麻桂姜辛汤）。闻煎药之气味竟有舒适感，进1剂大减，3剂痛若失，不由十分高兴，停药，岂料八九天后腰痛又慢慢回来了，方悟治骨质增生补肾才能治本，肾主骨也，乃再服 2 剂，并以桂附地黄丸为基础，加强筋健骨药做蜜丸一料，补肾缓图治本，不但腰痛痊愈，连此前因颈椎增生导致的颈项不适亦基本消失。

（蔡秉贵）

医案两则

案 1

一女，50 余岁。盗汗数年，他医以为虚，愈补愈重。其人壮，目睛有神，右脉滑。予除烦汤，7 剂小效，14 剂大效。

按：此人壮而目睛有神，据望诊判为实证，切诊脉滑也是实证的依据，且他医用补剂而愈重，可见南辕北辙，犯虚虚实实之戒，是以无效。临诊当首辨虚实。除烦汤，黄师验方，师有专门论述，兹不赘。

案 2

一男，19 岁，学生。半年来自语自笑，少眠，懒散。迭进抗精神分裂症药无效。其人肤白而胖，舌肥大，苔薄白腻。脉滑。予温胆汤，1 个月后症状消失，自己主动要求复学。半年后复发，舌脉未变，予温胆汤 21 剂无效。加用理中汤，7 剂效。

按：温胆汤治疗精神分裂症有效，但据我不多的用药经验而言，远期疗效不理想，此案即其中之一例。温胆汤化痰湿无效，加用理中汤有效，可能与温脾阳使痰湿易化有关，按照这个思路，当以附子理中汤以求补火生土，达到痰湿无从得生的目的。所谓治病求本，此之谓乎？此案曾经发到论坛求教诸位师友，后经反复斟酌，效雍乾兄之法，终获良效。在此再表谢忱。

（夏时炎）

经方医学论坛

遥望医圣祠感怀

温兴韬

大论垂千古，良方济世长。
南阳圣祠里，岁岁有余香。

《桂枝香》为南阳经方大会而作

槐杏

伏牛送目，看汉水永泽，霸陵西楚。百里铮铮似铁，杏花源古。卧龙今日应犹在，问长沙魂归何处？宛西奋起，金陵同倡，九州欢聚。

用经方，疗疾共睹，愿吾辈学人，誓言相许。承继临床圣术，不辞辛苦。今朝把酒千杯少，更交流百舸争渡。仁心大爱，经方永在，畅怀同祝！

《伤寒论》方在肾脏病中的应用

一、麻黄汤

"太阳病，头痛、发热、身疼、腰痛、骨节疼痛、恶风、无汗而喘者，麻黄汤主之。"

"脉浮者，病在表，可发汗，宜麻黄汤。"

"脉浮而数者，可发汗，宜麻黄汤。"

分析： ①麻黄汤治疗风寒表实证；②麻黄汤主症之一是周身疼痛；③麻黄汤主症之二是恶寒发热；③麻黄汤主症之三是气喘；⑤推测麻黄汤主症还应有风水。

案

某女，35岁。1983年12月就诊。突然头面部水肿。双眼裂眯成一条线。尿蛋白（+++）。血压正常。无寒热疼痛，予麻黄汤。其中麻黄用生麻黄15g。3剂后汗出，头面部水肿明显消退，蛋白尿减轻。

二、小柴胡汤

"伤寒五六日，中风，往来寒热，胸胁苦满，嘿嘿不欲饮食，心烦喜呕，或胸中烦而不呕，或渴，或腹中痛，或胁下痞硬，或心下悸，小便不利，或不渴，身有微热，或咳者，小柴胡汤主之。"

"伤寒中风，有柴胡证，但见一证便是，不必悉具。"

分析： ①小柴胡汤治疗少阳病；②小柴胡汤四大主症是往来寒热、胸胁苦满、不欲饮食、恶心呕吐；③"但见一证便是"（"证"是"症"的通假字），表明小柴胡汤适应证非常广泛；④除了四大主症外，小柴胡汤还可治疗小便不利或咳喘等，"小便不利"可能包括水肿在内。

案1

某男，患慢性肾小球肾炎多年，轻度浮肿，中度腹水，肾功能破坏严重，排尿日600~700ml，复感外邪，发热，体温40℃，用多种抗生素治疗，热势不退，尿量减少，水肿加剧，饮入即吐，口渴口苦，大便溏，日行数次，汗微出，面红，苔黄，脉弦。连服小柴胡汤合小陷胸汤3剂，体温恢复正常，日尿量由

500ml 增至 3200ml，水肿与腹水明显消退。

案 2

朱某，男，8 岁。头面四肢浮肿，少尿已月余。近来仍周身浮肿，心悸，舌胖大，苔薄白，脉滑数。尿蛋白（++++），24 小时尿蛋白定量 12g，血白蛋白 12g/L，总胆固醇 6.12mmol/L。诊断为肾病综合征，用激素、免疫抑制剂、利尿药及中医常规治疗，未见好转。用柴苓汤为主方。药用柴胡、黄芩、党参、法半夏、猪苓、茯苓各 6g，白术、青陈皮各 10g，桂枝 3g，生姜 5 片，红枣 15g。5 剂后尿量增加，浮肿逐渐消退，又服 15 剂，尿常规正常。

案 3

刘某，女，28 岁，已婚。初觉小便不利，继则寒战高热，腰痛，尿频尿急尿痛，有时见肉眼血尿。症见腰胁痛，口苦，反酸欲呕，纳谷不香，苔黄腻，脉弦数。体温 39.8℃，双肾区叩击痛（+）。血常规见白细胞 14×10^9/L，尿常规见白细胞（++++），红细胞满视野。诊断为急性肾盂肾炎，证属邪犯少阳，膀胱湿热。以小柴胡汤出入。药用柴胡 30g，黄芩 30g，法半夏 15g，猪苓、茯苓各 15g，白茅根 30g，车前草 30g，炙甘草 5g，红枣 15g。服药 1 剂，症状减轻。服药 3 剂，症状消失，体征转阴，血、尿常规均正常。

三、柴苓汤

柴苓汤为《伤寒论》小柴胡汤与五苓散的复方，首见于清代沈金鳌《杂病源流犀烛·六淫门》，用于治疗阳明疟疾。近现代日本汉方医学临床普遍使用柴苓汤治疗肾脏病。如日本东条静夫对慢性肾小球肾炎、肾病综合征患者 227 例，予柴苓汤提取物治疗 24 周，结果慢性肾小球肾炎改善率为 40.3%，肾病综合征改善率为 56.1%。日本姚井孟运用柴苓汤治疗糖尿病肾病 15 例，共观察 48 周，测定尿中白蛋白、溶菌酶、尿 β_2-MG、NAG 酶活性等。12 周后，尿中白蛋白、NAG 明显降低，36 周后尿溶菌酶、尿 β_2-MG 也有减少。李平等以慢性肾小球肾炎、肾病综合征及糖尿病肾病、狼疮性肾炎为柴苓汤治疗的适应证，认为小柴胡汤起主要作用，五苓散起辅助作用，其中柴胡皂苷、黄芩酮、茯苓多糖等为有效成分，柴胡皂苷为关键有效成分。

案

武某，女，39 岁，护士。2006 年 9 月患肾炎。激素治疗无效已停用。2007 年 6 月 6 日初诊，尿蛋白（+++）。予柴苓汤为主方治疗。处方：柴胡 10g，黄芩

10g，法半夏 10g，猪苓、茯苓各 15g，泽泻 15g，石韦 30g，金银花 15g，车前草 15g，炙甘草 5g。同时服黄葵胶囊，每日 3 次，每次 5 粒。

6 月 13 日二诊，尿蛋白（＋＋）。6 月 18 日三诊，尿蛋白（＋＋）。7 月 11 日四诊，尿蛋白（＋）。后随访半年，尿蛋白（－）。

四、五苓散

"太阳病，发汗后，大汗出，胃中干，烦躁不得眠，欲得饮水者，少少与饮之，令胃气和则愈。若脉浮，小便不利，微热消渴者，与五苓散主方。"

"中风发热，六七日不解而烦，有表里证，渴欲饮水，水入即吐者，名曰水逆，五苓散主之。"

分析：①五苓散有利小便作用，这一点张仲景说得很明白："……宜利小便""五苓散主之"。但是热病患者"发汗后，大汗出，胃中干"，已经出现了脱水，用五苓散"利小便"，医理不通。

②必须认真处理脱水。"欲得饮水者，少少与饮之，令胃气和则愈"。可以看出张仲景是考虑了补液的。古代补液只有口服法，且古人尚不懂补液应用生理盐水。纯水补液就出问题，易致水中毒。对此，张仲景已经积累了临床经验，补液不能过多过快，"少少与饮之"。

③董德长主编的《实用肾脏病学》指出，饮水过多最终会出现高容量低钠血症，此类患者仍有口渴感。低钠血症最早症状是纳差、恶心、呕吐，继而腹部绞痛，肌无力，肌痉挛，严重者出现烦躁不安，甚至危及生命。笔者认为"水逆"就是饮水过多造成的"高容量低钠血症"，这多为医源性疾病，一旦发生，纠正很困难，预后不良。

⑤用五苓散抢救"水逆"仍有一定的作用。笔者 1993 年在日本鹿儿岛大学医学部进修。当地医师曾举办过一次学术活动，介绍用五苓散治愈 1 例原发性低钠血症。具体内容已记不清楚了。

⑤有人以五苓散与呋塞米对比观察对雄性家兔的利尿作用，结果显示，呋塞米的利尿作用快而强，但维持时间短，集中排尿时间仅为 20 分钟左右；五苓散作用缓和，维持时间长，排尿时间为 20 分钟，平均排尿量大于呋塞米。五苓散对大白鼠实验性急性肾性高血压具有降压作用，作用时间明显长于可乐定。

五、真武汤

"太阳病，汗出不解，其人仍发热，心下悸，头眩，身瞤动，振振欲擗地者，真武汤主之。"

分析：①《伤寒论》条文所见与教科书"阳虚水泛"病机联系勉强，难以理解。②临床医生习惯于用真武汤治疗阳虚水肿病证。③关于真武汤中芍药的作用，《神农本草经》称："味苦平，主邪气腹痛，除血痹，破坚积，寒热，疝瘕，止痛，利小便，益气。"裘沛然认为，白芍有破血除痹、通利大便、利水气通小便及止痛等功效。

案

徐某，男，25岁。5年来面肢浮肿，经常发作，腰膝酸软，头晕目眩，心悸，伴有蛋白尿，肾功能正常，无高血压。症见周身水肿，以下半身为著，按之凹陷，不易恢复，尿量减少，大便溏薄，畏寒肢冷，舌淡，脉沉细。诊断为慢性肾小球肾炎肾阳虚证。以真武汤为主方加党参、白术等。用药后尿量逐渐增多，2个月后水肿消退。尿检连续5次正常。调理大半年，随访1年未复发，已能参加日常工作。

六、牡蛎泽泻散

《伤寒论》"辨阴阳易瘥后劳后病脉证并治"提到了牡蛎泽泻散："大病瘥后，从腰以下有水气者，牡蛎泽泻散主之。"牡蛎泽泻散由牡蛎、泽泻、海藻、商陆、蜀漆、栝楼根、葶苈子组成。

分析：①牡蛎泽泻散适应证是疾病的发作期还是恢复期，《伤寒论》条文内容含糊。②商陆是剧毒药，如果是疾病恢复期调理，不可能用商陆。③治疗下肢水肿，张仲景何以用牡蛎、海藻等化痰药，需要作探讨。④有学者用化痰药物治疗大鼠的高脂血症，使肾小球系膜、基质和细胞增殖显著减轻，尿蛋白明显减少。实验研究表明，昆布、海藻等可改善脂质代谢紊乱，具有抗动脉硬化作用，其中褐藻淀粉硫酸脂具有肝素样抗凝血功能；含多种有机碘化合物，可改善结缔组织代谢，促进病变组织崩溃、溶解和吸收。（冯松杰）

经方治疗肾病与泌尿系感染

慢性肾病与慢性泌尿系感染属于临床疑难病症，证型复杂而多变。黄煌老师以体质辨证抓根本，以方证辨证用经方，旁采百家，学古融新而自成体系。

案1 糖尿病肾病

马某，女，52岁，糖尿病史10年，糖尿病肾病半年。目前尿潜血（+++），尿蛋白（+++），尿素氮13.82mmol/L，血肌酐210μmol/L，血糖12.2mmol/L。刻下：面色萎黄，双眼睑及双下肢水肿，小腿粗糙色暗，乏力，纳差，无恶心呕吐等症。苔薄腻，脉沉。处方：肉桂10g，茯苓40g，桃仁10g，牡丹皮10g，赤芍20g，牛膝20g，丹参20g，石斛10g。服前方45剂，症状无缓解，化验指标无改变。

再次详审患者，体型偏胖，面色萎黄，腹大而软，辨为黄芪体质。改方：黄芪30g，肉桂10g，茯苓40g，牡丹皮10g，赤芍30g，桃仁10g，牛膝20g，石斛10g，丹参20g。服上方30剂，感乏力好转，尿素氮11.4mmol/L，肌酐195μmol/L，其他指标仍旧。

就此病例请教黄煌老师，师曰：黄芪重用。处方：黄芪60g，肉桂10g，茯苓40g，牡丹皮10g，赤芍30g，桃仁10g，牛膝20g，石斛10g，丹参20g。

服上方3个月，乏力、食欲好转，肾功能恢复正常。尿蛋白（+++），尿潜血阴性，血糖9个，水肿依旧。上方再进60剂，肾功能正常，尿蛋白（+），水肿消失。患者惊喜不已。余嘱患者每次化验后都要仔细记录，以便总结中药治疗该病的效果。目前患者仍在继续调理中。

按：该病属于疑难病症，本人经验不多。以前曾对此种病证运用过肾气丸，疗效不著。本病我起初忽视了患者根本体质，从而效果未显。转而从患者体质着手，又经黄师指教运用大剂量黄芪，经过守方坚持治疗，终于收效。患者体型胖，面黄，腹软，水肿，显然为黄芪体质。下肢皮肤粗糙，乏力，提示桂枝茯苓丸证。四味健步汤为黄老师经验方，由牛膝、丹参、石斛、赤芍四药组成，多用于糖尿病足、糖尿病肾病，有强壮下肢、改善局部血液循环的作用。黄师在《药证与经方》一书中提到：英国实验研究表明桂枝茯苓丸能明显改善肾脏功能和病理所见。另据山西省中医研究所报道：活血化瘀具有抗变态反应作用，从而减轻肾脏的变态反应性炎症、肾小球毛细血管通透性，故三方合用之。笔者失败之病历，经黄师指点方柳暗花明，教训深刻，耐人寻味！

案2 尿路感染

秦某，男，40岁，尿痛、尿频、尿烧灼1年，伴小腹不适、腰酸、心烦、口渴等症。曾经住院治疗，运用多种抗生素而无效。服中药八正散亦效果不佳，尿常规有少量白细胞和红细胞。舌红，脉数。处方：柴胡12g，枳实15g，白芍20g，猪苓20g，茯苓20g，泽泻20g，阿胶10g，连翘20g，栀子10g，滑石 20g，甘草 6g。药后诸症大减，守方服用 30 剂，所有不适消失，尿常规化验正常。

按：黄老师治疗热证之尿路感染常用四逆散合猪苓汤。其运用四逆散乃效法前贤范中林的经验。猪苓汤是仲景用来治疗淋证的专方。其主要方证是：小便不利，涩痛，尿血而渴欲饮水。老师经验：两方合用能很快消除患者的小腹窘迫和尿道刺激症状。笔者以前治疗湿热型尿路感染多以八正散投之，效失参半。自学习黄师上法后，临床验证，确为此型尿路感染之良法！

（何运强）

经方治疗妇女失眠七案

女子以血为用，或由于气不顺而火多伤血，或由于流产过多而伤血，或由于饮食伤脾而不生血，或由于肥胖而水多不成血，血少则少魂，魂少则不能养心神而失眠。兹录失眠七案，希同道指正，以完善失眠治法。

案 1　半夜憋醒
某女，51 岁，胃溃疡病史。主诉胸骨后（两乳间）窒息，透不过气，半夜憋醒，已 1 年，无反酸和嘈杂，薄黄腻苔。两颊暗红，自觉有更年期烘热汗出，形体中等，稍胖，矢气频频，大便日行 2 次，成形，腹部胀。

临床思维：胃虚而客邪，栀子豉汤；胃虚而饮停，水气上冲，苓桂术甘汤证。

处方：豆豉 10g，栀子 10g，茯苓 10g，桂枝 10g，白术 10g，甘草 6g，7 剂。
7 剂后，窒息、透不过气、半夜憋醒、矢气频频、腹胀皆消失。1 个月后，胸闷又作，原方 1 剂而愈。

案 2　老人顽固失眠
某女，64 岁。体胖，肚子松软而大，舌淡胖有齿痕，脉沉。失眠严重，彻夜不睡，久治无效。伴夜尿 4~5 次，手抖，手肌肉跳痛，心下痞，食下觉胃堵，恶寒肢冷。

临床思维：少阴真武汤和太阴茯苓饮合方。此两方都不是治疗失眠的。我当时考虑是不治失眠，先化水气。原合方加了半夏和黄连，考虑防胃虚客邪，并有半夏泻心汤义。

处方：制附子9g，苍术9g，白芍9g，茯苓12g，生姜9g，党参9g，枳壳9g，陈皮9g，半夏9g，黄连2g。

14剂后，夜间小便次数减少，手抖和肌肉跳痛消失，心下痞缓解，觉得胃积滞气下排，人也轻松。原来彻夜不眠，现到了晚上12点想睡了，能睡3~5个小时。后以桂林版伤寒论方地黄酸枣仁牡蛎半夏汤。合上方，加强安神作用。

案3 失眠反复

某女，51岁，鹅蛋脸，形体丰满，49岁经止。有甲状腺结节。心烦、不易入睡，晨起乏力。胃有胀气，大便时结。舌暗脉沉。血虚痰热，给予黄连温胆汤合酸枣仁汤加减，1剂即效，黄师法管用！1个月后复发，没问其他，也没切脉。

临床思维：虚烦则补虚除烦，兼养心血而安神。

处方：栀子10g，豆豉10g，酸枣仁5g，4剂。1剂即愈。

案4 失眠兼腰酸

某女，35岁。肥胖，面黄，脸虚浮，贫血貌，腹软而大。有子宫肌腺病，痛经厉害，有小血块。失眠，不易入睡而且易醒，梦多，心悸，乏力，便秘，腰和颈椎酸楚，舌暗脉弦。有小叶增生。左胁下和两少腹压痛。

临床思维：血虚水停用归芍散养血化饮，失眠为血虚烦热用酸枣仁汤。

服1周无效。患者诉腰酸厉害，腰冷，便秘，小腹坠胀。

临床思维：此患者属阳微结而兼血虚水停。津液虚于上，而气火不降，为之微结。

处方：柴胡24g，桂枝9g，干姜6g，黄芩9g，生龙牡各15g，天花粉12g，甘草6g，当归9g，白芍9g，川芎9g，茯苓9g，白术9g，泽泻12g，酸枣仁5g，7剂。

7剂后腰酸减，梦少，睡眠好。但腰冷，颈椎不适，脉转沉弦。转方治颈腰不适。

案5 失眠兼眩晕心悸

某女，23岁。夜仅睡三四个小时，梦多，时头晕头胀，心悸，舌淡红，脉沉。

临床思维：血虚水停，化热上攻，投酸枣仁汤合当归芍药散加龙牡。

处方：酸枣仁15g，知母12g，当归10g，白芍10g，川芎6g，茯苓2g，甘草6g，泽泻10g，白术10g，生龙牡各12g。

7剂，梦止晕停眠安，大概梦多属痰与饮。

案 6 失眠兼月经过少

某女，43 岁。身高 162cm，体重 65kg。有宫颈息肉，体态丰满。失眠，面黄，月经过少，便秘，经来腰酸膝软，手足心黄，舌红苔薄黄，脉尺涩余沉。

临床思维： 下有瘀血，上热不降。温经汤合酸枣仁汤加减。

处方： 吴茱萸 5g，当归 9g，白芍 9g，牡丹皮 9g，生姜 9g，半夏 9g，麦冬 15g，党参 9g，桂枝 9g，阿胶 9g，甘草 9g，酸枣仁 15g，川芎 9g，菟丝子 9g，黄连 3g，茯苓 3g。7 剂。无寸效，反觉心悸、胃中不适、恶心。苦思无良策，让其过 7 天再来。

二诊： 7 天后，口干口有味，颊黏膜溃疡，心悸，失眠，无汗，大便少，脉左细右滑。

临床思维： 心悸、脉左细为血虚；右滑为有痰饮，结合口渴、口腔溃疡、便秘，断为痰热。归芍散合温胆汤。

处方： 当归 9g，白芍 9g，川芎 9g，茯苓 12g，白术 12g，泽泻 15g，枳壳 12g，竹茹 12g，陈皮 12g，生半夏 4g，女贞子 15g，菟丝子 15g，生姜 9g，甘草 6g，大枣 4 枚。7 剂。

三诊： 睡眠好，大便需三四日一行，原方加生大黄 9g。

四诊： 睡眠好，大便通畅，言大便从无如此顺畅，希望保留大黄。右脉滑已不明显，转左关滑，原方加鹿角片 9g 以增月经量。

案 7 彻夜不寐

某女，31 岁。未婚，形瘦，身高 163cm，体重 50kg。面黄暗，唇暗，双目有神而亮，眼周及两颊黄褐斑和黑斑，言辞清晰，反应敏锐。彻夜不睡，服镇静剂可以睡三四个小时，某中医院治疗半年不愈。兼有月经量少，行经有血块、腰酸、下腹坠胀，便秘，痔疮，口不干而苦，四肢冰凉，眼睛有血丝，眼睛疼痛，眼干，心烦，舌暗紫舌尖红。查下腹部压痛，下肢皮肤干燥如蛇皮。

临床思维： 少阳郁热兼瘀血，血府逐瘀汤加减。

处方： 柴胡 18g，白芍 10g，枳壳 10g，甘草 6g，桔梗 6g，桃仁 10g，红花 5g，川芎 6g，连翘 20g，7 剂。

二诊： 睡眠无改善，仍眼睛红、眼干，眼眶疼痛改善，形寒。

临床思维： 瘀血明显，上热不除，下有瘀血，改从温经汤合黄连阿胶汤上热下瘀入手。

处方： 黄连 5g，黄芩 10g，吴茱萸 5g，麦冬 15g，川芎 9g，甘草 9g，当归 9g，牡丹皮 9g，干姜 6g，半夏 12g，白芍 9g，阿胶 9g，党参 9g，桂枝 9g，7 剂。

三诊：睡眠稍有改善，夜烦而不寐，夜间 9 点到 11 点特别心烦。改以黄连阿胶汤专清上热入手。

处方：黄连 10g，黄芩 12g，白芍 15g，酸枣仁 15g，鸡子黄 1 枚。

服药后大效，视此方为神方。因人在上海，不便于常来看病，自将此方断续服用，服药即效。1 年后言月经越来越少，快要闭经了。嘱其服二诊方去黄连、黄芩，和黄连阿胶汤轮流服用。

按：黄连阿胶汤治疗女子月经过多甚至崩漏疗效可靠，既然可以止血，常服当然月经更少。此女瘀血明显，得效后应常服化瘀，因交通不便，不便调方。

经方治疗失眠，还有柴胡加龙骨牡蛎汤、调胃承气汤、百合地黄汤、甘麦大枣汤等成功经验。黄煌教授常用的八味除烦汤或合八味活血汤、麻黄温胆汤，时方的归脾汤、天王补心丹，都是临床很实用的经典方。

（过阳）

温经汤加减治疗厥阴寒闭血瘀型不寐

在长期临床实践中发现厥阴寒闭血瘀型不寐所占比例极高，约占门诊失眠病例的 40%~45%，其中女性患者约占 95%，再结合现代女性患者多见厥阴寒闭血瘀的体质及病理特点，拟定了以温经汤加减治疗，验之于临床，疗效突出，现举门诊病案一则介绍如下。

宋某，女，62 岁，眠差 30 年。30 年来，长期眠差，醒后头痛，手心发热，胃肠不适，纳可，舌淡白，苔薄腻而干，脉沉细。小便可，曾经夜间小便频，大便时欠通。面色淡黄，情绪容易烦躁。与家人关系时欠佳。曾经痛经，15 年前因子宫肌瘤行子宫切除术。西医诊断：原发性失眠；中医诊断：不寐。

处方：吴茱萸 15g，当归 20g，川芎 15g，白芍 20g，党参 20g，桂枝 30g，牡丹皮 15g，炙甘草 30g，法半夏 20g，麦冬 30g，赤芍 15g，阿胶 15g（烊服），熟地黄 20g，巴戟天 15g，熟附子 15g，山药 45g，煎服，共 7 剂。

二诊：药后睡眠改善，入睡改善，维持时间 6~7 小时，醒后两侧头痛减轻，近 2 天因生气睡眠稍反复，情绪仍易烦躁，手心温热，近 2 天胸骨后牵扯感，生气后加重，胃肠不适同前，嗳气，矢气，纳可，舌淡，苔薄腻，脉沉濡。小便频，眠差时夜尿频，大便增加。

处方：吴茱萸 10g，当归 20g，川芎 15g，白芍 30g，党参 20g，桂枝 30g，牡丹皮 15g，炙甘草 30g，法半夏 20g，麦冬 30g，厚朴 6g，阿胶 15g，熟地黄 20g，巴戟天 15g，熟附子 15g，山药 45g，生山茱萸 30g，柴胡 10g，煎服，共 7 剂。

按：复诊睡眠改善，大便已通，诉生气眠差，胸骨后不适，嗳气矢气，仍因肝主疏泄之功失司，去赤芍加用厚朴、柴胡、生山茱萸，行气疏肝敛阴之用。

三诊：药后睡眠改善，入睡可，维持时间 6~7 小时，偶眠差，手心烘热，下午 3 点时头痛，前额明显，胸骨后牵扯感，餐后胃肠不适，纳可，舌淡，苔薄腻，脉沉濡。易心悸，二便调。左耳时易耳压而不适。

处方：吴茱萸 10g，当归 20g，川芎 15g，白芍 30g，党参 20g，桂枝 30g，牡丹皮 15g，炙甘草 30g，法半夏 20g，麦冬 30g，厚朴 6g，砂仁 10g（打碎后下），熟地黄 20g，巴戟天 15g，熟附子 20g，山药 45g，生山茱萸 30g，煎服，共 7 剂。

按：餐后出现胃肠不适，用砂仁健脾行气，诉左耳时易耳压而不适，考虑妇人肝肾不足，以巴戟天、熟附子协固本元。

四诊：药后睡眠理想，维持时间 6~7 小时，无反复。少许左耳不适感。

处方：建议自购北京同仁堂六味地黄丸或桂附地黄丸，连续服用 2~3 周，以滋养肝肾，固本养元即可，并每逢秋冬行体质调养。

本病案比较典型，患者是体形偏瘦，面色淡黄，腹壁薄而紧张，有痛经史，是比较典型的桂枝体质。又因子宫肌瘤行子宫切除术。古人云"人卧则血归于肝"，若肝体失用或血运不畅，则夜卧时血难归于肝，肝魂失养而致失眠。肝主疏泄功能失司，相火及君火升降无序，则见患者夜间不寐、日间疲倦，情绪烦躁，大便不通；头痛、胸胁不适，耳不适感，仍因胸胁部、体侧、头额部、少腹部是肝经、少阳经的循行所在，气血不畅，不通则痛。温经汤中当归、川芎、桂枝、芍药合用，养血调经，并调厥阴木气；手足心热仍属瘀而非热，佐以牡丹皮、芍药、阿胶、麦冬温润血脉，和营祛瘀，并能增水行舟；吴茱萸、生姜温经通脉；半夏、人参、甘草益气健脾，和中降逆，资后天气血。

厥阴肝主藏血，主疏泄，是气血运行之本，又为女性先天，同时，气血失调乃不寐的核心病机，因此厥阴肝与女性不寐密切相关。除此之外，女性还可出现月经不调、痛经、经前乳房胀痛、少腹胀痛等月经期综合征，经前或经期失眠及情绪波动加重，甚则伴有乳房、小腹胀痛等症状。温经汤出自《金匮要略·妇人杂病脉证并治》："问曰：妇人年五十，所病下利数十日不止，暮即发热，少腹里急，腹满，手掌烦热，唇口干燥，何也？师曰：此病属带下。何以故？曾经半产，瘀血在少腹不去。何以知之？其证唇口干燥，故知之。当以温经汤主之。"温经汤是一张调经良方，可以看作是桂枝汤的加味方。黄煌老师在《中医十大类方》中也提到，"桂枝体质"的患者使用频率较高，其方证有：①月经不调、血色暗淡或有血块；自觉手足心热而又恶风、自汗，午后有发热感，或有头痛、恶心；②腹壁薄而无力，小腹部拘急、疼痛或腹胀感；③口唇干燥，舌质暗淡。在本专科门诊上，若见妇人失眠，伴有妇科问题者，多考虑是否为肝厥阴寒闭血瘀证，再结合方－证－人思维，以温经汤加减治疗。

（罗莹莹）

更年期综合征的常用调体经方

更年期女性常有以下特点：①月经紊乱的发生发展史；②潮红、潮热、出汗、心悸、眩晕；③有关精神神经症状且不能自控：焦虑、烦躁、易怒、多疑、抑郁、失眠等。

更年期是中年女性体质发生变化的重要时期。更年期症状严重影响着女性的生命质量。经方治疗本病主要是改善症状，调理体质，以安全度过因体内性激素水平骤降而引起的各种不适反应。今就本人临证常用治疗更年期综合征的调体经方作一阐述。

一、温经汤

本方是古代的女科用方，经典的调经方与美容方，更年期女性常用的抗衰老方。适用于以羸瘦、唇口干燥、手掌干枯、少腹不适、腹泻为特征的月经不调、闭经、不孕等妇科疾病以及瘦弱干枯女性的体质调理。

主要针对更年期女性因体内雌激素水平下降而导致的机体功能下降状态。月经方面主要表现为月经紊乱，闭经或一月多次，经色暗或淡，量或多或少。整体表现为脸上皱纹增多，形容憔悴，口唇干燥，皮肤干枯发黄发暗，缺乏光泽，或潮红，或暗红，或黄褐斑者。手上毛刺增多，有的出现手掌、脚掌皮肤干燥开裂，毛发脱落、干枯、易于折断，易腹泻等。药后首先自觉疲劳感减轻，皮肤逐渐滋润，体重增加，功能下降的症状会逐步改善。

二、更年方

本方是桂枝加附子汤合二仙汤加味而成。主要针对因更年期激素水平下降而出现的疲惫、浮肿、腰部沉重、脉沉等阳虚症状者。适用于更年期阳虚体质的调理。表现为面色黄暗，易浮肿，精神萎靡，易疲倦，心悸，多汗，睡眠障碍。药后患者自觉疲劳感减轻，精神状态好转，慢慢机体功能下降症状也能好转。

三、柴归汤

柴归汤是小柴胡汤与当归芍药散合方的简称。本方是天然的免疫调节剂，适用于更年期女性特别是柴胡体质。更年期出现的脸黄、疲惫、浮肿、便秘或腹泻、头痛、腹痛、皮肤干燥瘙痒、月经不调等。患者常伴有自身免疫性疾病，如亚急性甲状腺炎、自身免疫性肝炎、干燥综合征、红斑狼疮、类风湿关节炎等。药后患者自觉精神状态好转，脸色转润，相关症状能逐渐好转。

四、柴胡加龙骨牡蛎汤

本方是古代的精神神经心理病用方，有安神定悸解郁的功效，适用于以胸满、烦、惊为特征的疾病。适用于更年期患者，特别是柴胡体质出现的情绪低落，兴趣丧失、自我评价差，喜欢自责，或情感波动大，常伴有疲倦乏力、头晕头痛、胸闷心悸、失眠、便秘、食欲下降、性欲抑制、尿频、体重减轻等症者。现代药理研究表明本方不仅能调节中枢神经活动，还有增加雌激素含量的作用。伴有月经色黑，下肢皮肤干燥，月经下而不畅或有子宫肌瘤者，可合用桂枝茯苓丸；伴有焦虑不安，胸腹胀满者，可合用栀子厚朴汤；情绪低落严重，伴神情萎靡，皮肤发暗而缺乏光泽、易浮肿者，可合用麻黄附子细辛汤或真武汤。

五、大柴胡汤合桂枝茯苓丸

本方有止痛、除胀、通便、降逆、清热、活血的功效，适用于实热瘀性体质的调理。适用于中年女性见面部红或潮红，或暗红，或面部皮肤粗糙，或鼻翼毛细血管扩张，腹部逐渐充实硬满，易嗳气，易腹胀痛，易便秘，脐两侧充实，触之有抵抗，皮肤干燥易起鳞屑，易头痛、失眠、腰痛，易烦躁、发怒、激动。月经泻下不畅，色黑有血块者。多伴有痤疮、甲状腺疾病、乳腺增生、高血压、子宫肌瘤、支气管哮喘、胆汁反流性胃炎等病症。本方能通泄体内瘀热，有效排出体内毒素。

六、五积散

本方是古代治疗五积病的专方，有解表、温中、除湿、去痰、消痞、调经等功效，适用于寒湿体质的调理。主要针对更年期女性的疲惫乏力、关节疼痛、胃脘胀痛，以及面色黄暗、皮肤粗糙、女性月经后期或闭经。此类女性多体型肥胖，月经数月一至或闭经，面色黄或黄白或黄暗，精神萎靡，身体困重，恶寒不易出汗，面部易长黄褐斑，腹壁脂肪较厚但柔软。小腿粗，皮肤多干燥粗糙。易恶心呕吐，腹胀腹痛，大便不成形，易腹泻；少腹冷痛；关节痛，尤其是肩背部痛，腰腿痛，遇冷更明显；易头痛眩晕，常有浮肿，失眠多梦，咳嗽气喘，感冒、鼻炎常发作。药后患者疲劳感减轻，精神状态好转，各种不适状况都随之好转。

七、温胆汤

本方是古代的壮胆方，精神神经系统疾病的常用方。适用于以恶心呕吐、眩晕、心悸、失眠、易惊为特征的疾病。主要用于更年期患者出现的眩晕、心悸、失眠、多疑、潮热、多汗、焦虑等症，多见于体质尚可无明显憔悴虚弱状态者。半夏体质多见。对于多汗、焦虑、失眠者多合用栀子厚朴汤或酸枣仁汤，药后能使出汗好转，睡眠改善，情绪稳定。适合使用本方的患者体质多较敏感，不宜常服，可采用间断服药法，同时需配合适当的心理疏导。

（黄波）

经方治疗心理疾病体会

随着生活节奏的加快和生存压力的增加，当今社会心理疾病日益增多。如何结合经方，提高心理疾病的疗效，是当今经方体质调理的重要内容。现结合具体病案，谈谈粗浅体会。

案1 胡某，男，75岁。身高168cm，体重45kg。

2008年与邻居争吵后发病，一开始出现抑郁恐慌，后发展为强迫症状。入夜失眠，每夜要到曾经的住处看望多次，夜间敲熟人家门，2年来体重下降10余斤。无锡某医院诊断为强迫症，不敢服用西药求治于中医。就诊时见患者脸色黄暗，形体消瘦，神情淡漠，自诉知道敲熟人家门不应该，但是克制不住要去敲，每晚敲门后方感心安，导致熟人对其有恐惧心理。入睡困难，时有心悸，易汗出，舌暗淡苔薄，脉浮缓，时有结代。

心理处方：每晚适宜时间到朋友家串门。白天安排紧凑而有规律的生活，培养新的兴趣爱好，多参加集体活动，如下棋、到广场听戏等。告知其家人多给予关心，以用爱的信任取代恐惧感。

处方：桂枝6g，肉桂6g，炙甘草10g，生龙骨15g，煅牡蛎15g，淮小麦30g，大红枣30g。水煎，分3次温服。每晚艾灸双侧内关、足三里、关元各15分钟。

患者半个月后复诊，精神状态明显好转，串门后心态逐渐好转，恐惧感已不明显，结代脉消失，继续服药半个月，食欲增加，体重增加2kg。

按：人具有生理－心理－社会三方面的属性，这三方面是相互联系、相互影响的。疾病的调治也需从三方面入手。本案患者因心理的刺激，导致失眠、心悸、多汗、人际关系紧张，与社会相处不协调。所以治疗时，不仅要用经方治疗其失眠、心悸诸症，还要从心理的角度去建立新的兴奋灶，鼓励患者去参与社会活动，方能消除严重的恐惧强迫心理。

案2 赵某，女，59岁。身高163cm，体重75kg。

因逐渐出现个性孤僻、情感冷漠、行为古怪到江阴第三人民医院就诊，诊为精神分裂症，服用很多西药。家人害怕西药不良反应而希望服用中药治疗。初诊时患者神情淡漠，表情呆滞，不愿与人交流。家人诉说其整天昏睡，或者一人发呆痴笑。自诉头脑昏沉，乱梦纷纭，咽喉不适痰多黏稠，食欲不振，大便不畅难解，舌暗胖苔白厚黏腻。脉沉。

处方：姜半夏50g，茯苓40g，陈皮30g，枳壳30g，生甘草12g，姜竹茹10g。水煎，分3次温服。

2天后电话告知服药后头晕，无其他不适，让其继续服用，如有其他不适再减量。半个月后复诊，见患者精神好转，食欲开，仍有出汗，胸中不适。嘱咐西药逐渐减量，每晚服用1片。原方合栀子厚朴汤，此方间断服用一个半月，患者来诊能谈笑自如，食欲佳，每夜睡眠7小时，梦不多，每天出去看别人打牌3小时。咽喉不适感消失，大便通畅。

按：大剂量半夏治疗痰证出现药后头晕在门诊上多见，一般继续服用或者减量后症状会消失，同时其他不适症状也会逐渐减轻。其头晕是否为暝眩反应，值得继续观察。

案 3　徐某，女，63 岁。身高 155cm，体重 45kg。

教师退休后失眠 5~6 年，曾服用中药治疗，效果不明显，而一直服用安定及抗焦虑西药物治疗至今。3 天前又出现入睡困难，彻夜难眠，出现莫名的提心吊胆和恐惧不安，同时伴有明显自主神经功能紊乱和肌肉紧张以及运动不安。就诊时见患者表情紧张，双眉紧皱，坐立不安感。腹诊见腹肌紧张，有抵抗，按之患者感觉不适。自觉心悸胸闷，多汗易惊，时有耳鸣，食欲不佳，大便易干结，舌暗红苔厚腻。

心理处方：养成顺其自然养生观，少生气，多进行愉悦性的运动。

处方：柴胡 12g，黄芩 10g，党参 12g，姜半夏 12g，生龙骨 15g，煅牡蛎 15g，肉桂 6g，桂枝 6g，茯苓 12g，制大黄 6g，山栀子 12g，川厚朴 12g，枳壳 12g，干姜 6g，红枣 20g。水煎，分 3 次温服。

药后 3 天患者能睡 3 小时，7 天后能睡 5 小时。原方加减继续服用半个月后睡眠改善至每天能睡 6 小时，安眠药减半，心悸、胸闷诸症好转。继续服药半个月，安眠药停服。

按：焦虑已成为现代人普遍的"心病"，中国的应试教育让老师也成为焦虑症的高发人群。本案患者体型瘦弱、双眉紧皱，是一个坚毅要强的柴胡体质，他医曾给予服用黄连温胆汤、酸枣仁汤治疗，停服安眠药出现反跳现象，而服用柴胡加龙骨牡蛎汤合栀子厚朴汤成功戒除安眠药，体现了体质辨证的优越性。

案 4　李某，女，30 岁。身高 159cm，体重 48kg。

2009 年底诊断为宫颈糜烂，因医生说此病易癌变，为此手术后出现失眠、焦虑，服用中药 1 个月后每天能睡眠 5 小时。近来又出现失眠，入睡困难，每天仅能睡 1~2 小时，白天工作疲倦，易打嗝、反酸。经前乳房胀痛，腹部按之充实。舌暗红苔白厚，脉弦滑。

处方：柴胡 10g，白芍 15g，枳壳 15g，生甘草 5g，姜半夏 15g，茯苓 15g，陈皮 15g，枳壳 15g，姜竹茹 10g，川厚朴 15g，苏梗 15g，山栀子 15g，干姜 6g，红枣 20g。水煎，分 3 次温服。

药后 3 天，每晚能睡 4 小时，1 周后每晚能睡 6 小时，打嗝、反酸诸症消失。

按：对于年轻患者的失眠伴有焦虑抑郁，并非都需使用酸枣仁、龙骨、牡蛎等安神药物，除其烦、壮其胆，并随着理气降逆的药物对其躯体症状的改善，患者睡眠即会随之好转。

案 5　赵某，女，67 岁。身高 163cm，体重 85kg。

3 年前因心脏跳动缓慢，每分钟约 45 次，西医建议安装心脏起搏器，患者惧怕而一直服用中药至今，脉搏稳定在 60 次 / 分左右。2010 年 4 月初诊，自觉疲惫，心悸，食欲不振，稍有紧张则浑身抖动，不能独自在家，一个人不敢过马路，因身体沉重而整天少动。睡眠差，服用安眠药物每天只能睡 3 小时，多噩梦。动惊则汗出，大便干结难解。舌暗胖苔薄。

心理处方：多听轻松欢快的音乐，每天坚持由老伴陪着出门活动。

处方：姜半夏 20g，茯苓 20g，陈皮 20g，枳壳 20g，生甘草 6g，姜竹茹 10g，酸枣仁 20g，知母 20g，川芎 12g，干姜 6g，红枣 20g。水煎，分 3 次温服。

药后 1 周复诊，患者诉说服药后大好，睡眠增加至 6 小时，大便通畅，继续服用 1 周，出汗不明显，体力增加，"以前每天打一套太极拳都觉得疲劳，现在每天能打四套太极拳"。停药 1 周，不服用安眠药，睡眠仍佳。

按：本案患者属典型的"半夏体质"，此类体质患者常因出现心悸胸闷、呼吸困难、心跳缓慢、心脏供血不足而去安装心脏起搏器或者做心脏支架术，而很多患者手术后症状并不能减轻。此案提示，此类患者的心跳缓慢、冠状动脉狭窄并非全部需要手术。此体质患者在受到紧张刺激的时候极易出现强烈的恐惧感和不适感，并伴有呼吸困难、心悸、头晕、战栗、胸闷、恶心、手指麻木等，用温胆汤及其合方能有效缓解症状，改善患者体质，提高生活质量。

（黄波）

黄煌教授经方调治肿瘤经验举隅

黄煌教授致力于经方医学研究，明析药证本源，着重方证研究，开创体质辨证之法门，融聚日本汉方医之精华，采纳现代医学的科学内涵，在"以人为本，以不变应万变"的医学思想指导下，重建经方医学"方 - 人 - 病"方证三角诊疗模式。笔者随师学习，今整理老师运用经方调治肿瘤病案 3 则，结合黄师经验简述如下。

一、医案举隅

案 1　胃癌胃全切术后

叶某，女，72 岁。初诊日期：2009 年 6 月 16 日。2009 年 5 月 26 日因胃癌行胃全切术。术后未做放化疗希望中医治疗，现神情倦怠而忧郁，纳呆睡眠欠佳，便稀查有潜血。面黄暗无光泽，眼胞虚浮。舌胖偏红、苔薄舌面干。脉缓弦，脉率52次/分。体重44kg。考虑胃癌术后体质虚损状态，予薯蓣丸强壮体质。

处方：山药30g，红参10g，白术10g，茯苓10g，生甘草5g，柴胡10g，防风10g，当归10g，白芍10g，川芎5g，生地黄10g，杏仁10g，桔梗10g，神曲15g，大豆黄卷10g，麦芽15g，麦冬15g，肉桂5g，干姜10g，红枣20g。15剂，每日1剂，水煎服。

2009年6月30日复诊：牙龈肿痛、口干、汗少，睡眠佳，食欲可，大便成形。眼袋如卧蚕。脉率56次/分，脉弦。体重46kg。查白细胞$3.27×10^9$/L，血红蛋白108g/L。大便隐血（－）。处方：守上方薯蓣丸加生薏苡仁15g。1剂服2天。

2009年8月11日三诊：纳眠好，体重47kg。口干减。精神体力明显好转。大便正常。有少量痰。7月8日查：白细胞$5.24×10^9$/L，血红蛋白112g/L。守方续进。

2009年9月15日四诊：气色转佳，体重47kg。入夜口干，食欲尚佳。9月11日查：白细胞$3.75×10^9$/L，血红蛋白116g/L。处方：薯蓣丸用红参，大豆黄卷改为生麦芽15g，加枸杞子10g、女贞子10g、墨旱莲10g。15剂，1剂服2天。

服至2010年1月5日七诊时：体重50kg。一般情况好。无特殊不适，早上痰略多。处方：前方红参改为生晒参。15剂，每剂服2天。嘱以后守方续服。

按：本案为胃癌术后，身体羸瘦、体质虚损，整个脾胃消化吸收系统严重受创，此时运用薯蓣丸平淡之中大显神奇！正气渐复，复杂的病理紊乱状态得以修复、调整和代偿。黄师在用薯蓣丸时常用原方，遵原方意重用山药，人参则习用党参、生晒参、红参三种之一二。偶据情酌加平淡之味如麦芽、薏苡仁、二至丸等。虽因药房缺白蔹而不用亦每获佳效。

薯蓣丸应用的疗程当论年月计，嘱安心休养、不求急功，但缓图胃气来复。故此方为体质方而非对病方。用薯蓣丸时常改丸为汤，每剂常服两天。治疗后期病情稳定后还常做成丸药或膏滋药服用。坚持服用薯蓣丸后多能明显提高机体抗病力及修复能力，改善虚劳百损体质及患者生活质量。

案2　贲门癌术后

李某，男，76岁。初诊日期：2007年7月28日。患者2月12日晚饭后腹胀恶心、呕吐，后出现黑便。3月5日在某院确诊为贲门（低中分化腺）癌，行手术治疗。体重术后下降15kg，现体重为55kg。刻诊：畏寒怕冷，油腻饮食后恶心、呕吐。自觉腹中有气、嗳气、肠鸣。眠差。大便3~4天1次，时需使用开塞露。舌暗紫。因营养不良及贫血不能化疗，行胃肠外营养支持。有消化性溃疡、2型糖尿病病史。处方：肉桂6g，桂枝6g，炙甘草3g，党参10g，麦冬12g，阿胶10g，生地黄12g，龙骨12g，牡蛎12g，山药20g，制半夏6g，砂仁5g，干姜6g，红枣20g。入黄酒3匙，水煎，每次50ml，日三服。

2007年8月4日二诊：精神明显好转，睡眠改善，畏寒消失，呕吐停止，纳增，有反流，肠中有气，大便2~3天1次。体重稳定。守方加天冬12g。

2007年8月11日三诊：肠鸣，有振水音及反流。畏寒汗少而眠差。无呕吐、喜甜食，大便2天1次，稀溏不成形。体重稳定。舌暗淡，苔薄。守上方炙甘草加至6g，红枣加至30g。

2007年9月1日四诊：贫血貌好转。反流仍有，大便偏稀，睡眠欠佳。舌暗淡苔薄黄。处方：党参12g，麦冬12g，肉桂6g，桂枝6g，炙甘草6g，熟地黄12g，阿胶10g，龙骨12g，牡蛎12g，山药20g，干姜6g，砂仁6g，红枣30g，茯苓12g，制半夏6g。浓煎频服。

2007年10月13日五诊：畏寒已无，精神好，脸色有光泽。肠鸣，大便干溏不调，便次不一。舌暗紫苔薄白。守方断续服至2008年5月体重增加1.5kg。乏力改善、大便成形、睡眠好转、脸色好转。仍有反流、肠鸣。舌暗红。守方续服。

按：黄煌教授认为，炙甘草汤在古代是止血强壮营养方，有止血、改善贫血状态、纠正营养不良、增加体重等效果，常作为调理体质方，针对身体整体的"炙甘草汤体质"状态，多见于大病、大出血后，或营养不良，或极度疲劳者，或肿瘤患者经过手术、放化疗后。患者此时精神萎靡、体重下降、身心憔悴、有明显动悸感，并可伴有早搏、房颤。黄煌教授在运用炙甘草汤时常去麻仁不用。羸瘦憔悴者麦冬可重用。心悸、动则气促、食欲不振明显者常加龙骨、牡蛎和山药。头晕眼花或虚喘者常加山茱萸、五味子。消瘦乏力者加天冬、枸杞子。伴有恶心呕吐加姜半夏、砂仁。

本案运用炙甘草汤调体时特别注重了煎服法，并加有半夏、砂仁及龙骨、山药顾护胃气，并使药液得以最大限度地煎出、吸收及利用。服药期间主张破除忌口之禁，配合食用红烧猪蹄、猪牛蹄筋、鸡鸭翅、鸭掌、鸡爪等富含胶质的食物。

案 3 恶性淋巴瘤化疗后

沈某，男，54 岁。初诊日期：2007 年 10 月 9 日。2007 年 3 月诊断为恶性淋巴瘤，化疗 7 个周期。疲劳乏力，晨起口苦，恶心不欲食，怕冷，反复感冒，受凉腹部不适。两手指麻木。舌暗，脉细乏力。形体中等略瘦，肤色晦暗。胆固醇 6.0mmol/L、甘油三酯 2.5mmol/L。处方：柴胡 10g，黄芩 6g，制半夏 10g，党参 12g，生甘草 6g，白术 12g，茯苓 15g，猪苓 15g，泽泻 15g，肉桂 6g，桂枝 6g，干姜 6g，红枣 30g。水煎，每日 1 剂。

二诊：2007 年 10 月 16 日。感觉精神好转，大便日 1 次，成形。疲劳感减轻，脸上有光泽。手麻仍有，未再感冒。舌暗胖苔薄。原方继服。

三诊：2007 年 10 月 30 日。多食后胃脘不适，夜间自觉咽喉有痰，易咳。睡眠偏浅，梦多易醒。脉滑。处方：姜半夏 15g，厚朴 12g，茯苓 20g，苏梗 12g，枳壳 12g，陈皮 10g，生甘草 6g，干姜 6g，竹茹 6g，连翘 15g，红枣 20g，7 剂。后继以柴苓汤加味。

服至 2008 年 9 月 1 日复诊：体力精神好，纳眠可。手麻、恶心等已无。体重稳中有升达 55kg。改方薯蓣丸。

按： 本案恶性淋巴瘤化疗后选用柴苓汤调理，不仅使其反复感冒消失，而且体内的蓄水状态得以改善，其人肤色转亮、疲乏感减轻，体重得增。

二、学习体会

（1）对于恶性血液病和肿瘤患者后期的治疗，黄师常强调指出"精神不垮、胃口不倒、体重不减"的重要性，对增强机体的抗病能力和身体康复大有裨益。常采用炙甘草汤、薯蓣丸、柴苓汤、附子理中汤等经方。这些方药虽然没有直接的抑癌杀癌功效，但留人治病是整体调治，对延长患者的生存期、提高生活质量、配合并支撑完成放化疗共御癌瘤确有明显效果。

（2）黄师认为，薯蓣丸可用作强壮剂，主治以消瘦、神疲乏力、贫血为特征的虚损状态。患者常有消瘦、贫血貌、疲怠乏力、头晕眼花，多伴有心悸气短、食欲不振、骨节酸痛、大便不成形、容易反复感冒等不适。这种体质状态现代临床多见于恶性肿瘤手术、放化疗后，慢性虚损性疾病如血液系统疾病、结核、慢性肝病、慢性胃肠病、慢性肾病，老年体虚、虚人复感等病证中。

（3）经方医学的着眼点是人，体质是病的存在根本。对体质状态不佳、身体羸弱的患者，其身体状态即是诊治疾病的客观依据。黄煌教授倡导体质辨证，常不治其"病"，但治其"人"。而随着患者体质整体改善，发生在人体身上的这些病也逐渐好转起来。体质的改善带来身体抗病力、修复力的明显提升。综合数年来跟师临床可以看出炙甘草汤是极度消瘦、贫血、肿瘤恶病质状态时的良好营养方。门诊以食管癌、胃癌、肝癌、肺癌应用较多。且以羸瘦、憔悴、贫血、大便干结难解者最为有效。

（4）恶性血液病和一些肿瘤患者，随着病情的发展，经过手术、放疗、化疗、移植等治疗后，常会出现精神情绪不畅、消化不良、水液代谢紊乱及免疫功能低下等典型柴苓汤体质状态。故在这段时间内运用柴苓汤常可取得较好的疗效。而这种状况多发生在西医治疗期间和放化疗后初期，一般持续半年到1年，而后可转化为其他如薯蓣丸、附子理中汤、炙甘草汤、通阳散合柴归汤等方证。

（5）柴苓汤是经方里小柴胡汤和五苓散的合方。经方合方方证不完全等同于两方原来主治病脉证的机械叠加。经方合方的基础在于其存在联系着的内在病理基础。

（6）在恶性肿瘤手术、放化疗后的应用中，薯蓣丸、炙甘草汤、柴苓汤三方常需作方证鉴别。见下表。

	薯蓣丸	炙甘草汤	柴苓汤
主治疾病	恶性肿瘤手术、放化疗后	恶性肿瘤手术、放化疗后	恶性肿瘤手术、放化疗后
体质状态	消瘦，贫血貌，疲惫乏力，头晕眼花，多伴有心悸气短、食欲不振、大便不成形、容易反复感冒等	羸瘦，憔悴，皮肤干枯，贫血貌。精神萎靡，有明显的动悸感，并可伴心律失常	胸闷恶心，纳呆口渴，低热，淋巴结肿大，尿少浮肿等
鉴别要点	消瘦、贫血貌，乏力头晕明显。舌偏淡苔多腻	干瘦，贫血貌，眠差便秘，动悸感明显。舌偏红苔干	便稀、停水象明显。舌偏淡胖苔润

（李小荣）

恶性肿瘤治疗实录

一、医案举隅

案 1 肺癌

某男，68 岁，2010 年春在某院确诊为肺癌，并化疗 2 个疗程。于 2010 年 5 月 28 日初次就诊，20 天未大便，呕吐不能食，体瘦身短，面色暗黄带黑，舌淡暗，舌下紫成片，脉右关尺滑而有力。

先用大柴胡汤、大黄蟅虫丸：柴胡 20g，半夏 15g，枳壳 20g，白芍 20g，炒甘草 20g，黄芩 10g，大黄 30g，水煎分 3 次温服，大黄蟅虫丸 3g，日两服。2 天大便未下，也无其他不适，上方继服 3 剂，大便日一行，未腹泻。脉沉细，改用理中汤加大黄蟅虫丸，继用薯蓣丸，每次 10g，每日 2 次，大黄蟅虫丸 3g，每日 2 次。服用 2 个月，患者自觉如常人。

2010 年 12 月 19 日复诊：言咳嗽，在本村诊所拿药无效，不得眠，胃口有阻塞感，体瘦面灰黑，舌有裂纹，舌下整片发紫，连及舌两侧，脉左寸沉，关尺滑数，右弦滑数，尺稍涩，大便正常。处方：柴胡 10g，生旱半夏 6g，黄芩 10g，党参 15g，炒甘草 10g，生姜 10g，大枣 30g，石膏 60g，竹叶 6g，麦冬 15g，天冬 10g，生地黄 15g，当归 10g，水煎每日 1 剂，分 2 次温服。大黄蟅虫丸 3g，每日 2 次。

2010 年 12 月 28 日复诊：咳减，说话声音稍嘶哑，体黑而瘦，肌肤褶皱无光泽，胃部稍有堵塞感，脉右寸沉关弦细尺涩；左沉细。处方：柴胡 10g，生旱半夏 6g，黄芩 10g，党参 15g，炒甘草 10g，生姜 10g，大枣 30g，石膏 30g，麦冬 15g，天冬 10g，生地黄 15g，当归 10g，石见穿 10g，紫菀 10g，水煎每日 1 剂，大黄蟅虫丸 3g，每日 2 次。

2011 年 1 月 1 日复诊：咳嗽气短减，微夜间咳，吐黑痰，饭后胃部有阻塞感，面黑体瘦，腹凹陷，大便正常，舌淡苔白，舌下瘀紫转淡，脉右寸无，关沉弦，尺弦滑，左沉细。处方：山药 10g，龙眼肉 10g，白芍 20g，肉桂 10g，炒甘草 10g，大枣 20g，党参 10g，白术 10g，干姜 6g，麦冬 6g，五味子 6g，生麦芽 10g，5 剂。药后至今未复诊。此患者孤身一人，经济拮据，症状减则自动停药，未复诊就说明用药后舒服。

案2 肺癌

某女，79 岁，2010 年 10 月 31 日就诊。CT 示周围型肺癌。主诉阵发性右胁刺痛，咳粉红色痰，体瘦（过去稍胖），面稍黄，舌淡舌下脉络紫，苔白厚，大便日一行，脉数，左寸浮滑过寸，紧硬，关尺沉细；右寸关间沉滑数，尺沉细弱。失眠，有高血压病史，活动气短。嘱其测血糖，怀疑血糖高。次日测空腹血糖 8.6mmol/L。未用过任何药物。处方：葛根 30g，黄连 6g，黄芩 10g，炒甘草 10g，石膏 60g，竹叶 6g，麦冬 15g，白芍 15g，枳壳 6g，桔梗 15g，白芥子 10g，太子参 15g，白豆蔻 3g，生姜 10g，麦芽 10g，大枣 20g，柴胡 6g，醋鳖甲 10g，蛤粉 30g，大米 10g，每日 1 剂，分 2 次温服，大黄䗪虫丸 3g，每日 2 次。

服上方 10 天，右胁刺痛基本愈，偶尔微觉轻度刺痛，精神饮食可，脉右寸沉细紧稍数，结代，关沉细，尺沉细；左寸关沉弦紧，尺弱。

11 月 17 日处方：肉桂 20g，炒甘草 10g，生姜 10g，大枣 20g，麻黄 6g，炮附子 10g，细辛 6g，麦冬 10g，天冬 10g，生地黄 15g，鹿角 6g，山药 15g，太子参 15g，桔梗 15g，醋鳖甲 6g，枳壳 6g，柴胡 6g，蛴螬 6g，水煎分 2 次温服，大黄䗪虫丸 3g，每日 2 次。服上方 10 剂，诸症平稳，患者未来，上方继服 10 剂。

2010 年 12 月 21 日复诊：服上方 10 剂，已无任何临床症状，自动停药几天。昨天又感腰胁微痛，故来复诊。精神佳，面稍黑，眼睑红润，舌淡红，苔白厚腻滑，舌下紫比过去略减，大便数日 1 次，不费力。用力咳时痰有带血。处方：陈皮 10g，苍术 15g，茯苓 15g，川厚朴 10g，牵牛子（炒打碎）10g，麦冬 15g，天冬 10g，太子参 10g，生地黄 30g，砂仁 6g，柴胡 10g，鳖甲 6g，炒甘草 10g，桔梗 15g，蛴螬 6g，黄柏 6g，当归 15g，石见穿 10g，生姜 15g，水煎分 2 次温服，大黄䗪虫丸 3g，每日 2 次。

2011 年 1 月 4 日复诊：近 3 天来右胁偏后部位疼痛，咳时带血减少，身体比过去略胖，面黄有精神，舌下紫变浅，苔白厚，二便正常，脉右寸浮取滑大，中取细涩，沉取无，关沉细尺弦，左沉细紧滑。处方：苍术 10g，茯苓 10g，麦冬 15g，天冬 15g，太子参 15g，生地黄 10g，柴胡 15g，枳壳 15g，白芍 15g，鳖甲 10g，炒甘草 10g，桔梗 10g，当归 10g，桃仁 6g，红花 6g，大黄 10g，炮附子 10g，细辛 10g，白豆蔻 6g，水煎分 2 次温服。

治疗近 4 个月，患者体重有所增加，贫血有所改善，精神颇佳，饮食近常人，患者能坐车往返数十公里。虽胁痛未完全治愈，患者本人及其家属对于疗效还是十分满意的。

案3 胃癌

某女，75 岁。素体多病，身体消瘦。2008 年 8 月因胃痛到当地县医院做胃镜检查，被诊为胃癌。因年高体弱，院方认为已失去手术的机会，于是回家静养。先因胃胀呕吐，用半夏厚朴人参甘草汤，有所缓解。后因改用真武汤，误用质量有问题的附子，心悸呕吐，烦躁异常，曾输液 3 天，后仍用中药调理，患者主诉腹满、胀痛，晚间为甚，严重贫血，腹诊有抵抗，有移动性浊音，舌质正常，边缘有少量紫斑，脉右涩而数，左弦而数。

木防己汤加味：太子参 15g，防己 10g，石膏 30g，肉桂 6g，茯苓 15g，白芍 10g，川厚朴 10g，黄连 6g，水煎服。以此汤送服大黄䗪虫丸 3~6g，每日 3 次。用药月余，胀满减，腹水得到控制，贫血恢复近常人。患者临床症状缓解，则以为病愈，之后断续用药。农历腊月二十五，再次请我出诊，面色不错，生活能自理，可是夜间 12 点之后腹胀痛，难以安眠，舌有散在瘀点，脉右涩，左弦。大黄䗪虫丸继续应用，加己椒苈黄丸和莱菔子，每丸 5g，每日 3 次。2009 年 2 月 4 日来电话，胀满全愈，一如常人，唯小便红色，考虑药物所致。

大黄䗪虫丸各药用量单位不统一，我的经验如下：大黄 25g，黄芩 20g，甘草 30g，桃仁 50g，杏仁 50g，芍药 40g，干地黄 100g，干漆 10g，虻虫 20g，水蛭 100g，蛴螬 20g，䗪虫 20g。

患者服己椒苈黄丸和大黄䗪虫丸至 2009 年 3 月 6 日，腹水已完全消失，但仍感食欲不佳，夜间腹痛，胃脘痞满，舌淡，苔白厚，脉沉紧。处方：半夏泻心汤合乌头桂枝汤：旱半夏 15g，黄芩 6g，黄连 6g，太子参 10g，干姜 6g，甘草 6g，肉桂 10g，白芍 10g，制川乌 10g，麦冬 10g，生姜 15g，大枣 4 枚，蜂蜜 30g，水煎取 300ml，兑入蜂蜜，分 2 次温服。

服药至 2009 年 3 月 25 日，症状改善不明显，仍每晚腹痛，白天如常人，可做饭，料理家务，大小便正常，不呕不渴，舌淡，苔白滑，脉沉紧。上方去黄芩、黄连，并倍其份量：旱半夏 15g，太子参 20g，干姜 10g，甘草 10g，苍术 10g，肉桂 20g，白芍 20g，麦冬 15g，制川乌 20g，当归 10g，生姜 30g，大枣 6 枚，蜂蜜 50g，煎取 500ml，兑入蜂蜜，分 3 次温服，于下午开始服药，至临卧前服完。

此患者服用乌头桂枝汤至 2009 年 6 月 27 日，腹痛基本痊愈，时有微痛能够忍受。面色由过去的萎黄变成油黑而有光泽（可能是夏季阳光较强所致），眼睑红润近常人，腹诊上腹硬，腹稍胀大，右侧腰痛，无移动性浊音。饮食可，舌暗，苔白，脉沉滑洪大。

此患者脉象由过去的沉紧，变成沉滑洪大，是由阴转阳，是顺证，况又与夏季相应。洪滑我考虑是有热，所以在乌头桂枝汤的基础上加石膏、黄柏、乌梅等，师仲师乌梅丸寒温并用之义：肉桂20g，白芍20g，炙甘草15g，制川乌20g，川椒10g，干姜15g，乌梅20g，当归10g，太子参20g，石膏30g，黄柏10g，加水1500ml，煎取500ml，兑蜂蜜50g，分3次温服。

我当初诊到此脉时曾犹豫过，因仲景也有脉大为劳之说，后细思仲景所谓的脉大当是浮取即大，有芤脉的意思，此案是沉滑洪大，当是内热。后服药10天以来，很平稳，说明用药无大误。

后因反复发作夜间腹痛，腹肌拘挛明显，改用小建中汤：白芍20g，赤芍20g，炒甘草15g，肉桂15g，党参10g，当归10g，生姜15g，大枣30g，生麦芽10g，山药15g，龙眼肉15g。服上方10余剂，腹痛一度消失，停药数月。时有复发，仍用上方可缓解，因患者本人不知其为胃癌晚期，对于病程过长（将近3年）稍有不满，但家属及其邻居对于疗效非常满意。

二、体会

（1）对于恶性肿瘤患者的疗效评价，我们要看患者的主诉是否有改善，不能要求癌肿完全消失才算有效。

（2）要看患者的整体状况，不能只盯着局部。案1肺癌的患者，其住院医生也是我们村的，他说："某某的病化疗的效果很好，不知为什么中断化疗而服中药？"他说的效果很好是指肺癌的症状咳嗽、咯血停止，但患者20天未大便，不能进食，这能叫效果很好吗？患者到处宣扬他的病是我治好的，并介绍来了数位肿瘤患者，我想，有没有疗效，患者本人是最有发言权的。

（3）曾见网上的治癌高人，称凡是手术化疗放疗后的患者，一律不治。我觉得作为医生，只要患者一息尚存，有治疗的意愿，我们没有理由拒之门外，通过以上几个医案，可以发现化疗过的用中药，同样有很不错的效果。

（4）通过对恶性肿瘤的治疗，我对《内经》"勿实实，勿虚虚"这句话有了深切的体会。贯穿始终的不外扶正与祛邪的问题，或者是孰多孰少的问题。

（5）中医治癌，有的偏重于特效药的研究，对于这种做法，我不发表意见。但就我的经验，按照传统的辨证论治，用平常方平常药就有很不错的疗效。有时候觉得治肿瘤与治感冒没什么两样！

（姜宗瑞）

咳嗽治疗之浅见

临床很多患者在感冒退热之后遗留咳嗽不止，甚至经年累月，正如张景岳所说：伤风不解变成痨，但是变成痨病的不是伤风，而是错误的治疗方法。如果在早期用辛散的方法，就能很快恢复，而不会遗留咳嗽。不管是麻黄、桂枝这类辛温药，还是薄荷、牛蒡子这类辛凉药，就连石膏、滑石、芦根这些清热药都有利毛窍的作用。如果在慢性期，中药中的解表药、温散药更加显示出卓越的性能。我觉得，有表邪，有寒邪，有痰饮，有食积，治疗这些咳嗽正是中医的长处。如果是单纯的热证，抗生素早就搞定了。下面我结合自己的病例谈谈治咳嗽的体会。

一、医案举隅

案 1 笔者二姨。2009 年夏天的时候无意间说起多年来入冬便开始咳嗽，因怕致咳不敢吃鱼虾之类，待天气转暖后咳嗽自然消失。曾经试过将热水袋捂在背部能够一夜安睡而不咳。化验、胸片都正常。我让她秋凉时开始服药。2009 年秋，干咳无痰、胸闷，遇风冷咳嗽加剧，无明显恶寒。舌质暗，苔白腻，右寸浮。

拟附子汤加减：制附子 6g，苍术 12g，白芍 12g，茯苓 15g，五味子 6g，细辛 5g，干姜 12g，葛根 15g，厚朴 6g，炙枇杷叶 12g。7 剂。

3 剂后已不咳嗽。诉一直时有脘胀，嚼服达喜片能缓解，药后大便偏干。原法加减：制附子 6g，苍术 9g，白芍 15g，茯苓 15g，五味子 6g，细辛 3g，干姜 9g，厚朴 6g，槟榔 12g，大腹皮 12g，黄连 6g，吴茱萸 1g。

服 14 剂后，一冬未咳。腹胀减，苔净。2010 年随访亦未再咳。

按：本案咳嗽辨病性还是很明确的，遇寒则作，遇暖则缓。选用附子汤的原因是患者虽然没有明显表证，但是曾经试过将热水袋捂在背部能够一夜安睡而不咳，这便是内有寒饮，"口中和，其背恶寒者，当灸之，附子汤主之"。另加仲景治咳最经典的"姜辛味"三味；因有脖颈怕冷加葛根；厚朴小量化湿，炙枇杷叶一方面能降逆止咳，又能平衡方中寒温。现在回过头去看这个医案，有时觉得炙枇杷叶可能不必加，这样这方更漂亮，不用一味止咳药而咳自止。还要提出的一点是，干咳无痰不代表没有痰饮，胡希恕老师曾提出还要看舌苔，在江南地区舌诊尤为重要。很多患者自己拼命吃冰糖炖梨，越吃痰湿越重，越吃越咳，就是这个道理。

案 2 袁某，女，57 岁。2010 年 8 月 8 日初诊。咽痒呛咳多年，无痰，咳一声则连声作呛，日夜均发。咽喉不痛，口不干。舌质偏红苔薄白，脉沉弱，左寸浮。询之有慢性鼻窦炎史，常有清涕。

拟金沸草散合麻黄附子细辛汤法化裁：旋覆花（包煎）12g，前胡 9g，细辛 3g，制半夏 9g，荆芥 6g，生甘草 6g，茯苓 15g，赤芍 15g，炙麻黄 6g，制附子 6g，干姜 6g，五味子 6g，炙枇杷叶（包煎）9g。

8 月 30 日复诊：前方服 21 剂后咳嗽有明显好转，清涕亦减少，但食用海鲜、辛辣后仍会有呛咳，试用"止咳十一味"方：制半夏、陈皮、茯苓、生甘草、川芎、当归、青皮、桑白皮、杏仁、五味子、川贝母（杵，吞服）各 6g，前 10 味煎汤，送服川贝母粉。5 剂。服后反馈：咳嗽彻底消失，即使吃鱼虾亦不会咳。

按： 此患者的咳嗽经年累月，曾屡访名医，叠进清肺化痰之药，了无寸功，后由我姨妈介绍来诊。脉诊右脉浮过寸，常常是慢性鼻炎的脉象，提示仍然有表邪在上，患者承认当时又合并了一次感冒；然余部脉沉弱，提示正气不足，无力抗邪外出。表邪不解的咳嗽用《局方》金沸草散最为对证，然温里扶正之力不够，故合用麻黄附子细辛汤，并加用仲景治咳三药，加用炙枇杷叶是为了平衡方中的寒温比例。方中旋覆花味咸涩苦，性温，化痰下气之功极佳，然而味极劣令人作呕，若非有十足把握，建议不用，要用的话也要提前跟患者打好招呼。复诊使用的"止咳十一味"是学习余国俊先生的经验，当时没有太大把握，想开 3 剂，患者说 3 剂能管用吗？开 5 剂吧！结果后来患者说真的是 3 剂就不咳了，为了巩固把剩下的 2 剂也吃了。

案 3 刘某，女，49 岁。2010 年 10 月 27 日初诊。2010 年 3 月感冒后遗留咽中异物感，如毛发在喉而发痒，常突发干呕气喘，咽干不润，直呕出眼泪唾液方舒，无痰。口干引饮，无口苦，食欲好，二便正常，睡眠一直不佳，稍怕冷，有颈椎病史，受凉则不舒。曾用消炎药无大效，服胖大海、罗汉果等中药亦无效，喉镜检查示咽后壁滤泡增生。查体：咽淡红，扁桃体不大，咽后壁可见滤泡。舌质淡嫩红苔净不干，脉沉缓弱。

拟喉科六味合麻黄附子细辛汤法化裁：荆芥 6g，防风 6g，桔梗 6g，生甘草 6g，僵蚕 9g，蝉蜕 6g，炙麻黄 6g，制附子 5g，细辛 3g，化橘红 6g，姜竹茹

12g，炙枇杷叶（包煎）9g。5剂。煎汤代茶，徐徐饮用。

患者共服 10 剂，说基本不咳了，后来因工作太忙，未再来诊。

按： 此患者病程长达 7 个月，因为咳嗽发作十分凶猛，担心开车时出危险故来诊。她的脉象给我的第一感觉就是麻黄附子细辛汤必用，然其口干引饮、舌红苔净却让我担心药性是否太热，且咽后壁滤泡增生需用散结药。故用了喉科六味合方。加化橘红、竹茹是取橘皮竹茹汤之义，意在止呕。徐徐含咽亦是仲景法。喉科六味我自己也吃过。我有一次感冒后咳嗽，气管痉挛很明显，徐老师给我开的就是此方加炙麻黄、赤芍、旋覆花，3 剂，覆杯而愈，故对此方颇有感触。方中荆芥、防风、蝉蜕、僵蚕都属于风药，风气通于肝，筋膜皆属于肝。气管亦属于筋膜，故可以治疗气管痉挛导致的咳嗽。蝉蜕、僵蚕是个好东西，既可以解痉，又可以散结，对于扁桃体肿大、滤泡增生颇为有效。患者复诊时曾说，不但咳嗽好多了，口也不干了，睡眠也改善了，而且舌质颜色反而转淡。久咳必须考虑到气津失调，凝聚于局部，而调节气津的正是肝肺。

案 4 周某，女，9 岁。2010 年 12 月 17 日初诊。感冒 1 周，咳嗽 10 天，每于晚饭后及睡觉时为著，无痰，咽不痛，胃纳不佳，舌淡红苔白腻，脉滑。查：咽不红，扁桃体 I~II 度肿大，此食积咳嗽也。

拟保和丸法： 炒山楂 10g，神曲 10g，炒麦芽 10g，连翘 6g，炒莱菔子 10g，制半夏 6g，陈皮 3g，茯苓 10g，蝉蜕 3g，僵蚕 5g，桔梗 3g。7 剂。3 剂后咳嗽即瘥。

按： 小儿食积咳嗽表现为晚饭后、睡时咳甚，胃口不佳，苔白腻，保和丸是不二选择。咳嗽病程短的开三五剂就够了，但是患儿母亲不放心，说开 7 剂吧。结果后来反馈说吃了 1 剂咳嗽就减少了，3 剂后就不咳了。

案 5 姚某，女，10 岁。2011 年 1 月 5 日初诊。感冒后咳嗽 2 个月余，现无发热，无咽痒咽痛，日夜均咳，咳甚则连声呛，吸气方回。鼻塞流清涕，喷嚏不多。平素汗多，怕冷，纳食较少，口干不喜饮，大便时干时稀。咽部不红，双侧扁桃体 I~II 度肿大，舌淡红苔薄白，脉浮滑。

拟桂枝加厚朴杏子汤法化裁： 桂枝 6g，白芍 6g，生甘草 3g，红枣 6g，川厚朴 3g，杏仁 4.5g，葶苈子（包煎）4.5g，蝉蜕 3g，僵蚕 6g，桔梗 3g，生姜 2 片。5 剂。

1 月 13 日二诊：药后夜间咳嗽已除，白天咳嗽亦减少，晨起咽痒仍有咳嗽，有痰但不会咳，汗敛，口不干，胃纳稍增，大便较稀，1 日 2~3 次，气味较重，平素常有脐周痛。舌脉如前，扁桃体 I 度肿大，拟前法增减：桂枝 6g，白芍

12g，生甘草 3g，红枣 6g，川厚朴 3g，杏仁 4.5g，蝉蜕 3g，僵蚕 6g，苏叶 3g，茯苓 9g，制半夏 4.5g，生姜 2 片。5 剂。另嘱用山药、鸡内金粉煮粥当点心常服。

按：这个患儿是上案患儿的母亲介绍过来的，汗多怕冷桂枝汤证；咳嗽多时，加厚朴、杏仁；连声作呛、吸气方回合葶苈大枣泻肺汤。二诊咳嗽已减少，痰多故合用半夏厚朴汤，脐周痛故增白芍用量。山药、鸡内金煮粥常服是张锡纯先生的经验用方。患者 10 岁，个子偏矮，平素胃纳不佳，在别的同龄儿童家长都在担心性早熟的问题时，她的母亲却十分担心她不发育。事实证明这张方子的效果非常好，近日患儿母亲说她的胃口已经改善了很多。相信脾胃健运，气血充足之后，机体生长发育自然正常。

案 6 姚某，女，33 岁。2011 年 1 月 13 日初诊。常年咳嗽不止，此次咳嗽 45 天，咽痒难禁，无痰，咳则全身汗出，背部尤甚，畏风，口干多饮喜温水，口淡不苦，胃纳可，二便正常，因咳嗽而睡眠不佳，夜寐梦多。常年上热下寒，面红而脚冷。患者回忆幼时有一次感冒后即遗留咳嗽至今，与外界温度无关。舌暗红有小朱点，苔薄白略腻，脉左关浮弦，右脉浮弦细。查咽部不红，咽后壁可见细小滤泡。

拟喉科六味合四逆散法化裁：荆芥 6g，防风 6g，桔梗 6g，生甘草 6g，蝉蜕 6g，僵蚕 9g，柴胡 9g，赤芍 12g，枳壳 9g，丹参 15g，旋覆花（包煎）9g。7 剂，煎汤代茶，徐徐含咽。

按：本患是上例患儿的母亲，她见女儿咳嗽好后，也要求我替她看一下。她的病程更长，可以追溯到儿时，但是千万不要以为病程长就没有表邪了。胡希恕老师治疗头痛常常强调，很多慢性头痛辨证仍然是太阳病，不可先入为主以为是内伤杂病而漫投养血清肝之剂。咳嗽更是如此。加用丹参是因为舌尖小朱点，这是肝郁血虚的表现，一味丹参功同四物。本案为何不用桂枝汤，我的考虑是，她有常年的上热下寒，还是气机的不调，故选用四逆散。还是那句话，调节气津，关乎肺肝。2 月份随访，患者诉服上方 7 剂后咳嗽已瘥。

案 7 笔者大姨，2011 年 1 月 6 日来诊。半月前感冒至今未愈，现鼻塞白天显著，遇寒加重，得温则减，鼻涕白黏，有擤不尽之感，无头晕头痛；咽痒咳嗽，咳剧则泪出，痰不多。夜寐汗出，背部发凉，有时心悸，舌暗红苔薄黄腻，口干多饮，脉左滑，右偏沉。

拟小青龙加石膏附子合排脓散：生麻黄 6g，桂枝 9g，白芍 9g，细辛 3g，制半夏 12g，五味子 6g，干姜 6g，生甘草 3g，茯苓 12g，生石膏（先煎）12g，制附子 3g，杏仁 6g，枳壳 9g，桔梗 6g。3 剂。

按： 除了慢性咳嗽，中医治疗急性咳嗽也可速效。本例寒证明显，背部发凉提示内有寒饮，当以温药和之。但患者内有湿热，平时一直在用三仁汤、达原饮之类调理，所以一定要加石膏，加附子剂量也一定要小。麻黄、石膏相配，对于外寒内热效果非常好。

案8 笔者二姨。2011年1月11日来诊。感冒3天，无发热头痛，自觉畏寒，脊背发凉，咽痛咳嗽，痰不多，口干多饮，清水涕涟涟，舌暗红苔薄，脉浮。

拟小青龙加石膏、桔梗： 生麻黄6g，桂枝10g，白芍10g，生甘草6g，干姜6g，五味子6g，细辛3g，制半夏9g，生石膏（先煎）15g，桔梗6g，杏仁9g。3剂。

案9 赵某，女，26岁。2011年1月来诊。感冒咳嗽多日，气上冲感。

小青龙加石膏，3剂。

按： 2011年冬天的甲型流感具有相似的症状，我的归纳是：发热的基本以大青龙证为主，咳嗽的基本以小青龙加石膏证为主。以此两方加减治愈率很快，故在此爱举两例。

案10 周某，男，75岁。2011年1月来诊。低热咳嗽3天，自服"泰诺"共计6粒仍无汗出，痰多色黄白均有，口不干，舌红无苔有裂痕，左尺脉浮，余部沉弱。听诊：右下肺湿啰音。嘱其做肺部CT：右下肺炎症。予左氧氟沙星0.5g静脉滴注3天，中药予麻黄附子细辛汤合千金苇茎汤3剂。3天后随访，热退，咳亦止。

按： 这个医案我并不满意，值得商榷思考之处很多：①能否不用西药抗生素？应该可以，但是毕竟75岁的老人了，已经有肺炎存在，纯中药能否遏制炎症，我还不太敢冒险。②老人家阴液不足是一定的，没有汗源，用发汗药强行发汗是要死人的。张锡纯会用大剂山药或者熟地黄，我还是没这个胆识，方中虽然用了60g芦根、30g白茅根，仍觉不甚妥当。后来想想，是否金水六君煎更为合适？③此案中西药均有功，一笔糊涂账。④老人家平时可服六味地黄丸。

二、体会

（1）每一个咳嗽都不简单。诊脉之前可以先默默在头脑中回想一遍治咳的方剂，但拟方之前万不可先入为主，陷在治咳套方中。

（2）诊治咳嗽的问诊很重要，也很繁琐。我的问诊通常包括：咳多久了？

之前有什么诱因？白天咳得多还是晚上咳得多？跟温度有没有关系？有痰吗？痰是什么颜色？稀的还是黏的？有没有咳不出痰而胸闷？咳得胁痛吗？喉咙痛还是痒？有没有发热？有没有寒丝丝怕冷的感觉？出汗吗？鼻塞流涕吗？口苦吗？口干吗？想喝水吗？喝冷水还是热水舒服，还是只要水润润嘴唇就行？胃口有没有受影响？大便怎样？

（3）一定要亲自查看咽喉部的情况：包括咽是否红，扁桃体有无肿大，其上有无脓点，咽后壁有无滤泡。所以我随身携带着棉签和小电筒。

（4）舌质和脉象对于判断病情的寒热性质有帮助。患者之前使用过的治疗方案也对病情的寒热有指导意义，可以少走弯路。

（5）必要时借助辅助检查，以明确是否鼻窦炎、肺部肿瘤、免疫系统疾病等引起的慢性咳嗽。比如鼻涕倒流至咽部引起的刺激性咳嗽，舌后根溃疡疼痛引起的咳嗽，虽然少，但足见问病史及查体的重要性。

（沈凌波）

小儿咳喘的经方治疗

一、小儿的生理病理特点

小儿的生理特点是什么？我想大家都知道，四个字："稚阴稚阳。"说得简单点，就是嫩，就像种子刚刚发了芽，穿破土层。小儿的脏腑气血、骨骼肌肉，所有一切，都处在生长之初，免疫系统更是远未完善。

小儿的病理特点：发病迅速，容易传变，容易康复，也容易恶化。小儿形气未充，免疫不全，但对外界刺激非常敏感。因为敏感，所以发病迅速。因为免疫系统远未健全，容易出现不设防的局面，邪气容易长驱直入。小儿脏腑清灵，气血清新，虽然有时病得很重，情况危急，但只要治疗得法，很快会由重转轻，在短时间内痊愈。也正因为小儿"稚阴稚阳"的生理特点，如果治疗不当，往往容易损伤脏腑气血，使病情恶化。

当今社会，抗生素和激素的"滥用""乱用""错用"，"过敏儿"和"易感儿"越来越多，家长也苦不堪言，只有三天两头跑医院。希望更多的经方中医介入到儿科领域中来，吃中药的孩子越来越多，中医的未来才会真正有希望。

二、我的儿科望诊体会

我的儿科望诊，有点像西医。诊包里面，手电筒、棉签、听诊器都是必备的。咽诊很重要，这个黄煌老师也经常用。因为来看诊的孩子咳喘的非常多，所以听诊是必须的。西医的诊断方法和技巧，从某些角度而言，比中医更为科学和规范。孩子进诊室后，先观察面色和行为举止。过敏体质的孩子常常目下青暗，这个不是睡眠不好引起的"黑眼圈"，这个和过敏相关，孩子身体状态好的时候会变淡或消失，身体不好的时候会重新出现或加重。西医认为是过敏性鼻炎引起的局部静脉瘀滞，临床上用桂枝茯苓丸有一定效果。过敏体质的孩子往往比较躁动，眼神不安定，肢体语言丰富。

比较小的孩子就诊一定要先摸手、看手，顺便在这个过程中就把脉搭了，否则一哭一闹，脉息就乱了。哮喘的孩子有一部分手心很粗糙，摸上去像沙石一样。手心潮热湿润的孩子，也容易盗汗或自汗，观察嘴唇往往比较艳红。郁热明显的，手掌皮下会出现点状或片状朱砂样瘀滞。阳气虚弱的孩子，手指往往比较冷凉。脾胃不好的孩子，大鱼际往往比较低平，有时可以见到明显的青筋。

关于舌诊：孩子的舌苔一定要注意是否染色，牛奶之类会使苔变得白腻，橙子、桔子会使苔变黄，巧克力会使苔变黑。早上的舌苔会厚一些，吃过午饭后苔会变薄。体内有郁热的孩子舌面上可以看到一些小红点。舌下静脉也要注意察看，特别是病程比较长的孩子。

三、小儿咳喘的诊断和治疗

引发咳嗽的原因很多。如鼻后滴流综合征、咽源性咳嗽、喉源性咳嗽、胃食管反流综合征、气管炎、支气管炎、肺炎、哮喘等。弄清楚问题出在哪里，有的放矢，治疗起来才会得心应手。以过敏性咳嗽为例，以作说明。过敏性咳嗽，又叫变异性哮喘，其实质与哮喘一样，发作时支气管痉挛，气道呈高反应状态。治疗的时候不能当普通咳嗽来治。过敏性咳嗽的诊断，首先要建立在过敏体质的基础上，咳嗽以早晚为主，往往有运动后咳嗽，对气味敏感，不伴随感染时听诊无明显啰音，但呼吸音往往不清晰或欠清晰，抗生素的治疗效果不好或无效。部分过敏性咳嗽的孩子，有时咳起来常几个小时都不停，非常痛苦。

有些孩子，下呼吸道的感染很严重，但咳嗽却不多，是因为肺气太弱的缘故。有些孩子开始时咳嗽明显，但经过输液治疗后，咳嗽变少甚至消失，但一听诊，双肺仍然有啰音。这两种情况都要引起重视，因为家长和医生都容易忽略，所以一定要仔细地听诊。另外，这两种情况的孩子，在服中药后往往咳嗽会重新出现或明显增多，要提前跟家长说清楚，以免引起不必要的误会。

下面我从病机的角度入手，和大家一起探讨小儿咳喘的治疗。

（一）太阳为病，外寒内饮

治用小青龙汤。用方要点如下。

（1）"伤寒，心下有水气"。伤寒是其因，有的咳嗽患者虽然已经化热，但用麻杏石甘或苦寒之类皆无效，当从病因而治之，可稍加石膏。心下，指胃，部分患者自觉胃脘痞闷不舒，一些患者虽无自觉症状，心下按之或痛或满。

（2）前辈们归纳小青龙汤病机为"外寒内饮"，证之临床，外寒可以没有，但内饮一定要有。

（3）舌质多淡红，易郁暗，苔多润泽或水滑，苔也可黄腻而厚，但苔面一定要水润；脉象多为浮紧、浮弦、沉细、沉弦、沉紧、弦紧。

（4）咽部常有充血，多呈慢性征象，如伴急性充血，程度一般不是很严重，扁桃体或肿或不肿。

（5）双肺常闻及湿啰音或哮鸣音，慢性支气管炎或肺气肿的患者呼吸音偏低。

（6）目下淡暗，或下眼胞肿胀，久病者，尤其是老年患者，面色多黧黑，可见水斑，嘴唇紫暗或唇上有明显色素沉着。

（7）分泌物较多，鼻涕或痰多清稀，痰多泡沫，多为白色，但有时也可为黄痰。

（8）咳嗽或喘多夜重于昼。部分患者在夜间突然憋醒，咳嗽频繁，或喘息不已，不能平卧。

（9）临床应注意：有一些喉源性咳嗽，不得用三拗汤或其他轻浅之剂，必须选用小青龙汤才有效果。

（10）服小青龙汤后，一部分患者会呕吐痰涎，一部分患者会有大便变稀或腹泻，一部分患者会突然口很渴，都是水饮排除的表现。

（11）痰多合用三子养亲汤，喘合用葶苈大枣汤。

（二）太阳少阴合病，阳虚水气不化

治用附子汤合麻附辛汤加五味子、生姜。用方要点如下。

（1）平素阳气虚弱，易疲倦，有尿频或夜尿，有时尿床。

（2）个头一般较同龄孩子瘦小，鼻头有时可见青筋。

（3）指尖清冷，鼻塞流涕，怕冷，咳喘夜重，对冷空气敏感。

（4）有时肺部感染虽然很严重，但却很少发热，咳嗽也不是很频繁。

（5）部分输液过后的孩子，常可见腹泻或便溏，有时可伴腹痛。

（6）苔润或水滑，脉多沉细、沉微或细弦。

（三）少阳郁热，水气不行

治用泽漆汤。用方要点如下。

（1）咳而脉沉者（脉不沉，但证相合，不必拘泥于脉）。

（2）见少阳证而以咳嗽为主症者。

（3）舌质红或郁红，舌面见小红点，苔白腻或黄腻，一般较厚。

（4）咽部充血，扁桃体多有肿大。

（5）双肺呼吸音不清或较低，有时可闻及湿啰音。

（6）颌下淋巴结或颈后淋巴结可扪及肿大。

（7）眼结合膜常见充血，部分患者可见眼睑浮肿。

（8）部分患者面色青黄无光泽。

（9）分泌物如鼻涕、痰，常较黏稠而发黄。咳嗽常迁延日久，或时发时止。

（10）咳嗽时间常在凌晨或早上起床过后。

（四）太阳阳明合病，肺热壅盛

治用麻杏石甘汤合苇茎汤。用方要点如下。

（1）咳而汗出，喘而汗出。

（2）手心潮热，背心潮热，盗汗明显。

（3）咳喘的同时常伴发热，与感染相关。

（4）痰常为黄色，黏稠不易咳出，或吐如米粥、猕猴桃样。

（5）无涕，有时可见少量黄涕。

（6）咽部多见急性充血，有时扁桃体肿大或化脓。

（7）听诊：呼吸音粗，可闻湿啰音、痰鸣音或哮鸣音。

（8）舌质多郁红，苔多厚腻欠润，脉多滑数。

（五）太阳少阴少阳合病，外寒内燥

基本方：麻黄附子细辛汤加天花粉、生牡蛎、桔梗、生甘草。咽喉痒、气管作痒加苍耳子；痉咳加全蝎、平地木；胸闷、痰液黏滞加薤白。

症状描述：鼻塞，流涕，怕冷，口干，咽干，喜饮，咽喉或气管作痒，胸闷气短，痰黏难以咳出，或比较清稀。咳嗽多为阵发性，严重的痉咳常导致患者整夜难眠。舌象：舌质多郁，苔一般较厚腻。脉象：关脉多滑而不畅，寸脉略微往

上浮起，咳嗽时间长的寸脉反多见沉细涩，尺脉多沉微。

检查：咽部急性或慢性充血，可见滤泡或扁桃体肿大，胸前听诊往往比较粗糙，有的在双肺下部可听到明显的湿啰音。

（张学）

从三阴证辨治精神睡眠障碍

我们广东省中医院心理睡眠专科是治疗精神心理睡眠障碍的专科。精神心理睡眠障碍对应中医的"郁证""不寐""癫狂""百合病"等概念。从西医方面讲，可以粗分为两大类：各类精神障碍和各类睡眠障碍。其中，各类睡眠障碍包括原发性失眠、心理生理性失眠、倒班综合征、嗜睡、发作性睡病、呼吸睡眠暂停综合征、躯体疾病（甲亢、糖尿病、高血压、中风等）继发的睡眠障碍。各类精神障碍包括抑郁发作、焦虑症、精神分裂症、恐怖症、广泛性焦虑、强迫症、精神分裂症、躁狂发作、各类神经症等。精神障碍和睡眠障碍关系十分密切，两者的共病率达 80% 以上，程度不一。

西医针对这组疾病的治疗主要依靠 SSRI 类抗抑郁药即选择性 5-HT 再摄取抑制剂，苯二氮䓬类药物与抗精神病药。这些药物的缺陷有：①剂量大；②合并用药种类繁多：因为精神药物会导致代谢异常、恶心呕吐、肝肾毒性等多种不良反应，所以同时要配合服用降糖药、降血脂药、保肝药等，患者每天一大把药跟吃饭一样，非常痛苦；③昂贵：一天要几十块钱甚至上百块钱；服药时间长甚至终身服药；④停药后复发率高。因此，患者的依从性差。

一、郁证、不寐的相关因素

郁证、不寐与很多因素都有关系。

1. 原有躯体疾病　妇科病，如子宫肌瘤、卵巢囊肿、子宫内膜异位等，与不寐、郁证的共病率是很高的；神经系统，如中风之后多继发抑郁，伴发失眠；消化系统，胃溃疡、结肠炎、肠易激综合征多与焦虑共病；内分泌系统，在我们科不少的女性失眠患者，脖子前侧都有个刀口，一问，做过甲状腺切除的；高血压、冠心病多为焦虑型人格；很多肿瘤患者早期都有睡眠和情绪异常、人格改变。

2. 体质特点　郁证、不寐有家族性，有性别差异，女性居多，年龄以中老年多见，从中医体质方面看也有特点，留待下面讲。

3. 季节特点　不寐在春夏多见，抑郁在秋冬多发。

4. 性格特点　郁证和不寐的患者，多为完美主义者，抑郁倾向，遇事总往不好的地方想，不成熟，幼稚，偏执，总觉得全世界都对不起他。

5. 生活工作方式　倒班、倒时差、变更居住环境、工作压力过大。

6. 家庭关系　亲人之间的冲突、回避、纠缠，令人苦恼、烦乱，情绪波动，睡眠不良。

7. 生活事件　离婚、家人过世、经济纠纷等各类创伤事件，纠纷事件当中的仇恨和纠葛在家族中代代传递，导致后来的家族成员出现精神睡眠问题（此为家庭系统排列治疗的观点，认为家族纠葛代代相传可以表现为精神障碍甚至躯体疾病，可参考伯特·海灵格的《谁在我家》一书）。

其中，现代人脑力劳动为主的工作方式，工作压力突然增大，长期加班、倒班工作，长期过度疲劳，缺少体育锻炼，睡眠时间缩短，入睡时间严重推迟等生活方式的转变，生活起居无常，造成了体质的偏颇。体质的偏颇，使患者对不寐、郁证存在易感性。

二、我们对精神睡眠障碍的中医认识

我们通过对大量古医籍及现代文献的阅读与研究，结合二者现代病机特点，在圆运动理论、黄煌方—证—人体质学说及《内经》学说启发和带领下，从伤寒六经辨证论治精神睡眠障碍。

（一）圆运动理论与不寐、郁证

圆运动理论的系统提出源于彭子益先生《圆运动的古中医学》。彭子益认为人身乃是一个浑圆的运动，是一气周流。人身有五脏，天地有四季、五方，人与天地相应，身之左部东方，应肝，属春气，主升；身之胸部应南方，应心，属夏气，主浮；身之右部应西方，应肺、胆，属秋气，主降；身之脐部应北方，应肾，属冬气，主沉；胸脐之间应中央，应脾胃，属中气，脾升胃降。脾胃居中谓之中气，心肝肺肾居于四维。中气旋转于中央，四气升降于四维，中气如轴，四维如轮，轴运轮行，轮运轴灵，轴幹旋于内，轮运行于外。分五脏而论，肾为水火之宅，内寄元阴元阳，肾火温动肾水上承，水沸精转而化为真气，充养周身。另一方面，肾火温煦肝阳，肾水涵养肝木，水火相济，共助肝木之升发。肝主左升，肝木升发顺畅，由木生火，是为温润之火，又谓之君火。君火借肺金、胆木之气等下降之力从右而降，加之中焦脾胃为轴，脾升胃降，枢转中焦气机，最终沉于肾水中，心肾相交，完成整个圆运动。健康之人五行调匀，运动常圆，故只见浑圆一气之运动而不见五行，便是我们常说的阴阳平衡，气血顺畅；若轮轴失衡，五行偏见，圆运动不圆则疾病立至。可见，圆运动是一个整体的生生不息的运动。

圆运动理论给我们一个启示：结合现代人多见元阴元阳耗损的特点，肾中水火不足，肝肾亏损，是不寐、郁证的核心病机。肝肾不足可以直接导致人体圆运动失衡。圆运动失衡之后的心肾不交、阴阳升降失常是现代人不寐、郁证的发病之本。

（二）黄煌学术观点与不寐、郁证

我从 2007 年开始跟黄煌老师学习他的学术思想。黄煌老师的学术有几个特点：一是经方为本，二是明辨方证药证，三是强调体质辨证。把药物 – 证候群 – 体质密切联系起来，以药物命名证候群、命名体质，形成一个直观、实用的理法方药体系。我们门诊患者以桂枝体质为多，我就以桂枝体质为例说明一下。

桂枝体质有如下外观特点：患者肤色白而缺乏光泽，皮肤湿润而不干燥，口唇暗淡而不鲜红，体型偏瘦者多，肌肉比较坚紧，一般无浮肿，腹部平，腹部肌肉较硬而缺乏底力，如同鼓皮，严重者腹部扁平而两腹直肌拘急。《红楼梦》里的林黛玉就是典型的桂枝型人。由于以上的体质特点，其好发症状是易出汗或自汗，对寒冷、疼痛及心理刺激敏感，易感冒，易腹痛，易心悸，睡眠前或多梦，易便秘。多见于循环系统疾病、消化道疾病、营养不良患者。证治：桂枝体质是适合长期服用桂枝以及桂枝汤类方的一种患者体质类型。代表方为桂枝汤、小建中汤、桂枝加龙骨牡蛎汤等。从上可以推测其病机：这类患者在疾病状态中多表现为心肾阳气的不足，或肝胃阴液的不足，易于表虚，易于阳越，易于气脱，易于气阴两虚。

黄煌教授在临床实践及研究中发现，某些药物及方剂与特定的体质有着相对应的关系。不同的体质是产生证型的物质基础，所以体质为本，证候为标，因此辨别体质是第一位。辨别体质从哪些方面进行呢？体型，肤色，脉象，腹证，舌象，好发症状即症状群。根据这些方面的特点辨别出体质类型，是桂枝体质，附子体质，半夏体质，柴胡体质，黄芪体质，还是当归体质等。每一类药物对应的体质包括一组类方对应的症候群，所以还可以细分为具体方子对应的体质。桂枝体质有温经汤、炙甘草汤、黄芪桂枝五物汤、桂枝茯苓丸，柴胡体质有小柴胡汤、大柴胡汤等。

我科结合黄煌教授的"方-证-人"学说，体会到：不寐、郁证可能同属一个症候群，这些症候群与特定体质的人群有密切关联，特定体质的形成与先天禀赋的偏颇、后天各种原因的损害有关。所以，回归经方、回归伤寒六经辨证，从症候群-体质入手解决临床困难。例如：临床上常见，桂枝体质-桂枝证-厥阴体质-温经汤证是对同一症状群从不同切入点的认识。这种诊疗思路使辨证论治的过程更立体化。

（三）伤寒六经辨证与不寐、郁证

六经辨证是《伤寒论》的主要学术成就之一。六经即是太阳、阳明、少阳、太阴、少阴、厥阴。六经辨证是以六经来归纳诸症，施以方药的一种辨证体系。它是中医辨证论治体系的鼻祖。

《伤寒论》有大量关于不寐、郁证的记载，如"心中烦不得卧""但欲寐""烦躁欲死""恍惚心乱""惊狂，卧起不安""时自烦"等，都是对郁证、不寐症状的描述。我们通过输入相关词汇检索电子文档发现，郁证、不寐与伤寒论的少阴病、厥阴病与太阴病关系密切，涉及少阳、太阳、阳明。

我们归纳了不寐及郁证的症状群。主症是情绪低落，或夜间眠差、白天精神困倦，兼症有畏寒、少语、恐惧、心悸、懒言、时烦躁、纳呆、哭泣、腹胀、肠鸣、腹泻、小便时不利、耳鸣、时欲呕、周身多处不适、面色淡暗、舌淡暗、苔白腻而干、短气、多汗、头痛、心胸满闷、二便不调。以六经分类：不寐、情绪抑郁不舒、日间精神疲倦或昏昏欲睡、思维迟缓、畏寒、少语懒言、心悸时发、烦躁、耳鸣等症状属于少阴证；夜间多梦、入睡苦难、两胁胀闷、善太息、焦虑抑郁时发、四肢冰冷、女性月经不调、男性性功能减退等症状属于厥阴证；纳呆、时欲呕、肠鸣腹泻或便秘等属于太阴证。下面我们分别讲这三阴证。

1. 少阴证与不寐、郁证　少阴提纲证"少阴之为病，脉微细，但欲寐"描述了精神不振、昏昏欲睡的样子。郁证、不寐均可见到这一表现，抑郁不乐，疲倦、昏昏欲睡。根据传统认识，将临床所见的少阴证分为寒化、热化两种。寒邪内侵，少阴肾阳受损，导致阳不足而阴有余，阴寒内盛，出现少阴寒化证；少阴肾阳进一步受损，寒邪深伏，阳气被寒邪逼迫浮越于上，虚阳上浮，出现少阴热化证。

少阴寒化证，核心体质是附子体质。主症是情绪低落，或夜间眠差、白天精神困倦；兼症有无神，目瞑蜷卧，声低息短，少气懒言，身重，畏寒，肢冷，面色青白，爪甲隐隐泛青，口吐清水，饮食无味，满口津液，不思水饮，或喝热饮，腰膝酸软，二便自利，舌青滑，或浅黄润滑，脉浮空。少阴寒化证可以见到一种特殊的症状，叫作"奔豚"，就是张仲景描述的"气从少腹上冲胸，发作欲死，复还止"。这种情况在西医叫作"焦虑急性发作"，发作的时候患者自觉有股气从腹部向上冲，有的冲到胸口，有的冲到咽喉，非常恐惧，有濒死感，心悸、胸闷、出冷汗、喘促、手脚冰凉，每次发作都要去急诊，但是又查不出什么来，心电图、彩超、血液检查都没问题。我们门诊有个记者就是这个问题，一发作就去急诊，但是每次急诊都查不出什么问题，心脏什么的都没事。有次到我们院急诊，急诊科医生看了之后就说你去东区四楼找李主任看吧。他来了东区四楼之后一看是心理睡眠科，又回去了，说自己没有心理问题，不看！后来又发作了一次，又来急诊，急诊还是说你去东区四楼吧，你这病啊就是那个问题，人家李主任是开中药的，你这病还是要吃中药治。他就来找我看了。这个患者就是少阴寒化证。

这个奔豚是怎么形成的呢？由于阴邪内盛，我们说"阳化气，阴成形"，寒邪阴邪化痰化饮随阳气上冲，表现出来就是奔豚。

少阴寒化证的治法是温阳散寒，固护阳气，方用山西名老中医温碧泉常用的方子，李可老先生的书上记载的（本方见于清代《顾松园医镜》记载，原名"奔豚汤"，为缪仲淳方）。组成为熟附子15~45g，干姜15~30g，炙甘草30~45g，桂枝30~45g，肉桂5~10g（后下），红参10g，沉香10g（后下），砂仁10g（后下），山茱萸30~45g，山药30~45g，茯苓30~45g，泽泻15~30g，龙牡各30（先煎）。这个方子和金匮肾气丸比较像，有山茱萸、山药、茯苓、泽泻、附子、肉桂，还有干姜，补火暖土，温补肝肾，扶阳抑阴，泄水气。砂仁化湿，为阳气潜降扫清道路；沉香能把上逆之气收入肾中，降气不伤气；龙骨、牡蛎重镇潜阳，安魂魄，定惊悸；人参，《神农本草经》说它补五脏、安精神、定魂魄、止惊悸、除邪气。整个方子是温阳祛寒利水、潜阳纳气。我们门诊用这个方治疗焦虑急性发作，特别是体型偏胖的，很有效。

少阴热化证核心体质也是附子体质，主症和前面一样。兼症有容易激惹、焦虑、激动，甚则毁物或精神运动性兴奋等似"火"证；喜喝温水，既不能耐受煎炸食品，又不耐冰冷寒凉之品，虽有上半身热象，但膝盖长冷，既易口腔溃疡、咽喉疼痛，又易外感。《伤寒论》相关条文有这些："少阴病，恶寒而蜷，时自烦，欲去衣被者可治""烦躁欲死""下利、咽痛、胸满、心烦""干呕、烦者"；"少阴病，下利六七日，咳而呕渴，心烦，不得眠者""少阴病，得之二三日以上，心中烦，不得卧"等。

少阴热化证的治法是温阳潜阳敛阳，方用"十味安眠汤"，这是我在门诊治疗失眠病过程中形成的一个经验方。组成是熟附子15~30g，干姜15g，炙甘草

30g，龙牡各 30g（先煎），肉桂 5~10g，山茱萸 30g，磁石 30g，乌梅 15~30g，砂仁 10g（打碎后下）。其中四逆汤和肉桂温阳，龙牡、磁石潜阳，山茱萸、乌梅敛阳，砂仁刚才说了，化湿、温中以助阳气潜降。

2. 厥阴证与不寐、郁证　厥阴证一面是厥阴肝脏，一面是厥阴肝经。我们知道肝藏血、主疏泄。其实藏血和疏泄是一个事，肝血足了，才能很好地疏泄气机，气机顺畅了，血就藏得好。"人卧则血归于肝"，长期睡眠不良，熬夜，不卧，血就归不了肝，或者其他原因导致血行不畅，血液难以归肝，肝体不足，会使肝魂失养，导致不寐。"肝气虚则恐，实则怒"，厥阴寒盛，肝木不能生火，君火不升则情绪低落、抑郁；肝木不能疏泄，相火、君火升降失序，则抑郁、焦虑时发。

厥阴肝经与胆经相表里，一气相连。胸胁、体侧、头额、少腹属"肝经之分野""少阳循行之地"，肝气不疏可见偏头痛、头胀、胁痛、少腹痛，因为肝经绕阴器，还可见性功能障碍。丑时（1~3 点）是肝经主时，郁证、不寐患者多见凌晨 1~3 点易醒，醒后难以入睡，或醒后出现烘热汗出、肢体麻木等。女子以肝为先天，女性失眠患者多见月经不调、痛经、经前乳房胀痛、少腹痛等月经期综合征，经前或经期失眠、情绪波动加重，并伴有乳房、小腹胀痛等症状。

临床根据症状偏重不同，可分为厥阴寒闭证与厥阴血瘀证。

厥阴寒闭证的核心体质是桂枝体质。病机是伏寒偏重，临床特点除了桂枝体质的特点之外，更有手足厥冷、麻木、冷痛甚至青紫，并多见手心湿冷。手足厥冷是这一证候的特异症状群，原文曰"手足厥寒，脉细欲绝者，当归四逆汤主之"。厥阴寒闭证的治法是温经散寒、养血通脉。方用当归四逆汤加吴茱萸黄酒汤加减。组成为桂枝 30~45g，细辛 6~15g（后下），当归 15~45g，炙甘草 30g，白芍 15g，赤芍 15g，吴茱萸 10~15g，大枣 30g，生姜 30~50g，黄酒适量。这个方子一定要加生姜和黄酒。关于这个酒啊，有人说是黄酒，有人说是醋，以前我们不知道，就折中，叫患者加一小碗黄酒、一小碗白醋。后来有一次我老公听说我们这么用，就说不合适，因为酒的成分是乙醇、醋的成分是乙酸，两个合在一起加热就变成酯了。化学我也不懂，听他这么一说，我们就只用黄酒了。

厥阴血瘀证的核心体质是桂枝＋当归体质。病机是阳虚不运，血瘀偏重，临床特点是干，没有水分滋养的那种干枯的感觉。面色暗晦，舌暗，女性患者当有月经不调，血色暗有血块，手心无论寒热多干燥不润，素自觉寒热不调，汗出异常等。肝藏血，血得温而行，得寒而凝。若阳气不足，寒邪内生，客于肝经，血凝为瘀，阻滞经络，血脉不利，并可导致肝木不疏，发而为病。治法是温阳通经散寒、祛瘀养血。方用温经汤加减，组成为吴茱萸 10~15g，生姜 30g，桂枝

20~30g, 阿胶 10~15g, 当归 20~30g, 川芎 10~15g, 赤白芍各 15g, 牡丹皮 15g, 麦冬 30g, 生半夏 15~30g, 炙甘草 30g, 党参 20g, 大枣 30g。这个方子包含当归四逆汤的骨干药物, 加了人参、阿胶、麦冬等益气养血, 赤芍、牡丹皮、川芎活血化瘀。这个方很贵的, 一剂药大概要 30 多块钱。这个方子针对更年期妇女的失眠特别有效。到更年期的妇女, "天癸竭, 地道不通", 下焦瘀血阻滞, 肝虚不生新血, 阴血不足, 所以有以上的表现。

3. 太阴与不寐、郁证 太阴病提纲证曰"太阴之为病, 腹满而吐, 食不下, 自利益甚, 时腹自痛"。《素问·逆调论》已有"胃不和则卧不安"的记载, 提示消化道功能异常与不寐症状关系密切。太阴证在脏属脾, 主思虑,《景岳全书·不寐》指出: "劳倦思虑太过, 必致血液耗亡, 神魂无主, 所以不眠。"当代人的脑力劳动远远多于体力劳动, 思虑过度, 消化功能都不太好。郁证患者临床上多并发肠易激综合征、慢性胃炎、消化道溃疡等消化道疾病。

太阴病就一个太阴不调证。太阴不调证的核心体质是半夏、干姜体质。半夏体质的特点是敏感多疑, 不舒服的地方很多, 喉咙容易不舒服, 容易恶心, 舌苔是腻的; 干姜体质的特点是唾液、鼻涕比较多, 怕冷, 一受凉就腹痛、腹泻, 舌苔是白厚的。治法是温补脾阳, 平调中焦寒热。方用半夏泻心汤合理中汤加减。组成为生半夏 15~30g, 干姜 15~30g, 黄芩 5g, 黄连 5g, 党参 20g, 大枣 30g, 炙甘草 30g, 白术 15~30g。之所以用这个方子, 是因为我们观察到门诊的太阴证, 多有舌苔黄白夹杂、脏乎乎的感觉, 心烦, 心下痞, 还有点热象, 比较符合半夏泻心汤的证。其中生半夏比法半夏好用, 而且便宜很多。法半夏太贵了, 如果改用生半夏, 一剂药可以便宜两三块钱。而且生半夏很安全的, 加生姜一两同煎就可以, 没有不良反应。

另外, 我们门诊还常用柴胡类方。柴胡类方针对各种应激反应, 也就是生活工作中的各种事件导致的睡眠、情绪问题。门诊常用柴胡加龙骨牡蛎汤。组成是柴胡 15~20g, 桂枝 20~30g, 龙骨 30g, 牡蛎 30g, 党参 20g, 生半夏 15~30g, 生姜 30~50g, 大黄 5~10g, 磁石 30g, 茯苓 30g, 大枣 30g。原方治疗"胸闷、烦、惊、谵语、一身尽重"。这个方子对精神分裂症也有很好的疗效。原方用铅丹, 因为有毒, 我们用磁石代替, 效果也很好。

不寐、郁证的发病与季节有明显的相关性。不少患者在我们这儿治好了之后过了一两年又来看, 回顾门诊电子病历发现之前也是这个季节来的。所以我们用药也按照季节变化来灵活加减。春季多用桂枝类、柴胡类方, 帮助肝气生发; 夏季用附子类、理中类方, 因为夏天阳气在外, 内里阳气空虚, 要注重温中; 秋天用麦门冬汤、怀山药, 帮助肺气肃降; 冬季用引火汤帮助肾气封藏。

我们在用药中观察到患者在治疗过程中出现特殊的现象，即瞑眩反应。瞑眩反应表现很多，有发热、呕吐、腹泻、出疹、口腔溃疡，甚至晕厥。这些反应都不是可以预知的，事前告知患者吃了中药可能会出现一些什么情况，但是疾病是好转的。我们认为这个瞑眩反应是用药过程中，正气增强，体内蓄积的寒邪、水饮、瘀血通过肠道、皮肤等渠道排出体外的反应。不但是四逆汤会发生，其他类方也会发生反应。比如温经汤，经常有患者诉喝了中药之后腹泻，一天拉十几趟。瞑眩反应是暂时的，不是每个人都出现，也不是只发生一次，应该与药物不良反应区别。

我们观察到的瞑眩反应有以下表现：①原有失眠、烦躁症状加重，此是阳气初温，潜降不及导致的；②面部、背部痤疮，或有瘙痒、疼痛，此是由于血分寒邪被阳气驱逐至皮部，由太阳经发出的表现；③咽痛、咳嗽咳痰、鼻衄，是肾气充足，上冲肺脏，肺中风寒外散；④呕吐痰涎、腹痛、腹泻，是邪从太阴而走；⑤四肢颤抖，是阳药驱逐寒湿流窜经络的表现；⑥战汗，营卫和合，阴阳交通之象；⑦忽然颜面、肢体浮肿，是阳气驱逐寒水外达皮腠；⑧女性月经增多，瘀块多，是冲脉、胞宫瘀血外排；⑨口腔溃疡，是寒自阳明经外发。

瞑眩反应有其特殊的临床意义。临床观察发现，其出现对疾病预后的判断有重大意义。临床初步统计结果提示：经本治疗方案治疗后约30%患者出现瞑眩反应，在这部分患者中能坚持治疗者，2周后随访自觉有改善者高达90%，2周后随访自觉症状改善超50%（显效）者达75%，明显高于未出现瞑眩反应的患者2周后约45%的显效率。出现瞑眩反应的高依从性患者，其临床疗效明显突出。

瞑眩反应需要识别，因为瞑眩反应常较剧烈（如呕吐等），患者若不知情，则易产生恐惧，或自服凉药清热，延误病情，或与医生发生法律纠纷，故需提前向患者交代清楚。要使患者注意到在瞑眩反应发生的同时，睡眠、食欲、手足欠温等症状在逐渐好转，令患者明白瞑眩反应是达到疗效所出现的反应，不是药物毒性的不良反应。

瞑眩反应一般无需处理，如口腔溃疡、呕吐、腹泻与失眠加剧等，属于一过性症状。如果存在阳气潜降不利的病机，则需要对方药稍作调整。如咳嗽属肾阳冲肺者，可加乌梅以助阳气潜降；反应过于剧烈者也需要处理，如呕吐剧烈者可加50~100g生姜与中药同煎；腹痛者用药汁冲服蜂蜜等。

三、小结

我们在《伤寒杂病论》《内经》指导下，受方－证－人体质学说的启发，以少阴、厥阴、太阴为本，建立了从体质 – 发病症状群 – 辨证 – 方证 – 药证等多点切入而又浑然一体的具有专科特色的诊疗方案，验之于临床，疗效肯定。

我们曾对既往门诊病历进行过一次回顾性研究。回顾了 2700 多例门诊就诊抑郁症病例，统计分析得出约 43% 的郁证患者证属少阴，在女性郁证患者中符合厥阴证诊断者几乎达 50%，近 70% 郁证患者证属太阴，部分患者二阴或三阴并病。

在对 2009 年 9 月到 2011 年 9 月近 11000 多例门诊抑郁症患者的跟踪治疗与随访后，初步统计：治疗 2 周有效率接近 65%，治疗 1 个月有效率接近 75%，治疗 1 周后症状好转 50% 以上患者超过 50%，治疗 1 个月后仅靠中药维持治疗而逐渐停服西药而不反复者接近百分之 60%。起效时间明显短于西药。因为西药里面的抗抑郁药起效时间一般是 2~4 周。

我科不寐及郁证的中医诊疗优势是：整体治疗，标本兼治；疗效突出而稳定；起效时间短；疗程相对短；费用较低；几乎无不良反应。目前临床研究主要集中于经验总结、疗效观察以及安全性观察。

当然总会有效果不理想的。我们也深入思考了药物治疗无效的原因，大概有以下几个原因：①辨证不准确：没有效果先考虑辨证思路对不对，是不是有别的问题没有想到。②处方剂量配伍：药物用量不到，配伍不够精当，也会影响疗效。③西药用时过久、量过大、品种太多等，这种情况是很难治的。不管减轻症状还是减西药，都很困难。④先天体质特点。⑤人格因素：人格障碍，天性如此，平常事件可能对他都是应激。相当一部分的郁证、不寐都有人格异常的基础。⑥家庭关系不良：这个不用说了，家庭关系不解决，患者常年处在应激条件之中，肯定好不了的。⑦工作生活方式：特殊的工作要求、长期的不良生活方式都是重要的诱因。我们科就诊的什么行业比较多啊，会计，银行工作人员；其次是软件设计工作者，还有记者、警察、保安、司机等。这些需要熬夜、倒班的，精细处理数字的，长期用电脑的，精神压力大的……这些行业的人，是郁证、不寐的高发人群。⑧年龄过大：老年人本来就肝肾亏虚，阳气漂浮，出现郁证、不寐是很难治的。

那么怎么办呢？应对策略如下：①提高辨证能力。②个人心理治疗。有明确生活工作事件导致的，需要处理情绪、处理事件的，要做个体心理治疗。③家庭治疗：家庭关系、夫妻关系异常，要做家庭治疗。④团体治疗。⑤认知行为治疗：让来访者改变认知行为方式，把消极的、幼稚的变为积极的、成熟的。⑥沙盘治疗：儿童用得比较多。⑦音乐治疗（五音治疗）：即宫商角徵羽，五音对五脏，不同脏腑的病证可以选用相应的音乐。⑧电子生物反馈治疗，帮助焦虑患者学会自我放松。⑨接受，转诊其他医生：有种失眠叫作"睡眠主观感知不良"，也叫"睡眠主观体验障碍"，这种人说自己睡不着，做睡眠监测的结果却远远没他说得那么差，这样的情况是没办法的，只能让患者接受。有很多患者接受了这个结果之后，焦虑情绪就缓解了，病情就减轻了。如果实在不行，就转诊，承认自己水平有限，别耽误了人家的病情，另找高手。

医者仁心。做医生是个良心活。下面几条，与诸位同道共勉：①尽力而为（经典为基，博览群书，不拘泥于学派）。②医德第一，自我修养。③培养感性（阴）和理性（阳）。④空杯心态。⑤了解医患极限。⑥何事可为？何事不可为？⑦顺道而行。⑧敬畏生命自由表现方式、敬畏生命终结方式、敬畏传统。

（李艳）

桂枝类方治疗银屑病

黄煌教授将桂枝汤的功效定位为"调和营卫之强壮方，治战场上士兵之饥寒交迫，非发汗方"，"是针对皮肤干枯、舌淡的，调理体质的方"。循着改善皮肤干枯、滋养强壮的思路，笔者将桂枝汤类方中的三个方子——温经汤、苓桂术甘汤、桂枝茯苓丸，用于慢性银屑病患者的治疗，取得很好的效果和一些规律性的体会，略述如下，旨在抛砖引玉。

一、温经汤

温经汤"可以看作是桂枝汤的加味方"。吴茱萸 3 两、桂枝 2 两、生姜 3 两是方中温散之药，麦冬 1 升、阿胶 2 两（如果患者嫌其煎煮麻烦或味道难喝，临证常改为大枣 12 枚）、白芍 2 两是方中养阴之品，川芎、当归、牡丹皮各 2 两流畅血行，半夏半升、炙甘草 2 两、人参 2 两坐镇中宫，的确是一首组方更全面、兼顾表里的"桂枝汤"。日本很多医家将之用于皮肤病的治疗，"对于皮肤营养障碍所造成的粗糙状态也有改善作用"。笔者治疗银屑病使用温经汤的指征在于皮损面积较大而干燥明显（较小的多从瘀治，大的多从燥治），脱屑较碎，慢性病程，年龄偏大，舌淡或淡暗，无明显热象。

如程某，男，45 岁，银屑病病史 4 年，反复治疗，皮损集中在小腿部、肘部、背部和腹部，均为大片，胸背部皮损每片均大于手掌，基底不甚红，干燥明显，口不干不苦，大便偏稀，脉细，舌淡苔薄白，舌下暗淡，初诊于 2010 年 10 月 14 日，以下肢无汗治以麻黄汤类方加防己黄芪汤无显效。继以脉略滑、舌下暗红、皮损肥厚，治以薏苡附子败酱散加减，也无显效。继用温经汤原方，因大便偏稀芍用赤芍，甘草用炒甘草，生姜 28 片。4 剂后腹部皮损明显变薄，少腹有发热的感觉，大便稀减轻。继续以温经汤为主，加黄芪、肉桂及麻黄等，逐渐加大生姜用量至数百片，效果很好，皮损渐少，出汗渐匀。

二、苓桂术甘汤

本方是"桂枝汤类方中的利水剂……凡长期疲劳、紧张、嗜好寒冷之物，均可以使阳气受损，体内的水液停留不化而致病"。对于水饮的形成，笔者认为阳气受损因于"医源性损伤"者不容忽视，虽然我国基层滥用消炎药已经引起医界的重视，但是短期这种现状是不会有太大改变的，这就要求中医界治疗时要重视滥用消炎药引起的阳气损伤，进而导致水饮为病的情况。笔者治疗银屑病使用苓桂术甘汤的指征有滥用消炎药史，舌偏胖水滑，汗易出而不匀（汗难出而不匀笔者多用麻黄加术汤，与本方形成对比）。上呼吸道感染后滥用消炎药引起的急性点滴型银屑病在最初用麻黄汤类方使腠理开泄后，常会用到本方。

如封某，男，23 岁，2010 年 11 月 1 日初诊。起病原因为"1 个月前感冒，扁桃体发炎。医生让吃阿奇霉素、阿莫西林和感冒药，喉咙疼痛、感冒愈。隔了 1 周后背上出现小红点，上有皮屑，3 天左右全身遍布红点"。这是一个典型的急性进行性点滴型银屑病的初发过程，起疹 20 天，未经治疗，求诊于笔者。刻下米粒至绿豆大红斑鳞屑皮损遍布全身，瘙痒明显，双手关脉浮滑有力，舌胖而淡，苔薄白，不畏寒。身上素汗少，手足心汗多，喝热稀饭易出汗。辨证为卫闭营郁，兼有寒饮，治以麻黄 9g，制附子 9g，细辛 3g，生姜 14 片，大枣 12 枚，久煎 150 分钟，分温再服，服药后喝热稀粥，希望遍身得微汗。

3 日后复诊，汗出多，皮屑减少，瘙痒大减，上方效佳，参以麻黄加术汤、薏苡附子败酱散加减继服 12 剂。

11 月 25 日因出汗欠匀，舌淡胖，苔白腻，治以本方加减：茯苓 60g，桂枝 45g，生白术 30g，炒甘草 30g，金银花 20g，白酒 2 两后下，每日临卧顿服，1 剂后瘙痒加重，嘱咐加酒为 3 两，继服，第 2 剂后瘙痒大减，汗变匀。后加入麻黄 3g，桂枝改为肉桂，生白术改为苍术，金银花减为 15g，继续服用。

至 2010 年 12 月 2 日，舌胖减，皮损几无，出汗明显变匀（手上汗少，其他部位出汗可）。嘱用温酒适量送服防风通圣丸，1 次 1 袋，日 3 次善后，注意出汗情况。半月后随访，体健，停药。

三、桂枝茯苓丸

关于桂枝茯苓丸治疗银屑病，黄煌教授也有论述："某机关驾驶员之妻，30余岁。得银屑病多年，身上红黄色丘疹点点片片，询得月经周期正常，但色黑有块，并有腹痛。大便干结难解……久治不愈，希望中医能给以调理，改善体质。2004年秋天来诊。其人面部暗红，虚而有瘀，需长期服用中药调整体质状态，古方桂枝茯苓丸可治。遂用桂枝、茯苓、牡丹皮、桃仁、赤芍、川芎、丹参。先服半月后，丘疹有减少趋势，且大便通畅。后原方服用3个月躯体下肢皮损基本消失，唯两肘后有黄豆大一二处，头枕部发际有一处。多年夏天不穿的裙子也上身了。""肌肤甲错，这是使用桃仁等活血药的一个指征。瘀血，也称之为干血，有瘀血的人，其皮肤绝不可能如凝脂，不是干枯，就是暗红……桃核承气汤是比桂枝茯苓丸下瘀血更强的经方，大多需要伴有精神症状或腹痛者，服用以后可以导致腹泻等。而桂枝茯苓丸就要平和些，不会出现腹泻。"由此看来，桃核承气汤和桂枝茯苓丸也可以作为治疗银屑病的一对方子来使用，前者治以急，后者治以缓，也可合用。治疗银屑病使用本方的指征有皮损局限而质地紧密、鳞屑少，偏于下肢，女性则多有月经量少而不通，小腹怕冷。

如治郭某，女，23岁，原先从事美容行业，下班在晚10点以后，居住地为地下室，如此3年，出现月经推迟，量少，色暗，没有在意，又过半年，时逢夏季，下肢出现散在银屑病皮损，用精油涂抹后皮损消失，又半年，至2009年12月，小腿复出现银屑病皮损，服用麻黄类方1个月左右，效果不显。患者在笔者的耐心讲解中悟到阳气受损，湿邪久稽，无法急于求成，遂辞退原工作，积极配合治疗。多运动，多晒太阳，服药以桂枝茯苓丸为主，间断配合逍遥丸、大黄䗪虫丸、保和丸、通宣理肺丸、防风通圣丸等，大约半年后，月经正常，皮损消退。

笔者治疗银屑病的核心思路在于获得"正汗"，将桂枝汤方后的"一时许、遍身榖榖微似有汗"作为正汗的标志。于是银屑病治疗的疗效评价有了标准可依，不仅"以汗看疗效"获得了很好的药物治疗效果，并且"以汗看治愈和复发"，规范患者的日常生活，使患者的自疗有"汗"可依，在药物治疗结束后，获得较好的远期效果，很好地解决了银屑病治疗中易于复发的难题。

正汗作为标志，"必须具备两个条件：一是阴阳充盛，二是阴阳升降出入道路畅通"（李士懋《论汗法》）。对于表有实邪、玄府不通的急性银屑病，开腠发汗的麻黄类方无疑是"使邪有出路"最为直接的治疗方案。而对于肌表之阴阳（即营卫）不够充盛的慢性银屑病，要获得正汗就需要用到桂枝类方，这就是本文论述的重点。麻黄类方的使用会达到先汗而润的效果，而桂枝类方的治疗结果则为先润而汗，"得汗"的结果是一致的，但路径却是不一样的。其他的对于在里的道路不畅，阴阳不足的调整，就要涉及柴胡类方、大黄类方、石膏类方、栀子类方、干姜类方、附子类方等，可以说一个广义的汗法中包括了平常讲的八法，《伤寒论》中去邪扶正的方药都有机会借用于银屑病的治疗，有机会再做探讨。

（张英栋）

先天性房间隔缺损致顽固性心力衰竭案

一、病案

曾某，女，38岁，2011年1月24日入院。

主诉：全身进行性浮肿1个月余。患者2010年12月17日外院顺产一男婴后出现双下肢浮肿，呈凹陷性，肿至双腹股沟，行走时下肢疼痛明显，气促不能平卧，无心悸胸闷胸痛，咳嗽，无咳痰。产科医生考虑产后水肿，转至内科治疗，具体治疗经过及用药不详，水肿症状缓解不明显，患者要求自动出院。1周前患者发现双下肢浮肿加重，并逐渐出现双上肢、腰背、颜面浮肿，行走困难，气促不能平卧，夜间咳嗽较甚。收入我科。入院症见：神清，精神疲倦，怕冷，全身浮肿，皮肤紧张，无晨重暮轻，无眼睑浮肿，无头晕头痛，咳嗽，痰少，咳白色稀薄泡沫痰，不能平卧，口干口苦喜饮，纳、眠差，二便调。舌淡，苔薄白，脉沉细滑数。既往史：自诉2001年发现肺结核，2007年曾患心肌炎，其后渐有发作性气促出现，未系统诊治。查体：双肺呼吸音粗，双下肺可闻及少量湿性啰音。心界不大，心率116次/分，律齐，二尖瓣听诊区可闻及Ⅱ级吹风样杂音。辅助检查：无。

入院诊断：中医：水肿（痰饮证）。西医：①水肿（待查：肾源性？心源性？血栓形成？②陈旧性肺结核。

诊治过程：根据病机辨识，考虑为痰饮证，中药予苓桂术甘合真武汤加减，并予静脉滴注黄芪注射液以益气扶正，雷火灸气海、关元等穴以温补脾肾。

首诊方药如下：苓桂术甘汤合真武汤。茯苓 60g，白芍 45g，生姜 45g，白术 30g，熟附子 15g，桂枝 45g，炙甘草 30g（煎至 200ml，分 2 次温服）。西医给予呋塞米 20mg 口服、20mg 静脉注射利尿。

1 月 25 日（入院第 2 天）：精神一般，全身浮肿较前减轻，皮肤紧张感明显减轻，头部困重感，咳嗽，痰少，咳白色稀薄泡沫痰，不能平卧。舌淡，苔薄白，脉沉细滑数。查体：双肺呼吸音粗，双下肺可闻及少量湿性啰音；心率 104 次 / 分，律齐，二尖瓣听诊区可闻及 II 级吹风样杂音。辅助检查：B 型脑钠肽（BNP）：1041.6pg/ml；血常规：中性粒细胞 0.758，淋巴细胞 0.154，血红蛋白 85g/L，血小板 367×10^9/L。24 小时总入量 432ml，总出量 2810ml。

诊断：中医不变，西医明确诊断为：慢性心力衰竭（心功能 III 级）。

处理：停用西药。中药：熟附子改为生附子 30g（先煎），加生南星 25g，牛膝 45g，干姜 45g，木香 10g（后下），沉香 10g（后下），降香 10g（后下），以求芳香开窍，加强利尿效果。

1 月 26 日（入院第 3 天）：全身水肿加重，出现气促，仍咳嗽咳痰，不能平卧。舌脉、查体同前。心脏彩超：EF 58%，房间隔水平异常左向右分流（小房间隔缺损不排除，建议进一步检查），右心肥大，肺动脉扩张，中度肺动脉高压（请结合临床），主动脉瓣轻度关闭不全，三尖瓣重度关闭不全，少量心包积液。胸片：右肺中下叶及左肺上叶舌段、下叶炎症，建议治疗后复查，考虑肺淤血，肺动脉高压，心影增大，以右室大为主，并双侧少量胸腔积液，结合临床，考虑心功能不全，双肺上叶陈旧结核，右上胸膜粘连、肥厚，可疑右肺上叶肺大泡形成。B 超：肝稍大，肝内光点密集，内未见明显占位，考虑胆囊壁增厚、水肿，腹腔积液，脾脏、胰腺、双肾未见明显异常。24 小时总入量 820ml，总出量 510ml。

处理：西药：不用。中药：考虑改中药后利尿效果不理想，中药汤剂改为首诊方药。

1 月 27 日（入院第 4 天）：全身水肿继续加重，出现发热，体温最高 38.3℃，咳嗽加重，舌脉、查体同前。24 小时总入量 750ml，总出量 280ml。

处理：地高辛、呋塞米、安体舒通、倍他乐克、雅施达口服，仙必他静脉滴注。中药：改为破格救心汤加味：炮附子 90g，干姜 60g，炙甘草 60g，生山茱萸 90g，龙骨 30g，牡蛎 30g，磁石 30g，红参 30g，茯苓 30g，泽泻 45g，桂枝 45g。

1月28日（入院第5天）：疲倦加重，全身浮肿未见明显改善，仍咳嗽咳痰，气促减轻，无发热，舌脉、查体同前。24小时总入量800ml，总出量1100ml。

处理：停用抗生素。经电话请示李可老，考虑辨证为外寒内饮，治以解表散寒化饮，中药调整为变通小青龙汤：麻黄45g，生附子30g，生川乌30g，生南星60g，细辛45g，生半夏130g，干姜45g，五味子30g，桂枝45g，赤芍45g，炙甘草60g，黄芥子30g，茯苓45g，蜜紫菀45g，款冬花45g，射干15g，生姜75g，红参45g，大枣45g，防风30g，蝉蜕45g，加黑小豆15g，加粗葱白1根，加水4500ml同煎，文火煎煮2小时，去渣，加蜂蜜2勺，浓煎至500ml，分5次温服。前3次各加1/3天然麝香。28日当天21：00前服用了3次，29日12：00前服用了2次。另加用雷火灸膀胱经。

1月29日（入院第6天）：服药后尿量增多，疲倦嗜睡，全身浮肿减轻，以腰部、左下肢最为明显，皮肤紧张感减轻，无汗出，无头部困重感。舌脉、查体同前。24小时总入量1280ml，总出量2500ml。

处理：西药：无变化。中药：在原方基础上去生川乌、生南星、防风，生附子加至35g，生半夏减半，干姜加倍，加白术30g，北杏仁25g，生山茱萸120g，龙骨30g，牡蛎30g，磁石30g，红参改为高丽参。煎煮法中不加黑小豆，余同前。

1月30日（入院第7天）：凌晨1：20出现咳嗽、气促加重，前胸及后背微微汗出，少气懒言，昏昏欲睡，腰骶部、双上肢、左下肢水肿已消退，右下肢水肿减轻不明显，舌脉变化不明显。查体：双肺呼吸音粗，双侧中下肺可闻及明显湿性啰音。血气分析提示PCO_2：111.2mmHg，PO_2：43.3mmHg。24小时总入量850ml，总出量1150ml。诊断：Ⅱ型呼吸衰竭。

上午全科讨论病情，追查发现处方中高丽参原定为15g，但误开为45g，考虑病情突然反复与此相关，中医考虑为高丽参拔肾气太过，阳气虚浮于上。现代研究显示，高丽参具有较强的增加心肌收缩力作用，该患者恰好有左向右分流病史，导致左向右分流加重，右心房肥大加重，肺动脉高压加重，最终出现咳嗽、气促加重。因此经讨论并请示专家，原方方义不变，高丽参粉减为15g，生附子加量至45g，细辛加至60g，生半夏加倍至130g。

2月1日（入院第9天）：服药后咳嗽、气促已明显减轻，右下肢水肿明显减轻，前胸及后背出汗明显增加，出现呕吐清水痰涎多次，舌脉、心肺情况查体同前。考虑呕吐清水痰涎为排病反应。

处理：西药停地高辛，加用奥美拉唑钠肠溶片护胃。中药：麻黄、蝉蜕减量至20g。停高丽参，改用红参30g。停麝香。

2月2日（入院第10天）：9：15突然出现神志淡漠，反应迟钝，呼之不应，肢体抽搐，口吐白沫，小便失禁，无口中怪叫，无角弓反张。辅助检查：头颅CT平扫：双侧反射冠及枕叶可疑低密度影，未排除缺血变性灶。地高辛浓度偏低。

诊断：癫痫大发作状态。分析：考虑癫痫发作仍为排邪反应。

处理：西药：安定静脉注射对症处理。中药：麻黄、蝉蜕减至10g。

2月3日（入院第11天）：全身水肿消退，无气促，咳嗽咳痰继续减轻。舌淡红，苔薄白，脉沉细数。处理：治疗方案不变。

2月8日（入院第16天）：全身无水肿，无咳嗽咳痰，无呕吐，可平卧，舌淡红，苔薄白，脉沉细。查体：双肺呼吸音清，未闻及明显干湿性啰音。心率78次/分，律齐，二尖瓣听诊区可闻及Ⅱ级吹风样杂音。辅助检查：复查肝功、心肌酶正常。BNP：210.8pg/ml。血气分析提示 PCO_2：55.7mmHg，PO_2：84.6mmHg。血常规：WBC：6.41×10^9/L，NEUT：65.4%，Hb：93g/L，PLT：320×10^9/L。胸片：对比2011年1月30日片，两下肺炎症较前略有吸收，余心肺情况大致同前。

处理：减生附子、细辛、生半夏、干姜、桂枝、生山茱萸用量。带中药10剂出院。具体处方如下：麻黄10g，生附子30g，细辛30g，生半夏65g，干姜60g，五味子30g，桂枝30g，赤芍45g，炙甘草60g，黄芥子30g，茯苓45g，蜜紫菀45g，款冬花45g，射干15g，生姜30g，红参30g，大枣45g，蝉蜕10g，白术30g，北杏仁25g，生山茱萸90g，龙骨30g，牡蛎30g，磁石30g。共住院16天。

2月23日随访显示：患者情况良好，未再发生浮肿，无咳嗽，夜可平卧，只有出去买菜走得急的时候有一点气紧。家务活基本上都能干，余无不适。

二、体会

1. 明确诊断同样重要 无论从患者和家属的现实需求，还是从综合评估病情、规避风险方面，尽早明确患者的现代诊断是非常重要的。这要求主诊医生必须有扎实的西医功底，同时坚持"初始诊断现代化，治疗思维经典化"。该患者慢性心力衰竭诊断明确，但基础疾病及既往诊疗史不详，结合此次心脏彩超检查结果，考虑先天性心脏病可能性大，房间隔缺损，左向右分流。因患者经济原因，出院时未能复查心脏彩超，并完善其他检查进一步明确是否存在先天性心脏病。

2. 治则方面 水肿病，是指体内水湿停留，面目、四肢、胸腹甚至全身浮肿的疾患。《素问·水热穴论》："故肺为喘呼，肾为水肿，肺为逆不得卧，分为相输，俱受者，水气之所留也。"古代又称水、水气、水病。水肿与脾、肺、肾三脏关系密切。《景岳全书·水肿论治》："肺虚则气不化精而化水，脾虚则土不制水而反克，肾虚则水无所主而妄行，水不归经，则逆而上泛，故传入脾而肤肉浮肿，传入肺，则气息喘急。"《金匮要略》论水肿的治疗原则为："诸有水者，腰以下肿，当利小便；腰以上肿，当发其汗。"实证多由外邪侵袭，气化失常，治宜祛邪为主，用疏风、宣肺、利湿、逐水等法，用麻黄连翘赤小豆汤、越婢加术汤、五苓散等方。虚证多由脾肾阳虚，不能运化水湿，治宜扶正为主，用温肾、健脾、益气、通阳等法，以真武汤合理中汤等方。

该患者曾先后使用苓桂术甘汤合真武汤、大破格汤及全套西药方案，但治疗效果均不佳。针对这种临床常见的顽固性水肿情况，我们反复摸索处理思路，尝试运用李可老的经验选用了变通小青龙汤，终获佳效。之所以苓桂术甘汤合真武汤、大破格汤服用后无效，考虑因水道不通，邪无出路，对于此种情况，必须先要加强开散力度，使得水饮之邪有路可出。注：大破格汤，指山西灵石县李可老中医的经验方"破格救心汤"，该方采用大剂量段时，称为大破格汤。破格救心汤组成：附子30~100~200克，干姜60克，炙甘草60克，高丽参10~30克（另煎浓汁兑服），山萸净肉60~120克，生龙牡粉、活磁石粉各30克，麝香0.5克（分次冲服）。煎服方法：病势缓者，加冷水2000毫升，文火煮取1000毫升，5次分服，2小时1次，日夜连服1~2剂。病势危急者，开水武火急煎，随煎，随喂，或鼻饲给药，24小时内，不分昼夜频频喂服1~3剂。

3. 方药方面 小青龙汤，功效解表散寒，温肺化饮。主治外感风寒，内停水饮。《伤寒论》第40条："伤寒表不解，心下有水气，干呕，或咳，或噎，或喘，小青龙汤主之。"第41条："伤寒心下有水气，咳而微喘，发热不渴。服汤已渴者，此寒去欲解也，小青龙汤主之。"小青龙汤主治太阳表里俱寒，名曰青龙，取东方木神伏邪之义。龙兴则云升雨降品物咸亨。小青龙汤逐水以散阴寒，犹龙之翻波逐浪而归江海。以下具体谈一下变通小青龙汤的治疗作用。

变通小青龙汤是李可老中医的经验方，由小青龙汤化裁而来，其全方如下：桂枝、麻黄（另包，先煮去上沫）、蝉蜕、赤芍各45g，炙甘草30g，制附子、干姜各 45g，五味子 33g，辽细辛 45g（蜜炙），生半夏 65g，生晒参 30g（另煎），茯苓、炙紫菀、炙冬花各 45g，白果 20g(打)，鲜竹沥 60ml，生姜 65g。其病机、证候是"伤寒表不解，心下有水气，发热汗出而喘"，"咳逆倚息不得卧"（或无汗而喘）。"心下"的部位，包括胸中，心、肺、胃。水气，是痰饮之未成形者，重则可以变为黏稠之痰涎，浸渍、阻滞、缠绕于诸脏器之窍道间而成喘。只要符合主证病机，不论西医的何种病或中医的一切外感内伤，皆可通治之。结合变通小青龙汤的病机、证候，该患者属于心下有水气，喘咳不得卧，痰饮之邪伏于里，全身气机不畅，水液、痰饮之邪在体内停留，无法正常运行，郁积在各大脏腑、体表，即表现为肢肿、腹水、胸水、咳喘不能卧。此时只给予西药的呋塞米无法起到利尿作用，给予中医的普通利水药物亦无济于事，关键就在于没有打开水液、痰饮的流通，该患者所服的变通小青龙汤在原方基础上加了生南星，并加大生半夏、细辛用量以求化饮力度加强，并用麝香通窍、加强走散之力，考虑患者体质虚弱，加用高丽参益气固脱，从整体组方来看，散中有守，脱中有固，使得水饮、痰邪有路可出，故服药后出现呕吐痰涎、清水多次、癫痫等排邪反应。然精神状态、水肿情况却逐渐好转。该病例将服药后的治疗反应展现得淋漓尽致。

（徐国峰）

心血管疾病经方治验

近年来，我运用经方治疗一些心血管疾病，取得较好效果，现作简单小结。

案1 **室性早搏**

王某，女，42 岁，2009 年 3 月 20 日就诊，反复出现胸闷心悸多年，疲劳及感冒后易发作，多次行心电图检查：频发室性早搏，平时服"酒石酸美托洛尔片"治疗，效果尚可。此次由于受凉后发作，服药治疗效果差。自感胸闷心悸，心烦口苦，失眠多梦，大便可，形体中等，舌质红，苔黄，脉滑。

予黄连温胆汤治疗：黄连 10g，制半夏 10g，茯苓 15g，姜竹茹 10g，枳壳 20g，陈皮 10g，炙甘草 5g，干姜 5g，红枣 10g。服药 5 天，胸闷心悸症状改善，睡眠好转，继续服药半月，复查心电图早搏消失。

按：此症临床较多见，患者病情不太严重，体质可，多伴有心烦失眠，口干口苦等症状，病情控制后，不需常服。其他方剂如小陷胸汤、黄连阿胶汤、黄连解毒汤、三黄泻心汤等也可以应用。

案2 冠心病伴急性心功能不全

蒋某，男，78岁，2008年10月12日就诊。近几年出现突发性胸闷不适，呼吸困难，伴大汗淋漓。考虑：冠心病伴急性心功能不全。虽住院治疗后能好转，但目前发作频繁，而且恢复较慢，怕风多汗，下肢沉重，体型偏胖，肌肉松软，下肢轻度浮肿，舌质淡红，舌体胖大，脉浮大。

予黄芪桂枝五物汤加味治疗：生黄芪60g，桂枝10g，肉桂10g，赤芍20g，龙牡各15g，干姜5g，红枣20g。服药半月症状明显缓解，间断服药2个月，数年未发。

按：一般此症患者体型偏胖，体质一般，多伴有怕风多汗、下肢浮肿等症状，需小剂量服药，改善体质，效果才佳。

案3 高血压病伴慢性心功能不全

庄某，男，83岁，2010年12月18日就诊。近3年反复出现胸闷气急，下肢浮肿，原有高血压病史多年，考虑：高血压性心脏病、心房颤动、慢性心功能不全。一般经利尿强心等治疗后能好转，但近2个月3次住院治疗，而且效果不佳。目前感胸闷气急，稍活动即加重，纳差，口干，小便不多，体型偏瘦，肌肉紧，舌质暗红，舌面干，脉速。

予桂枝茯苓丸加味治疗：桂枝10g，肉桂6g，桃仁15g，茯苓15g，牡丹皮12g，赤芍30g，怀牛膝30g，泽泻15g，川芎15g，枳壳15g，红枣20g。服药3个月，诸症兼消，甚是欢喜。

按：此病西医一般以控制血压心律、强心利尿等为主，但往往此类患者易出现顽固性心力衰竭、水电解质紊乱、多脏器衰竭。此类患者一般体型干瘦，动则心悸气急，比较符合"桂枝证"。其他含桂枝类方剂：桂枝汤、苓桂术（味）甘汤、桂枝加龙骨牡蛎汤、炙甘草汤等效果也不错。

案4 扩张性心肌病、慢性心功能不全伴肝硬化腹水

章某，女，72岁，2009年6月5日就诊，原有糖尿病数年，近10余年反复出现胸闷气急，夜间不能平卧，下肢浮肿。近半年病情加重，上海长海医院考虑：扩张性心肌病、慢性心功能不全伴肝硬化腹水。而且大剂量利尿强心等治疗后无效。目前感胸闷气急，稍活动即加重，整夜不能入眠，纳差，口干，小便不多，体型偏胖，腹满有压痛，双下肢重度浮肿，色黑，舌质嫩红，舌苔白，脉沉。

予真武汤加四味健步汤治疗：制附子15g，赤白芍各30g，白术15g，茯苓15g，肉桂10g，丹参20g，怀牛膝30g，石斛30g，泽泻30g，干姜5g，红枣20g。服药2周，小便多，下肢浮肿好转，腹水逐渐消失。继服数月，后未住院治疗，目前病情稳定。

按： 本症属于慢性心功能不全晚期，临床处理十分棘手，而且效果甚微。必须重用芍药才能有效，而且需不断调整剂量，长期服用才能改善病症。

（缪青云）

大柴胡汤治疗胆汁反流性胃炎

胆汁反流性胃炎西医常规治疗效果不佳，尤其发呃一症难以消失。反复研读《伤寒论》，张仲景明确指出"呕属少阳"。田先生指导："口苦，发呃，不食，大便干，大柴胡汤是良方。"此一语惊醒梦中人。

《伤寒论》101条指出："伤寒中风，有柴胡证，但见一证便是，不必悉具。"

96条："伤寒五六日中风，往来寒热，胸胁苦满，嘿嘿不欲饮食，心烦喜呕，或胸中烦而不呕，或渴，或腹中痛，或胁下痞硬，或心下悸，小便不利，或不渴，身有微热，或咳者，小柴胡汤主之。"

97条："血弱气尽，腠理开，邪气因入，与正气相搏，结于胁下，正邪分争，往来寒热，休作有时，嘿嘿不欲饮食，脏腑相连，其痛必下，邪高痛下，故使呕也，小柴胡汤主之。"

103条："太阳病，过经十余日，反二三下之，后四五日，柴胡证仍在者，为未解也，与大柴胡汤下之则愈。"

以上条文明示了呕不只是少阳胆火上犯阳明胃腑，治疗胆汁反流性胃炎应以和解少阳、顺降阳明为大法。笔者运用此法成功治愈了63例胆汁反流性胃炎，且疗程短，见效快，复发率低，很值得推广。现举1例说明。

刘某，女，46岁，2006年4月17日初诊。主因上腹部胀痛2个月，伴口苦、发呃1个月，加重10日，来我科诊治。现症：上腹部胀痛、口苦、恶心呕吐，有时吐黄苦水，尤在吃油腻食物后加重，胸胁苦满，不欲饮食，寒热往来，大便干燥3日一行，小便黄赤，舌红苔黄腻，舌边有齿痕，脉缓滑。查体：剑突下压痛（++），墨菲征（+）。急行胃镜示：胃黏膜充血、水肿、糜烂，十二指肠示

0.8cm×0.6cm 溃疡灶，胃内有大量胆汁。B 超示：胆囊炎、胆结石。西医诊断：①胆汁反流性胃炎；②胆囊炎、胆结石。中医诊断：胃脘痛，证型：胆火犯胃，阳明腑实。治以疏泄少阳，通下阳明。方用：大柴胡汤加茵陈 30g，金钱草 30g，川楝子 30g，醋延胡索 20g。3 剂，水煎服。

当患者服 2 剂第二煎时，腹中雷鸣，矢气、欲大便，且泻下硬便粪水夹杂稀溏奇臭难闻，呕吐顿失。当服第 3 剂第二煎后口不苦，胃不痛。二诊时以小柴胡汤调理而愈。又服 6 剂后，复行胃镜示：胃黏膜红白相兼，以红为主，无糜烂，无胆汁。B 超示：胆结石消失，胆囊壁稍毛糙。

按： 胆与胃经脉上互为络属。医学解剖证明，胆汁通过十二指肠乳头突流入小肠，如果胆压高，奥狄括约肌失调，再加肠压高，致使胆汁反流入胃导致胃炎，出现胃脘痛，口苦，呕吐苦水，这就是"少阳之为病，口苦，咽干，目眩"的机制所在。运用疏泄少阳胆腑、通降阳明胃腑的方法，践行着"六腑以通为用"的治胃病大法，意在减轻胆、肠压力，使胆汁顺降而不反流，并且使胃中胆汁顺降于小肠参与消化，这样就达到了胆汁反流性胃炎的科学治疗目的。

（高三成）

经方治疗肠道功能紊乱

案 1 *顽固性便秘*

张某，女，42 岁，外地务工人员。患便秘 10 余年，开始服用大黄苏打片、果导片等通便药有效，后来药物的剂量逐渐加重才有效。近 1 年来服用通便药效果逐渐不明显。曾经吃过很多中药，大多为润肠通便类，吃时有效，一停药就便秘。刻下：中等身材，营养一般，肤色黄白，欠泽。皮肤纹理细腻。大便未解已 5 天，平时大便坚硬如羊屎，由于未解大便而感觉腹胀，纳呆，舌淡。腹诊：腹肌偏软，无压痛、反跳痛。脉弦细。

处方： 白芍 30g，甘草 10g，生白术 50g，麻仁 10g，枳壳 12g。3 剂，每日 1 剂。复诊：药后第 2 天即排便，原方继服 7 剂。

随访： 半年来大便正常，一般 1 天或 2 天一次，便无难解之苦。

按： 芍药甘草汤对大便如羊屎者效果肯定，自魏龙骧老先生首次介绍了重用生白术治便秘后，经临床验证效果非凡，尤其对脾虚慢传输性的便秘更为适用。

《本草求真》认为："脾苦湿，急食苦以燥之，脾欲缓，急食甘以缓之，白术味苦而甘，既能燥湿实脾，又能缓脾生津，且其性微温，服之能健脾消谷，为补脾脏第一要药也。"脾胃得补，升清降浊，能促进排便功能。

案2　顽固性腹痛

刘某，男，14岁，学生。脐周反复发作性疼痛2年，经多家医院检查病因未明，诊断为肠痉挛、肠道功能紊乱。曾服西药抗炎解痉剂、益菌剂，中药痛泻要方、健脾行气剂等，疗效欠佳。刻下：形体偏瘦，肤色白皙，纹理细腻，口唇淡。近几天来脐腹疼痛发作频繁，隐隐作痛，纳呆，二便如常。腹平，压痛（－），反跳痛（－），脐周按压感觉轻微搏动，述按压时腹部较为舒适。舌淡嫩，苔白润。属太阴腹痛。

处方：桂枝5g，肉桂5g，白芍24g，炙甘草6g，干姜9g，红枣20g。5剂，每日1剂。

复诊：药后腹痛明显好转，一天只有偶尔短暂的隐痛。原方14剂。药后随访腹痛没有复发。

按：此为太阴腹痛，患者为桂枝体质。《方极》云桂枝加芍药汤：本方治桂枝汤证而腹拘挛剧者。如脐左、左下大肠区有压痛或兼有痉挛的肠管者可辨为"大实痛"，桂枝加大黄汤主之。

（袁建国）

口腔病的经方疗法

口腔科疾病包括牙齿、牙周组织、口腔黏膜、颌骨、唇、颊、舌、口底、腭、唾液腺和颞下颌关节等组织器官的疾病。常见的有炎症、外伤、畸形和肿瘤等。

适用于经方疗法的口腔疾病主要有：①口腔黏膜病，如复发性口腔溃疡、扁平苔癣、白塞综合征；②牙周组织的炎症，如牙龈炎、牙周炎、牙周脓肿等；③舌觉异常，如舌痛、舌麻、味觉异常等。

经方治疗口腔病的思路，一是专病专方，针对疾病的特征用药；一是整体治疗，口腔疾病虽为局部病变，但常常在整体上有特征可寻，并有相应的经方可用。

一、甘草泻心汤

炙甘草 20g，制半夏 10g，黄芩 15g，干姜 10g，党参 15g，黄连 5g，大枣 20g。以水 1200ml，煮沸后调文火再煎煮 40 分钟，取汤液 300ml，分 2~3 次温服。

1. 适用病　①复发性口腔溃疡：本方可作为复发性口腔溃疡常规用方。一般情况下，本方无需加减。②白塞综合征：可先用原方，如烦躁不安，舌红脉数，可以合黄连解毒汤。③扁平苔藓：甘草泻心汤对此有的效有无效。有效的大多营养状况较好，体瘦，肌肉坚紧，一般加柴胡 15g，白芍 30g，生地黄 30g。肥胖的或营养状况差的，另有配方。④手足口病：用甘草泻心汤加连翘、柴胡。李发枝教授经验，如用甘草泻心汤一剂不效则改三黄泻心汤。

2. 适用体质　①营养状况较好，嘴唇舌红，大多数为青壮年患者。②大多有焦虑、紧张、睡眠障碍等，月经期加重。③容易有黏膜溃疡，容易有消化道症状，如上腹部不适、疼痛、腹泻等。

3. 说明　①甘草泻心汤是黏膜修复剂，也是一个抗病毒方。②甘草多用可能有反酸、腹胀及浮肿等不良反应。一般 20g 以下，如发现浮肿，必须减量或停服。

二、炙甘草汤

炙甘草 10g，人参 10g 或党参 15g，麦冬 15g，生地黄 15g，阿胶 10g，肉桂 5g，生姜 15g 或干姜 5g，火麻仁 10g 或枸杞子 15g，红枣 30g。以水 1500ml，加入黄酒或米酒 50ml，煮沸后调文火再煎煮 50 分钟，取汤液 300ml，化入阿胶，分 2~3 次温服。

1. 适用病证　①体质虚弱者的口腔溃疡：局部黏膜大多暗淡不红，或有轻度贫血等。配合服用薯蓣丸。②扁平苔藓以及口腔癌晚期的体质调理：贫血或白细胞低下者，加入枸杞子、二至丸、山药。③老人以及放疗后的口腔干燥。④牙龈出血：常用于坏血病（维生素 C 缺乏症）、血小板减少症、白血病、血友病等导致的出血。

2. 适用体质　①羸瘦，面色憔悴，皮肤干枯，贫血貌；②大便干结；③心律失常。

3. 说明　①要注意甘草的不良反应。②服用本方的同时应加强营养，特别是增加胶质类动物蛋白的摄入。

三、泻心汤

大黄 10g，黄连 5g，黄芩 10g。以水 1100ml，煮沸后调文火再煎煮 40 分钟，取汤液 450ml，分 3 次温服。也可用沸水泡服。

1. 适用病证 ①牙周炎、牙龈炎以及血液系统疾病导致的牙龈出血。②扁平苔藓见黏膜充血、疼痛剧烈者，加黄连解毒汤和生甘草 20g。③口腔溃疡服用甘草泻心汤无效者。伴有口臭、便秘，局部溃疡红肿疼痛剧烈者。④冠周炎、牙周脓肿。⑤老年人舌乳头炎。

2. 适用体质 ①体型壮实，面色潮红而有油光。②腹部充实有力，大便干结或便秘。③头痛头晕，易于鼻衄，或上腹部不适。④舌质暗红。体检血压、血脂、血液黏度高者。⑤也适用于体型中等偏瘦，但平时大便干结，容易口舌生疮者。

四、葛根汤

葛根 30g，生麻黄 10g，桂枝 10g，白芍 10g，生甘草 5g，生姜 15g，红枣 20g。以水 1000ml，煮沸后调文火再煎煮 30~40 分钟，取汤液 300ml，分 2~3 次温服。

1. 适用病证 ①风寒型的牙周脓肿、牙髓炎等；常常有疲劳、感受风寒的诱因，常与感冒相伴。无汗恶寒，局部肿痛，全身痛，肌肉酸者最有效。如大便干结，舌苔厚者，可加大黄。②龋齿疼痛：合桃核承气汤，或桂枝茯苓丸。③颞下颌关节紊乱综合征。④手足口病：合小柴胡汤。适用于风寒型体质壮实的儿童。

2. 适用体质 ①大多体质较为壮实，尤其肌肉比较结实。②皮肤黝黑或黄暗粗糙。③嗜睡、易疲劳、咽喉不红等。④从事体力劳动或平素身体强壮的青壮年以及酒客等应用的机会较多。

3. 说明 葛根汤是发汗解表剂，其发汗作用轻微。服药以后，一般要避风寒，微微出汗后，牙痛等症状可减轻。

五、附子理中汤

制附子 10g，党参 15g，干姜 15g，白术 15g，炙甘草 10g。以水 1000ml，煮沸后调文火再煎煮 40 分钟，取汤液 300ml，分 2~3 次温服。或用成药附子理中丸，每次 8 粒（浓缩丸），每日 3 次。

1. 适用病证 ①虚寒型的牙周炎、牙周脓肿、牙痛等。②肿瘤化疗以后导致的口腔糜烂。

2. 适用体质 ①其人多见面色黄暗、精神萎靡。②食欲不振，腹胀腹泻，小便清长，脉象无力等。③牙周紫暗漫肿无头，疼痛绵绵不休。

3. 说明 ①本方是温热性强壮药，有消散炎症、促使脓肿吸收的效果。②加黄连、肉桂效果更好。

六、五苓散

猪苓 20g，泽泻 30g，白术 20g，茯苓 20g，桂枝 15g 或肉桂 10g。以水 1100ml，煮沸后调文火再煎煮 40 分钟，取汤液 300ml，分 2~3 次温服。也可打成散，每服 5g，每日 2 次。

1. 适用病证 ①扁平苔藓，黏膜白纹明显，水肿，色淡，充血不明显，舌大边有齿痕者。②口腔干燥，如干燥综合征，与小柴胡汤合用。

2. 适用体质 ①体胖，面黄。②大便不成形或腹泻，多汗、浮肿倾向。③口渴感明显，但不能多饮水，喜饮热汤。④有酗酒、暴饮暴食倾向。⑤有脂肪肝。

3. 说明 ①酒客加葛根。②经常吃海鲜的，加薏苡仁。③有皮肤瘙痒，有过敏倾向者，加防风。

七、温胆汤

姜制半夏 15g，茯苓 15g，陈皮 15g，生甘草 5g，枳壳 15g，竹茹 10g，干姜 5g，红枣 15g。以水 1100ml，煮沸后调文火再煎煮 40 分钟，取汤液 300ml，分 2~3 次温服。

1. 适用病证 ①舌痛、舌麻（灼口综合征）。②舌肿大感、活动异常感、舌苔厚腻感。③味觉异常。

2. 适用体质 ①半夏体质。②追寻病史，大多有精神创伤的诱因。③伴有不同程度的焦虑、失眠等精神心理症状。

3. 说明 ①本方是舌觉异常的基本方。②多与半夏厚朴汤同用。如胸闷、焦虑不安者，再加山栀子；腹胀者，加厚朴；如齿痕舌明显，可重用茯苓至 30g。③要注意服用药物引起的味觉异常。据统计，有近 1/3 的患者味觉障碍是由药物引起的。④中老年妇女伴有月经失调或闭经的舌痛，要注意是否有温经汤证、桂枝加附子汤证以及麻黄附子细辛汤证的可能。

（黄煌）

黄煌教授补养法治疗口腔黏膜病例

中医治疗口腔黏膜病效果卓著，临床上使用最多的是甘草泻心汤、黄连解毒汤、三黄泻心汤等以泻火为主的方剂，适用于体质壮实者。而对于体质虚弱者的口腔黏膜病有时运用补养法治疗颇具佳效，现举黄煌教授补养法治疗口腔黏膜病2例，以与业者共赏。

案1　复发性口腔溃疡

女，43岁。形体略瘦，贫血貌而肌肉较松弛。主诉：口腔溃疡反复发作。患者口腔溃疡反复发作，怕冷，口唇干燥，手足皮肤干燥，自觉手如树干样感觉，每日需要搽油2~3次方感舒适。大便干结，易脱发。曾经血常规检查白细胞略低于正常值。B超检查发现左侧卵巢囊肿。舌暗淡，苔薄。诊断：复发性口腔溃疡。

处方：温经汤。吴茱萸10g，党参10g，麦冬20g，炙甘草6g，姜半夏6g，肉桂6g（后下），当归10g，白芍10g，牡丹皮10g，赤芍10g，川芎6g，阿胶12g（另烊），干姜6g，红枣30g。

药后1周，口腔溃疡愈合，患者甚为高兴，同时怕冷感好转，大便亦甚为通畅。原方熬膏冬令服用。

按：温经汤为补养之方。方中当归、川芎、芍药、牡丹皮、阿胶和血养血祛瘀；麦冬、人参、半夏、甘草相配有麦门冬汤之意，具有增液养营、开胃进食之功，适合于消瘦、食欲不振者；桂枝、芍药相配，一以桂枝通阳、活动脉之血，一以芍药和营、活静脉之血，两者相配具有改善全身血液循环的作用；吴茱萸、生姜、党参相配，有吴茱萸汤之意，可温养肝胃，治疗肝胃虚寒之久泻、呕吐、头痛等。适用温经汤者，多偏瘦，营养状况不佳，皮肤干枯发黄发暗，缺乏光泽，面色或潮红、暗红，口唇干燥，或伴有热感、疼痛感，小腿皮肤干燥，手掌、脚掌干燥，容易有裂口或者毛刺，有时手掌烦热，毛发易脱落，干枯发黄易断，腹壁薄而无力，小腹部有拘急疼痛或腹胀感，平素多怕冷，手足多冰凉，大便多稀溏。温经汤原治妇女七七天癸将竭，曾经半产，瘀血在少腹不去而出现之暮即发热，少腹里急，腹满，手掌烦热，口唇干燥及育龄妇女月经紊乱，久不受孕等。此处以温经汤移治口腔溃疡者，旨在通过整体体质之调整，达到局部治疗之目的。

案 2　口腔黏膜糜烂

刘某，女，76 岁，肤白松弛，稍显憔悴。2010 年 9 月 6 日初诊。主诉：口舌糜烂疼痛影响进食 1 年半。1 年半以来，患者口舌糜烂疼痛，影响进食，屡经中西医诊治，效果不佳，体重从发病至今已下降了 5.5kg。刻下患者口腔两颊内侧黏膜糜烂充血，舌面光红糜碎。虽有食欲，但因口舌疼痛，影响进食。脉结代，66 次 / 分，无明显心悸。诊断：口腔黏膜糜烂。

处方：炙甘草汤加减。党参 15g，麦冬 20g，天冬 15g，生地黄 15g，生甘草 10g，阿胶 15g（另烊），桂枝 10g，枸杞子 15g，山药 20g，干姜 5g，红枣 20g，15 剂。

9 月 27 日复诊：患者喜告上方服用 3 次就有好转，现在两颊侧黏膜充血减轻，舌光红无苔无糜碎。大便 1 日 1 次，睡眠好，食欲好。原方续服。

11 月 1 日三诊：患者面色润泽，体重回升，精神状态好，喜形于色。查其两颊内侧黏膜光滑，舌淡红，有薄苔，无糜烂。

按：炙甘草汤为补养之方。方中桂枝、甘草治疗心悸；人参、麦冬、大枣、甘草补中气，养胃液，开胃进食；生地黄、阿胶止血，同时补充阴液；麻仁含有丰富的优质脂肪、蛋白质，不仅能够润肠通便，更是补养机体之良药。适用炙甘草汤之患者，形体消瘦，面色憔悴，精神萎靡，皮肤干枯，贫血貌，多见于大病或大出血后，或营养不良者，或极度疲劳者。患者或有明显的动悸感，并可伴有早搏甚至心房、心室颤动等心律失常。炙甘草汤原用于治疗体质虚弱患者之心动悸，脉结代，此处移治口腔黏膜糜烂，亦是通过整体体质之调整，达到局部治疗之目的。

（强勇）

肠系膜淋巴结炎诊治一得

近两年我诊治了较多的肠系膜淋巴结炎的患儿，疗效不错，与大家一起分享、探讨。诊断方面主要依赖临床表现与彩超，较典型的是多发于感冒后的腹痛，以脐周为主，有时部位为右下腹，可伴有发热，时伴恶心，无腹泻。血常规示白细胞及中性粒细胞明显偏高，C 反应蛋白及血沉轻至中度升高。彩超可发现肿大的肠系膜淋巴结，有时需与阑尾炎鉴别。

西医学治疗主要采取抗感染及解痉对症处理，一般需要 1 周的治疗时间。在确诊后立即进行中西医结合治疗，不仅可减少输液治疗天数，而且可以明显提高疗效，使患儿尽快恢复健康。

中医药治疗采用的是八味解郁汤（四逆散与半夏厚朴汤的合方）加连翘、薄荷、桔梗、白芷。3~5剂就可完全缓解腹痛，发热退，胃纳增。此时复查血常规、C反应蛋白及血沉一般均可恢复正常。

临证中发现此类患儿的一些共性：体质以偏热性，肤白唇红为主。若在感冒初期可使用小柴胡汤合除烦汤加减，但一旦出现腹痛则转为加味解郁汤。若感兴趣，不妨一试。

（薛蓓云）

黄煌运用柴归汤治疗自身免疫性疾病经验

黄煌教授从体质辨证入手，运用小柴胡汤合当归芍药散（简称柴归汤）及其加味方治疗自身免疫系统疾病，疗效显著。现结合临床案例4则介绍其辨治经验。

一、柴归汤证

1. 概说　小柴胡汤是治疗少阳病的代表方。黄师认为条文中"往来寒热"除了体温的交替感、持续迁延不愈的低热，还包括患者的自我感觉过敏等，而诸多免疫系统疾病中出现的发热、过敏等症状也属此范畴。同时根据"胸胁苦满"黄教授提出了"柴胡带"概念，认为胸胁部位可延伸至胸锁乳突肌、甲状腺、少腹部、腹股沟等处。作为重要的免疫器官，淋巴结大多分布于柴胡带上。此外，少阳病多见于疾病的迁延阶段，反复发作，缠绵难愈，黄教授认为此与免疫系统的功能失调密切相关。故黄教授把小柴胡汤形象地称为天然的免疫调节剂。

当归芍药散载于《金匮要略》，由当归、川芎、芍药、茯苓、白术、泽泻组成，具有养血疏肝、健脾利湿、和血利水、活血镇痛等功效。其中当归、川芎、芍药养血活血，茯苓、白术、泽泻健脾利水祛湿，共调血分和水分。现代药理研究表明，本方主要组成药当归、芍药、川芎等均有显著的抗炎、镇痛和镇静作用。后世医家常用本方治疗多种妇科疾病。有实验表明：本方可明显提高免疫复合物的清除率，其作用主要是当归所致。本方还能促进枯否细胞对免疫复合物的消化，从而增加细胞与免疫复合物的结合。

名医陈慎吾临床擅用小柴胡汤加减治疗急慢性肝炎、肝硬化、肝硬化腹水患者，均获良好效果。血虚型的慢性肝炎症见口苦、胸满、食少、呕吐、心烦、胁下痞硬、腹部喜按时，用小柴胡汤合当归芍药散治疗。黄师常将小柴胡汤与当归芍药散合用，名柴归汤，用于自身免疫性疾病长期迁延不愈，伴有面色黄，易浮肿，月经不调，腹痛，便秘或腹泻者。临床上，柴归汤证既非典型的实证或虚证，也反映不出单纯的寒象或热象，而多是虚实夹杂，寒热错杂。选用柴归汤可以缓解躯体症状，进而调整免疫功能。需要指出，小柴胡汤合当归芍药散并不是自身免疫性疾病的专方，临证时应重视整体，着眼于体质的调理。

2. 柴归汤体质　黄师认为柴归汤多用于中青年女性，形体中等，肤色偏黄，缺乏光泽，面部生黄褐斑，或面生红斑丘疹，皮肤干燥，或浮肿貌，以面目、下肢为甚。这些患者就诊时叙述症状较多，能从头到脚涵盖全身，对症状的观察很细致，从症状的反复出现中发现其规律性，描述症状时具体而形象生动，常见症状如恶风怕冷，手脚冰冷，或目痒，或皮肤瘙痒，常患感冒，大多对花粉、风冷、食物、药物、动物皮毛、尘螨过敏；月经不调，表现在月经周期不定，或提前，或延迟，或闭经，经量或多或少，经期或行经前后小腹疼痛，经前头痛、腹泻、浮肿，甚至不孕；有明显的疲劳感，欲望低下，精力不济，倦怠乏力，或目睛干涩，视物模糊；腹痛、便秘或大便不成形，便秘和腹泻同时或交替出现；常伴头晕头痛，或心悸，或记忆力下降，关节疼痛，肌肉酸痛，容易出现晨僵。

3. 主治疾病谱　常用于免疫、内分泌、神经、代谢等多个系统相关疾病患者的体质调理。如强直性脊柱炎、系统性红斑狼疮、干燥综合征、类风湿关节炎、风湿性多肌痛、亚急性甲状腺炎、甲状腺功能亢进、甲状腺功能减退、慢性肝炎、免疫性肝炎、病毒性肝炎、肝硬化等自身免疫性疾病，过敏性皮炎、过敏性鼻炎、支气管哮喘、皮肤瘙痒症、荨麻疹、异位性皮炎、日光性皮炎等变态反应性疾病，痤疮、月经不调、痛经、闭经、不孕症、女性黄褐斑、更年期综合征等内分泌系统疾病，偏头痛、紧张性头痛、神经性头痛、眩晕症等神经系统疾病，慢性疲劳综合征，肿瘤手术、化疗后的调理等。

4. 加味　加荆芥、防风，主治免疫系统疾病、过敏性疾病。荆芥功在发表，祛风，理血，治疗头痛、疮疖；防风祛风止痛止痒，用于发热恶寒、头痛、身痛、肤痒，二药能降低机体敏感度且参与免疫调节，同用更能加强疗效。浮肿明显者，白术、茯苓、泽泻加量。热象明显者，黄芩加量。

5. 服法　在服法上可采用小剂量、长期服用的方法，即初起日1剂，待症状缓解后，酌情调整服药剂量或次数，守方续服，一般可服用2~3个月。

6. 注意事项 服用此方后患者可出现脸色好转，精神好转，怕冷情况减轻，疲劳感减轻等征象。若药后出现腹泻，如无其他不适无需停服。当机体调动免疫细胞参与自身免疫反应，刺激免疫系统的功能发挥时，可能出现感冒发热，患者亦可续服本方。黄师常建议平时应注意保暖，尤其是经期保健，避免进食生冷，少食发物，避免过劳，防止感冒发生，保持良好的心态。

二、病案举例

案1 朱某，女，24岁。2010年10月16日初诊。

患者因"反复发作性面部红疹8个月余"前来就诊。形体中等偏瘦，肤白唇红。自觉初期患部伴瘙痒，月经量少，经期5天，有血块，大便干结，怕冷，冬天手足冰冷，自小每年面部、四肢、耳部易生冻疮，嗜冰冷食品。刻下症：两侧面颊部及下巴痤疮严重如红疹。黄师认为患者出现的症状与自身免疫功能失调有关。

处以柴归汤加味，药用：柴胡15g，黄芩5g，姜半夏10g，党参10g，生甘草5g，当归10g，川芎15g，白芍20g，白术15g，茯苓15g，泽泻15g，荆芥15g，防风15g，干姜5g，红枣20g。水煎服，每日1剂，15剂。嘱其少吃生冷食物。

二诊：皮损有所减少，颜色变淡。患者自诉服药半个月后大便基本通畅，舌尖红，脉搏96次/分。原方加赤芍15g，15剂，服法如前。

三诊：患者自述皮损进一步减少，疹色更淡，新发者甚少，皮肤无痒感，但每于遇热后，如洗澡后增多。近日气温下降后右手食指第二指节尺侧冻疮又发。10月16日方药物不变，白芍加量至40g，15剂，服法如前。

四诊：面部皮肤光整，痤疮基本消退，仅剩少量痕迹，冻疮依旧。原方续服。黄师嘱其注意保暖，尤其经期勿食生冷、避免感冒、保持心态平和。

按： 此患者形体中等偏瘦，肤白唇红，症状较多，以皮损为主。黄教授认为此痤疮并非瘀血型、血热型、风寒型等常见类型的痤疮。病情反复发作，有过敏倾向，发病主要原因为免疫功能紊乱，治疗不能仅局限于改善局部皮损状况，因而采用柴归汤调整免疫功能。荆芥、防风皆有疏风之效，用以降低皮肤的敏感性，配合柴归汤加强免疫功能的调节，针对患者皮肤色红、大便干结等情况重用白芍滋阴舒筋通大便，加赤芍增强活血化瘀之功。冻疮，多由寒所致，也可由免疫功能失调引起。故治疗或预防冻疮，病灶在局部，但并非必用温药以祛寒。该患者应更重于全身调理。

案 2 何某，女，50 岁。2010 年 6 月 12 日初诊。

患者体型中等偏实，面部生黄褐斑，肤色偏黄，面目虚浮，下眼胞肿甚。自诉咽喉部有黏痰堵塞，吞之不下，吐之不出，自觉周身不适。睡眠欠佳，怕风怕冷，动辄汗出，大便正常，尚有晨僵现象，腿诊见两下肢浮肿。甲状腺功能检查各项指标均无异常。既往 1996 年行子宫次全切除术。

予以柴归汤原方：柴胡 15g，黄芩 5g，姜半夏 10g，党参 10g，生甘草 5g，当归 10g，川芎 10g，白芍 20g，白术 15g，茯苓 15g，泽泻 15g，干姜 5g，红枣 15g。水煎服，每日 1 剂，15 剂。

半个月后复诊：服药后大便偏稀，下肢浮肿已不明显，汗出减少。就诊时心率偏快。原方 21 剂，嘱其自行掌握服药剂量。

三诊：体检时确诊为桥本甲状腺炎。查体可见甲状腺肿大已不明显，下肢浮肿不明显。但近一两个月以来严重怕冷，听力下降明显，容易掉发，腹部相对松软。守方续服，隔天服用。

四诊：药后不明原因水泻、呕吐，眼泡肿，双下肢浮肿复现，甲状腺肿大不明显，无晨僵，精神尚可，早醒，不易再次入睡。原方，隔日 1 剂。

五诊（2010 年 10 月 26 日）：江苏省人民医院超声提示：双侧甲状腺弥漫性病变伴双侧甲状腺结节。脉滑，103 次 / 分，舌暗红边有齿痕。续服初诊方，隔日 1 剂。

按：该患者初诊时西医检查指标无异常，直至三诊时才有明确诊断，四诊病情又有反复，五诊超声提示异常，可见桥本甲状腺炎等自身免疫性疾病大多具有慢性迁延不愈的特点，起病缓慢，发展缓慢，局部及全身症状、体征的出现常常于检查指标异常前出现，易反复发作。依据其中等偏实的身形，面部生斑，肤黄，面目、双下肢皆肿，多汗，怕冷恶风，纳差，晨僵等症状和体征，多提示自身免疫系统紊乱，选用小柴胡汤合用当归芍药散增强机体免疫功能，预防疾病的发生，延缓疾病发展的趋势。本案中黄师对患者的遣方用药，体现了中医"未病先防"的思想。治疗此类疾病，需守方常服，待症状缓解后，可调整服药剂量或次数。

案 3 金某，女，61 岁。2010 年 9 月 6 日初诊。

患者形体偏胖，面色黄暗，眼圈发黑，浮肿貌，下眼胞肿。从小（自幼）怕风怕冷，近几年来加重，小腹尤甚，常伴有风从脚底往里钻的异样感觉。自觉平素疲乏无力，有晨僵现象，时头晕，易激惹。舌面干，心率缓，66 次 / 分。有右下肢皮炎史，夏季发作，秋季自行缓解。曾服用过桂附地黄丸等多种中药，效果不明显，认为由体虚所致。师曰：此既非阴虚，亦非阳虚，实为寒热往来，与自身免疫功能失调有关。患者听闻补充道：体检诊断为桥本甲状腺炎，有多发性甲状腺结节，尚有白细胞低下症病史，但未治疗。

处以柴归汤加味：柴胡 15g，黄芩 10g，姜半夏 10g，党参 10g，生甘草 5g，当归 10g，川芎 15g，白芍 20g，白术 15g，茯苓 15g，泽泻 15g，荆芥 10g，防风 15g，干姜 5g，红枣 20g。14 剂，水煎服，隔日 1 剂。

二诊：服上方后晨僵、头晕症状好转，怕冷时缓解，但仍较明显。嘱其每剂药服用 3 天，续服原方 1 年。

按：该患者形体偏胖，面色黄暗，浮肿貌，怕风怕冷，疲乏头晕，容易过敏。同时有西医明确诊断，结合既往病史、体质特征，处以柴归汤加味，调理全身体质，缓解症状。自身免疫性疾病多迁延不愈，且反复发作，因此效不更方，守方常服，日久可减量或隔天服用。此外，黄教授认为怕冷不能简单看成是有寒邪的症状，从整体考虑，有时是自身免疫功能存在缺陷。

案 4 赵某，女，58 岁。2010 年 7 月 10 日初诊。

患者体型中等，面色黄暗，面部多暗斑，面目微肿，皮肤松弛无光泽。经西医诊断为脊髓脱髓鞘疾病，既往有高血压、冠心病、甲状腺功能减退病史。自觉两下肢麻木怕冷，人困重，汗多，夜尿频。

处方：生黄芪 30g，白术 15g，防风 15，桂枝 15g，白芍 15g，炙甘草 5g，干姜 10g，茯苓 20g，当归 10g，川芎 10g，泽泻 15g。

二诊：服药后病情好转，表现为两下肢麻木、困重感减轻。自诉服药期间感觉轻松，但诸症于停药后复发。刻下症见两踝关节处肿。原方去甘草，隔日服用。

三诊：患者主诉发热 1 日，服用退热药而热已退。现咽喉疼痛，腰背部疼痛，仍汗多，尿频。左眼结膜小血管常破裂出血。咽诊可见咽喉红肿。黄师更方为柴归汤加味：柴胡 12g，黄芩 6g，姜半夏 6g，党参 12g，生甘草 3g，当归 12g，川芎 6g，白芍 15g，白术 12g，茯苓 12g，泽泻 12g，荆芥 12g，防风 12g，干姜 3g，红枣 15g。

1 个月后患者来复诊：服药期间无加重，自觉晨起口干，心前区堵塞感，耳部有针刺样感觉，左脸颊麻木，腿部不适，捶后即舒，睡眠不佳。嘱其续服原方。

2 个月后再诊，患者两耳疼痛、麻木，双眼麻木。走路不利，腹胀。大便 1 日一行。舌淡红苔白厚。小腿皮肤白细腻，瘙痒有抓痕。处方：柴胡 15g，黄芩

5g，姜半夏 10g，党参 10g，生甘草 5g，当归 10g，川芎 15g，白芍 20g，白术 15g，茯苓 15g，泽泻 15g，荆芥 15g，防风 15g，干姜 5g，红枣 20g。15 剂，隔日 1 剂。

按： 脊髓脱髓鞘疾病是一组脊髓以髓鞘破坏或髓鞘脱失病变为主要特征的疾病，西医学常用糖皮质激素免疫抑制剂等治疗，目的在于抑制脱髓鞘病变进展，防止恶化或复发，效果欠佳。而中医治疗着眼于患者的整体，该疾病病程较长，患者主诉较多，往往全身不适。首诊选用玉屏风散合黄芪桂枝五物汤合甘姜苓术汤合当归芍药散调理。二诊出现踝关节肿去甘草。三诊考虑肢麻、身体困重好转，发热后出现了一系列症状，遂转方为柴归汤合荆芥、防风，并守方继续取效。五诊患者症状加重，原方加量续服。临床上，该疾病难以治愈，柴归汤加荆芥、防风虽能改善全身症状，亦不能视为特效方，黄师处以此方旨在通过活血利水以调理内在免疫功能，提高生活质量。

（刘伊人）

运用经方治疗疑难急重症的体会

一、疑症

（一）柴胡桂枝汤合芍药甘草汤治顽固腹痛

1987 年首次治疗一例顽固性腹痛患者。蔡某，男，65 岁。主诉：顽固腹痛 37 年。患者于 1950 年在部队时，有一日下河游泳，忽然在水中手足抽筋，腹痛难忍。经治疗后缓解。后来腹痛频繁发作不停。30 多年来多方求治，或诊为"腹型癫痫"或诊为"虫痛"或诊为"癔症"。经多地医院治疗均未能治愈，甚至不能确诊。该症发作时呈绞痛并持续性不止，继而出现一小碗口大小的硬结，按之硬，推之不移，时左时右不定，用力按擦时可肿散痛止。否则需注射解痉止痛剂方可缓解。双腓肠肌常于夜间痉挛抽痛。观其形瘦，但神色未见虚象。二便正常，食欲尚佳。腹痛发作无规律，或一日数发，或数日一发。不发作时则如常人。诊其腹，见腹肌拘急，心下支结。舌淡红，少苔，脉浮紧有力。因思《金匮要略》腹满寒疝宿食病脉证治第十篇载，《外台》"柴胡桂枝汤方，治心腹卒痛者"。又观其脉、症，证属肝阳太过，肝阴不足以濡养经脉，以致经脉拘急作痛。治宜调理阴阳、濡养经脉、缓急解痉。

方用柴胡桂枝汤合芍药甘草汤。柴胡 15g，黄芩 10g，半夏 10g，党参 10g，桂枝 10g，白芍 40g，炙甘草 30g，生姜 4 片，大枣 4 枚。水煎 2 次，分 3 次温服，7 剂，每日 1 剂。药后告知腹痛未再发作，双足未再抽筋。原方再进 7 剂。停药后观察随访跟踪，从未再复发。13 年后其死于肺癌。

此类腹痛病例临床遇见 40 余例。西医均以"腹痛待查，无法诊断及无法治疗"而终。最近又遇一例典型病例。一女患者，河南人，54 岁，亦是腹痛多年，曾在河南某省级医院多次住院治疗均未能确诊。后怀疑"阑尾炎"而行阑尾切除术，术后腹痛如旧发作。又复住该院，请许多专家会诊，怀疑"胆囊炎"，又行胆囊切除术，不料术后腹痛发作更频繁，原 1 个月左右发作 1 次，进而变为 10 天发作 1 次，而且痛势加剧。有几次疼痛致使晕厥。该院专家会诊后认为此病该院无法诊断，更无法治疗，劝其出院另寻高明。后因其亲戚在厦门工作，先住于厦门某市级医院，经全身检查，未能确诊。痛时用普通解痉剂如"山莨菪碱""阿托品"等均未能止痛，终需用"哌替啶"方能止痛。后又转住厦门某市级医院消化科，又重新检查，用诊断性治疗等均未获寸效。每次疼痛均需肌注"哌替啶"方能止痛。院方恐"哌替啶"长期使用成瘾，而告之患者家属医院已无能为力，爱莫能助，劝其出院。患者几欲跳楼自杀。无奈之下其子来我诊所，恳请出诊，抱着一试的心理请我为之诊治。于是我暗自随之到该院病房为之"试一试"。症见面色红润，神色如常（当时已用过"哌替啶"），形胖，腹满，腹肌软。但心下支结。重按仍有疼痛。患者诉之疼痛先从上腹部开始，渐渐全腹扩散。疼痛呈绞痛样持续性发作，痛苦难于言表。二便正常，纳可，但从无手足抽筋病史。舌红苔白，脉浮紧。余沉思良久，仍投以柴胡桂枝合芍药甘草汤（方如前述）。当夜投 1 剂，次日疼痛竟然不再发作，患者遂于当日下午办理出院。连服 7 剂腹痛未作。嘱其再服 7 剂后停药观察。至今腹痛未再发作。

（二）当归生姜羊肉汤治产后腹痛

张某，女，年 25 岁。因分娩时产房空调太冷，顺产后第 7 天开始腹痛，痛势剧烈。先用 120 急救车送至某市级医院，急诊科见是产后腹痛，立即转送妇产科。经妇产科大夫检查排除产科方面病症。亦随即送至普外科。后普外科一主任检查后亦排除外科诸症。后家属问该转送哪一科室诊治？该主任亦表示无奈，告之病因病理不明确实无法治疗，遂出院来诊所用中医治疗。诊见：下腹部胀痛，但无明确压痛点，腹肌拘急，疼痛呈阵发性绞痛，剧痛时全身发抖，牙关颤抖。四末欠温。面呈青色，唇色暗淡。大便溏，日 2 次，不发热，微恶寒。舌淡红，少苔，脉沉紧。先投当归建中汤，日进 3 剂未应。后细问其因，知其在产房受寒。此症乃《金匮要略》妇人产后病脉证治篇之"产后腹中疞痛，当归生姜羊肉汤主之"之症，遂投原方：当归50g，生姜150g，羊肉250g。水五大碗煎至二碗半，分3次温服。服第一次药后半小时，得矢气，腹痛若失。3次服后面色转和，四肢转温而诸症均除。此方不仅治产后腹痛，并可广泛应用于妇科盆腔炎反复腹痛难愈之症、男女寒疝腹痛诸症。

（三）大黄附子细辛汤治胁下偏痛

患者为俄罗斯人，男，42岁。患右胁下疼痛多年。曾在莫斯科多家医院均不能确诊。多次治疗始终未愈。诊见体形壮实肥胖，腹满，右胁下有压痛，大便正常。西医各种检查均未见异常。右胁下时常作痛。舌淡红，苔白，脉弦紧。症脉合参，证属《金匮要略》腹满寒疝宿食篇之"胁下偏痛发热，其脉弦紧，此寒也，以温药下之，宜大黄附子汤"。遂处原方：大黄15g，附子15g，细辛10g，3剂，水煎二遍温服。3天后来复诊告之泻下二三次，胁下偏痛已消失。于是原方再给3剂。患者对中医之疗效甚感惊奇。此类症状临床也较常见，西医均未能确诊。中医学认为寒积胁下，治宜温下散寒止痛。

（四）黄土汤治远血

患者为一农场领导，男，50岁。主诉大便出血多年，总查不出病因。开始自以为是内痔出血，但在县医院肛肠科却排除内痔。后转消化内科做肠镜，亦未能查出出血病灶。有时三五天一次，有时十来天一次，有时半月一次，总是在大便后滴出几滴鲜血，血色清红，不痛，常乏力、头晕，食欲正常。舌淡红，少苔，脉沉弱。我告诉他，此症中医叫"远血"，不难治疗。《金匮要略》惊悸吐衄下血胸满瘀血病脉症治篇"下血，先便后血，此远血也，黄土汤主之"，遂处黄土汤加减，去黄芩、附子、生地黄，加干姜、赤石脂、党参。处方：党参15g，白术15g，干姜15g，赤石脂75g，阿胶（烊化）15g，炙甘草10g，柏叶10g，艾叶10g，地榆10g。水煎二遍分2次温服，7剂，每日1剂。7剂药服后复诊，出血未再发作。再投7剂，停药观察3年未见再发作。

此症临床确不少见。曾治贵州来厦门打工一青年，亦患此症，亦用上方治愈。至今十余年尚在厦门，常以他病来诊，但远血症从未再发。

二、难症

（一）葛根汤治疗颈椎病

陈某，男，45岁，某县委办公室主任。由于长期伏案工作，致头颈强痛、肩手麻木。经当地县医院拍片确诊为颈椎增生。经用牵引、针灸等疗效不佳。诊见虽年过不惑，但仍体质壮实，头颈强痛、酸麻，平时不易出汗，舌红，苔白，脉浮有力。证属太阳经脉不舒。

治用葛根汤原方：葛根24g，麻黄15g，桂枝12g，白芍15g，炙甘草10g，生姜4片，大枣4枚。水煎服，并嘱第一剂务需温服取汗。连用7剂，每日1剂。服后头项强痛大减。后用原方稍事加减连服1个月，症状解除。但拍片增生仍在，未见变化。

用葛根汤治颈椎病应注意几点：如觉痛酸严重，可加乳没、威灵仙、羌活；如体质较差，多汗、自汗应去麻黄；服第一剂药一定要温服取微汗；要耐心连服1个月以上；如见有口苦、咽干等少阳症，应与小柴胡汤合方。

（二）五苓散治鞘膜积液

患者，男，13岁。患鞘膜积液3年。某医院外科告之可手术治疗，但复发率很高。其以前常因内科杂病在本诊所治疗，均获良效。问可否用中药治疗此病？余告之此病中医并不难治，务请放心。

处以五苓散原方散剂：泽泻24g，茯苓15g，猪苓15g，白术15g，桂枝10g，研细末，每次服10g，开水冲服，每日3次。服药期间注意多服热开水，禁食生冷。服至3个月，B超复查已告痊愈。

（三）五苓散治心包积液

患者为一书法家之妻，72岁。先患感冒，后咳嗽、短气，双下肢稍有浮肿，小便不利。拍片及B超均见心包积液。口干欲饮，素患有糖尿病。舌淡红，苔白，脉沉，证属膀胱气化失司，心、脾、肾阳气不足。投五苓散化气行水。亦用原方散剂，每服10g，淡米汤送服。每日3次，并嘱多服热开水，多穿衣服，取微汗。服至1个月，双下肢浮肿消失。B超复查心包积液消失。

（四）五苓散治二尖瓣关闭不全

黄某，男，36岁。因乏力，动则短气，在市某医院心脏中心检查，后确诊二尖瓣关闭不全，需手术置换人工瓣膜，费用较高。因其无经济能力支付昂贵的手术费用而自动出院。后求用中药治疗。因思日本有用五苓散治疗此病报道，遂用五苓散原方，亦用散剂，每服10g，日3次。并嘱其尽量用米汤冲服。1个月为一疗程。连服至第3个月，短气、气喘逐渐减轻。服至半年后竟可到码头从事搬运工作。嘱其到医院复查，告之基本没有不适感觉，何必多花那些血汗钱。难怪五苓散在日本中医界被誉为最佳强心剂。且可长期服用、无不良反应，安全可靠、经济实惠。用于中、早期心力衰竭患者见下肢浮肿、小便不利，应及早使用，疗效卓著。

（五）吴茱萸汤治疗顽固偏头痛

江某，女，年41岁，反复头痛10余年，每发于月经前后或紧张、疲劳时。痛时恶心欲呕，甚至呕吐口水涎沫。痛先发于两侧，后渐痛至颠顶再至后头。初服止痛片1片可止痛，后服至2片未能止痛。多次在市某医院神经科检查，曾做CT、核磁共振、脑电图，排除占位性病变，确诊为"血管神经性头痛"。经多次治疗未见效，后来求中药治疗。诊见面色欠华，舌质淡红、苔白，脉浮大、重按乏力。来诊时头痛正发作。症脉合参，证属厥阴头痛无疑。

投以吴茱萸汤：吴茱萸15g，红参15g，炙甘草10g，生姜4片，大枣6枚。水煎2次，分2次温服。3剂。3天后复诊告之服药后半小时头痛即止。原方续进7剂。观察半个月头痛未再发作。继用归脾汤调理月余。随访至今5年未再发作。

厥阴头痛临床多见于女性患者，男性偶有。有关吴茱萸汤证的详细论述，以日本汉方家矢数道明先生在《汉方临床治验精粹》一书中的论述为最好。

（六）桃核承气汤治疗急性肩周炎

洪某，女，52岁。患急性肩周炎半个月，右手臂疼痛不能抬举。先在某社区卫生中心治疗未应，又到某市医院，该院骨科医生谓之此症无法速愈。后来诊所求用中药治疗，诊见形体壮实肥胖，面色华润，右手不能抬举。舌红，苔薄白，脉沉实有力。

投以桃核承气汤加味：桂枝15g，桃仁12g，大黄15g，芒硝（冲）15g，当归15g，甘草10g，赤芍10g。水煎服，日1剂，3剂。3剂后疼痛已减大半，但日泻下五六次，未觉体虚不适。原方再进3剂，手臂疼痛消失，抬举自如。后3剂药日泻下仅二三次，且仍未觉不适。用本方治疗肩周炎确实疗效卓著。是受教于赵明锐的《经方发挥》。

三、急症

（一）大承气汤治疗急性中毒性肠炎

江某，男，38岁，体壮实，因暴饮暴食，致高热、下痢、腹痛，时谵语，里急后重，体温高达39.2℃以上。在当地卫生院以氯霉素、庆大霉素等对症治疗输液未效，请余用中药协助治疗。除以上诸症之外，尚见舌红、苔厚稍黄，质干。口气浊臭。腹诊见腹满拒按，胸腹灼热。小便短赤。脉滑数有力。证属宿食与湿热蕴结肠腑，腑气不行，六腑以通为用，治宜以大承气汤除宿食热毒。所谓"扬汤止沸，不如釜下抽薪"。遂处原方：大黄18g，厚朴24g，枳实18g，芒硝20g。水煎2次分2次服，1剂。服1剂后畅下4次，泻下大量污物，腹痛顿失。当夜体温降至正常。次日即出院。后竟未再服药而诸症尽除。

此类症状在农村颇多见。即《金匮要略》宿食症，此病应通因通用治之。

（二）厚朴三物汤治疗急性肠梗阻

翁某，男，16岁。以腹胀痛来诊。5年前曾因肠梗阻做手术。此次又在某市医院拍片、做B超，诊断肠梗阻可疑，其父母惧怕再次开刀，求余诊治。诊见腹满痛，叩之鼓音明显，大便3日未通，肠鸣音减少，腹满拒按，不发热，无呕吐，小便少，腹痛呈阵发性加剧。舌淡红，苔白润，脉沉实。《金匮要略·腹满寒疝宿食病脉证治第十》云："痛而闭者，厚朴三物汤主之。"遂处原方：厚朴24g，枳实15g，大黄20g。2剂，水煎，一次炖服。如有吐出或大便不通，再煎第2剂。务求得矢气、通大便。当夜近12点服下，稍有矢气。腹痛稍减，但大便未通。至清晨5点大便仍未通。遂再煎第2剂。服后至上午9点钟大便畅下2次，诸症顿除。

（三）大承气汤治中风（蛛网膜下隙出血）

患者，男，62岁，系笔者叔父。于25年前患中风，先送至某医院治疗1周，病情加重。后又转送至上级某市医院，确诊为"蛛网膜下隙出血"，并告之已病危，同时尽力抢救。但病情日渐危重。当时笔者尚在外地开业，到医院探望其已重度昏迷半个月，气粗、面红、舌红、苔焦黑芒刺，口气臭秽，大便近20日未行。喉中痰声辘辘。证属阳明腑实重症，热毒蕴结，蒙蔽清窍，灼伤阴津，难怪神志日渐昏迷而危象毕现。此症非大剂大承气汤急下存阴不能救于万一。遂急投大承气汤原方：大黄20g，厚朴24g，枳实24g，芒硝（冲）15g，1剂，水一碗半急煎八分。尽量从速灌服。从下午6点钟开始灌药，至当夜11点即开始泻下臭秽难闻之粪便多次。次日神志即转清醒。医师查房皆甚感惊讶。次日又将药渣煎服及在西医连续治疗下日渐好转。最后竟无严重后遗症而存活12年。

（四）大承气汤治疗痉证

余20年前在农村开诊所时，有一男患者，时年56岁，因在耕地时犁头刮破足部。自己不介意，用青草药包敷治疗。半月后竟发热不降。遂请笔者出诊。诊见全身肌肉板硬，头项强，发热，面呈苦笑面容。遂确诊为破伤风。嘱其立即送该专区医院（因其弟为该院副主任医师）。经该院抢救 1 周，症情日渐加剧。1 周后其妻回来借钱又来余诊所，告知医院已多次发出病危通知书，通知家属准备后事。主要症状为高热不退、昏迷、抽筋，全身仍然僵硬如板。余问其大便是否有通（因余出诊时患者已多日大便未通）？其妻告之已 10 余日粒米未进，自然亦无大便。余立即配 3 剂大承气汤，嘱其立即赶回医院，并让其转告其小叔，设法急煎 1 剂中药并一次灌下，也许还有希望。其妻遂即刻返回医院，并遵嘱将中药一次鼻管灌下。当日夜间大便通，体温下降，诸症大减。次日又进 1 剂，又泻下多次。症状逐渐好转。后用西药连续治疗至痊愈出院。后来其弟回乡特来告诉笔者："那剂中药起到非常关键的作用。"

（五）《古今录验》续命汤治疗风痱症

1992 年曾治一陈姓患者，男，40 岁，四川省秀山县人。在华侨中学食堂工地做木匠。一日半夜起床小便，忽然四肢痿软倒地，但语言神志均正常，唯手不能握，足不能立。其同乡送至市某医院。经初步检查，排除低血钾瘫痪，欲收住急重症病房进一步检查治疗。因无法凑至六千元押金，遂送回工地，准备联系大巴车送回老家。并一方面来诊所要求为其输液以维持生命。余告之患者饮食、语言均无碍，生命目前尚无危险，但用中药先行及时治疗至为重要。其老乡认为有理，遂请余速用中药治疗。诊见唯四肢痿软无力，其余舌脉均未见异常。思《金匮要略》中风历节病脉症并治篇所载《古今录验》续命汤"治中风痱，身体不能自收持，口不能言，冒昧不知痛处，或拘急不得转侧"原文。遂按原方比例处方：麻黄 35g，桂枝 35g，当归 35g，党参 35g，石膏 35g，干姜 35g，甘草 35g，川芎 12g，杏仁 45g。1 剂。嘱急用水六碗，急煎成 3 碗，每服一大碗，4 小时服 1 次。温服取汗，服至汗出为度，汗出止后服。次日早上竟手足恢复正常。患者亲来诊所道谢，感激之情溢于言表。

此方可广泛用于中风，特别可用于脑梗死、面瘫，及时应用，效果越好。

（六）大青龙汤治高热

郭某，男，30 岁。于 7 月中旬一清早搬运水泥，全身出大汗，即入池塘中洗澡，在水中颇感寒意透骨，回家后即感不适，至午后则恶寒发热，全身疼痛，烦躁，无汗，气急声粗。因闽南民间有一陋习，认为夏暑季节发热均为"中暑"，不可用西医打针，其家人遂请笔者用中药为其"清热解暑"。诊得除以上诸症外，尚见谵语、气喘。体温高达 40.5℃。沉思良久，诊为"夏日伤寒重症"，证属内郁炽热而外束寒邪，阳热怫郁不得外泄之太阳病，及大青龙汤证。毅然处以大青龙汤原方：麻黄 18g，桂枝 12g，杏仁 12g，石膏 100g，炙甘草 10g，生姜 4 片，大枣 4 枚。1 剂，嘱其水煎温服取汗。傍晚 6 时服药，至 9 时遍身汗出，脉静身凉热除。诸症若失。次日嘱其再服二煎之药，未再剂而病愈。

四、重症

（一）人参四逆汤治心力衰竭

黄某，女，83 岁。患老年慢性支气管炎、肺气肿 15 年。因外感诱发咳喘加剧而收住某医院。经各种检查之后告之病危，嘱其回家准备后事，并告之如不及时出院，恐怕无时间回家而死于医院。于是其家属一面联系救护车一面请笔者到医院为其最后一诊以尽心意。诊见唇色暗黑，深度昏迷，双下肢浮肿，四末欠温，面目浮肿晦暗。舌象因昏迷无法察看。脉象浮大无根。证属心、脾、肾虚衰，阳气败亡欲脱之症。治宜回阳救逆。方用人参四逆汤加味：红参 30g，干姜 15g，附子 15g，炙甘草 10g，桂枝 15g，白术 15g，茯苓 30g。1 剂，嘱浓煎，临出院前于下午 6 点慢慢灌下。至晚上 9 点钟到患者老家时已能说话。于是连夜又急煎 1 剂灌下。清晨神志转清。嘱其清早又原方再进 1 剂。精神逐渐好转，四末转温。唯咳喘未止。遂转用茯苓杏仁甘草汤加味：茯苓 40g，杏仁 12g，炙甘草 10g，半夏 15g，厚朴 15g，干姜 10g，五味子 10g，细辛 6g，桂枝 10g。水煎温服，连服 5 天。后咳喘渐平，唯食欲欠佳，乏力，痰多，色白。续用六君子汤以健脾化痰。先后调理近 2 个月。现恢复良好，可在村里活动，生活完全自理。

（二）木防己汤治疗心力衰竭

先父在世时，亦患肺气肿 20 年。82 岁时亦因外感诱发喘、咳，端坐达旦，不能平卧。经用西药抗感染、强心利尿 10 余天，效果不理想。渐至双下肢浮肿，腹肌拘急，不能平卧，痰黄稠难咳出，气喘不止。舌质红，无苔，脉象沉数。唇色紫暗，小便不利。遂投木防己汤：木防己 15g，石膏 30g，桂枝 10g，高丽参 30g。水煎服。1 剂后诸症稍减，自感腹肌拘急症大减，痰较易咳出，原方再进 7 剂，咳喘渐平，双下肢浮肿消退，小便畅利，可平卧而眠。后仍用六君子汤调理月余而康复。

四逆汤与木防己汤同样用于心力衰竭，但四逆汤证用于纯阳气败亡证，而木防己汤则用于阳虚但有夹热证。木防己汤的应用要点是"心下痞坚，面色黧黑"。

（三）理中汤治疗小儿慢脾风

1987 年曾治一患儿，男，4 岁。于夏天连续腹泻 20 天。其外祖父母均为当地医院医生，已用尽西药仍不能止泻，遂请余用中药治疗。症见日泻下 10 余次，滑脱不止。四肢清冷，睡时露睛，手足蠕动，但额头烘热，面色灰暗，指纹直射命关。其外祖父母亦知为慢脾重症，力劝为其治疗。古人有"急惊吓父母，慢脾吓郎中"之说法，诚不忍心不冒险一试。急投大剂理中汤加附、桂、伏龙肝。处方：高丽参30g，炒白术15g，干姜15g，附子15g，肉桂10g，炙甘草10g，伏龙肝100g。1剂。用水三大碗煎伏龙肝半小时，去渣取水，煎上药至八分，不分次数频频灌服。次日复诊腹胀大减，腹泻已止，危象顿除。续进2剂后逆回肢温。后用六君子汤调理月余而康复如初。

（江鸿儒）

月经后衍医案两则

案1 某女，35岁，2011年1月4日初诊。月经2个月未至。

体质描述： 身高165cm，体重60kg，体壮，面晦暗。

疾病史： 患者13岁月经初潮，至今月经不调（延后），曾服用逍遥丸、益母草颗粒等调经药物，开始有效，后发现效果不明，甚或无效，因其已分娩，故没有太在意其体质的变化，已有3年未求医问药。

初诊（2011年1月4日）： 患者为女性，体型壮实，面色暗红，稍有油光，口唇暗紫（尤为明显），皮肤干燥，小腿尤甚，舌紫苔薄，脉细，腹部肌肉坚紧，下腹部按压有抵抗感，按压时患者有较强痛感，双腿浮肿，脱屑。自述常觉热感，有时1日发作4~5次，无规律可循，头晕胸闷，腰酸背痛。月经延后，量少，颜色暗红，有血块，便秘。处方：桂枝15g，茯苓15g，赤芍15g，白芍15g，牡丹皮15g，桃仁15g，制大黄10g，怀牛膝30g，15剂。嘱其忌辛辣，放松心情。3天后反馈，热感基本消失，但月经未至，小腹痛感加剧。嘱其原方续服，待月经来后停药。

二诊（2011年1月15日）： 患者面色已改，精神甚佳，头晕、胸闷症状基本消失，月经已至，腹痛消失，整个人感觉很舒服，每日1次排便，要求继续服药。处方：桂枝10g，茯苓10g，赤芍10g，白芍10g，牡丹皮10g，桃仁10g，当归10g，川芎15g，白术12g，泽泻12g，制大黄5g，怀牛膝20g，15剂，至月经时停药。患者服用后感觉很舒服，效果明显，对疗效很满意。

按：《金匮要略》："妇人素有癥病，经断未及三月，而得漏下不止，胎动在脐上者，为癥痼害。妊娠六月动者，前三月经水利时，胎也。下血者，后断三月衃也。所以血不止者，其癥不去故也，当下其癥，桂枝茯苓丸主之。"桂枝茯苓丸是仲景用来下死胎的方，为现代临床常用的活血化瘀方。患者舌暗紫，脉沉细，舌脉相参，血瘀证明显，故使用桂枝茯苓丸活血祛瘀而获效。二诊时用桂枝茯苓丸与当归芍药散合用，可加强桂枝茯苓丸调经的疗效，可谓妇科两张金方。

案 2 某女，26 岁，2011 年 1 月 8 日初诊。月经不调。

体质描述：身高 158cm，体重 63kg，体胖，面红。

疾病史：患者 15 岁初潮至上月月经一直正常，偶发痛经，最近工作压力大，还与其夫拌嘴，寝食难安，整天愁眉苦脸。

初诊（2011 年 1 月 8 日）：患者为女性，体形偏胖，面色潮红，唇红齿白，脉滑。自述最近嗜睡，易疲劳，后背发紧，焦虑，上月经来正常，但至今月经后延半月未至，患者精神紧张。处方：葛根 30g，麻黄 10g，桂枝 10g，白芍 15g，赤芍 15g，当归 10g，川芎 15g，白术 12g，泽泻 12g，茯苓 12g，甘草 5g，干姜 10g，大枣 15g，7 剂，月经来时停药。5 天后反馈，月经已至，后背不适感基本消失。

二诊（2011 年 1 月 18 日）：患者月经已结束，身体不适已基本消失，但现觉四肢逆冷，腹痛，腹胀，焦虑，烦躁。处方：姜半夏 20g，茯苓 20g，厚朴 15g，紫苏梗 15g，柴胡 15g，白芍 15g，枳壳 15g，干姜 10g，甘草 5g，15 剂。嘱其看淡日常琐事，放松心情。患者服用 7 天后，症状基本消失，坚持服用 15 剂后，已基本恢复其当初的面色与情绪。

按：葛根汤始载于《伤寒论》："外感风寒表实，项背强，无汗恶风，或自下利，或血衄；痉病，气上冲胸，口噤不语，无汗，小便少，或卒倒僵仆。"现代医家已扩大了其运用范围，不断发掘它的适用范围，黄煌教授曾多次用葛根汤加味治疗月经不调及痛经，疗效确切。该患者精神压力甚大，血虚水盛明显，故用之显效甚佳。后改用半夏厚朴汤合四逆散，古方今用，改善其神经症，终获良效。

（陈成）

体质与经方

经方医学论坛

爱经方

姜宗瑞

终生酷爱长沙方，年来年去梦南阳。
胸中一滴医圣血，流向人间放光芒。

调寄《一剪梅》

——喜闻南阳年会召开在即
方行知

群英荟萃聚南阳，金陵牵线，宛西共倡。
良方济世去膏肓，一部经典，四海名扬。
仲圣门墙桃李芳，经方不朽，大道永彰。
杏林学子莫彷徨，求于方证，验于临床。

辨体质用经方治疗过敏性鼻炎的体会

一、辨体质用经方

过敏性鼻炎患者主要体质特点：①怕冷——心阳虚，桂枝体质；②少神——肾阳虚，附子体质；③人瘦——胃气虚，姜枣体质。

主要症状：喷嚏、流涕、鼻塞、头痛、畏寒、怕风等。

主选经方：桂枝汤、麻黄附子细辛汤。

桂枝汤：调理后天，温胃暖肠，助生营卫——改善体质。

麻黄附子细辛汤：调理先天，补肾阳，通督脉，宣肺窍——改善症状。

基本方及其剂量：桂枝 9~45g，白芍 9~45g，生姜 9~45g，炙甘草 6~30g，大枣 30~65g，麻黄 6~30g，细辛 6~30g，炮附子 6~30g。

随症加减：前额痛加白芷 10g；头痛加川芎 10g；畏风加防风 10g；颈强直加野葛根 60g；头重加石菖蒲 10g；黄涕加鱼腥草 30g；纳呆加砂仁 6g，鸡内金 10g，焦三仙各 10g；晨起口苦加黄连 3g，苏叶 3g；腹泻加干姜 10g；大量稀涕加半夏 10g。

注意事项：①每诊开方 7 剂，一般服药 1 个月左右；②用煎药机代客煎药，1 剂 3 包，每包 170ml 左右，三餐后半小时加热服用；③每人发一张饮食起居等宜忌表；④双向交换电话联系号码，有情况即时联系。

二、体会

（1）体质学说在临床上容易操作，上手快，可以通过望诊迅速抓住同一类疾病的外在共同体质特征，即可探知"病证之体质根源"，临床通过改善体质即可消除"病根"，一劳永逸地解决病证治愈后复发问题。

（2）体质学说便于筛选经方，然后再根据患者的具体辨证确定类方中的某一方为所需主方。

（3）道地药材至关重要，药材炮制以传统为好。方中附子是笔者近年来最为关注的品种之一，其产地、炮制、流通过程问题特多，稍不留意，就会因附子质量问题影响临床疗效。

（4）剂量是个值得关注的问题。汉之一两今天到底多少克？3g 或 15g？桂枝汤中大枣 12 枚，笔者曾多次称过，约 65g，笔者用经方剂量即从汉之一两为 3g 或为 15g（根据经方比例）换算成其最小量或最大量，临床实际用量根据患者年龄、体质、病情等斟酌使用。

（王林）

黄煌体质辨证治疗痛经验案 4 则

中医学认为，痛经的发生与冲、任二脉以及胞宫的周期生理变化密切相关，与肝、肾二脏也有关联。气血运行不畅，"不通则痛"；或胞宫失于濡养，"不荣则痛"。本病临床常见证型有寒湿凝滞型、气滞血瘀型、气血不足型三种。现结合黄煌教授临床案例 4 则，浅谈其辨治经验。

一、医案举隅

案 1　吴某，女，39 岁。2008 年 5 月 13 日初诊。

患者体形中等，单眼皮，眼圈发黑。2007 年 10 月因慢性盆腔炎住院 1 个月，采取灌肠治疗，无明显效果。B 超检查提示有卵巢囊肿、子宫肌瘤。腹诊：腹部充实，左少腹触之有抵抗感，伴有压痛。腿诊：下肢皮肤干燥，足后跟干燥。刻下症见：经期腰酸、腰痛甚，无法转侧。平时白带量较多，大便秘结，易心悸，头晕，唇色红偏暗，舌质暗红。处以桂枝茯苓丸加怀牛膝。处方：桂枝 15g，茯苓 15g，赤芍 15g，牡丹皮 15g，桃仁 15g，怀牛膝 15g。水煎服，每日 1 剂，1 日 2 次。

二诊（6 月 10 日）：患者自述 1 剂药后腹痛即消失，大便通畅，白带分泌减少。但仍出现腰酸症状，自觉怕冷，疲劳感明显，腹中气多，易嗳气或矢气。舌暗淡苔薄。原方加枳壳 15g，水煎服，每日 1 剂，1 日 2 次。黄师嘱患者月经期注意保暖，调畅心情。

三诊（7 月 15 日）：自觉药后经期腹痛消失，时有腰酸，月经量正常，周期准；精神好转，浑身有力；大便趋于正常；下肢皮肤较原先光滑滋润。舌淡红苔薄。5 月 13 日方续服。1 日 1 次或隔日 1 剂。

按：古代将桂枝茯苓丸称为催生汤、夺命丹，现代临床多用来活血化瘀，适用于下腹部尤其是少腹部的疼痛，常用于妇科疼痛性、炎症性、出血性疾病，如慢性盆腔炎、慢性附件炎、卵巢囊肿、子宫肌瘤、先兆流产，男科疾病如前列腺肥大、痔疮。因而，桂枝茯苓丸可以用来治疗瘀血型痛经，特别适用于盆腔血液循环障碍而引起的痛经。临床上，使用此方患者多符合桂枝茯苓丸体质，即体格比较健壮；面色多红或潮红，或暗红，或面部皮肤粗糙或鼻翼毛细血管扩张，唇色暗红，舌质暗紫等，舌下静脉怒张；腹部大体充实，有的患者脐两侧尤以左侧下腹更为充实，触之有抵抗感，主诉大多伴有压痛；皮肤干燥易起鳞屑，特别是下肢皮肤更为明显，或小腿易抽筋，或下肢皮肤色暗，膝盖以下发凉，易生冻疮，或下肢静脉曲张，下肢水肿；亦可伴见头晕头痛，记忆力下降，腰酸，便秘，情绪激动等。所以尚能治疗头面部疾病，如痤疮、麦粒肿；血栓性疾病，如冠心病、脑梗死、下肢栓塞性静脉炎。

本案中患者经 B 超检查有西医学的明确诊断；脸征见眼圈发黑、唇色红偏暗、舌质暗红，提示内有瘀血；腹部充实，左少腹有压痛，此为桂枝茯苓丸的特征性腹征；下肢皮肤干燥，足后跟干燥，经期腰酸、腰痛甚，可见下半身血液循环不佳；头晕为下肢血液循环障碍所致头面部症状。患者在服用桂枝茯苓丸加味方后经期腹痛消失，其他症状均有不同程度缓解，皮肤渐滋润，说明方证相应。

案 2 过某，女，26 岁。2009 年 10 月 17 日初诊。

患者形体偏瘦，面色黄暗，面部生斑，两颊为多。自述痛经严重，甚至上吐下泻。曾服用止痛药，但疼痛不得控制，反加重。月经先后不定期，经期不定，痛经较轻时月经量少，疼痛剧烈时经期一般为 1 周，经前乳房胀痛剧烈。腹诊：胸胁部按之有抵抗感。腿诊：下肢皮肤干燥。刻下症见：胸胁部时有胀满不适感，经期头痛，舌淡边有齿痕。处以八味活血汤，处方：柴胡 15g，白芍 15g，枳壳 15g，生甘草 10g，当归 15g，川芎 15g，桃仁 15g，红花 10g。14 剂，水煎服，每日 1 剂，1 日 2 次。

二诊（11 月 7 日）：本月月经将至，乳胀感不明显。据已观察，月经期吹风、扎辫子过紧、长时间使用电脑后均会头痛，下肢皮肤仍干燥。原方续服 14 剂，水煎服，每日 1 剂，1 日 2 次。

三诊（12 月 8 日）：本月月经周期提前 10 天，11 月 28 号经至，经前无乳房胀痛。无痛经，色黑，现仍行经。腹诊：上腹部按之有压痛。原方减量：柴胡 12g，白芍 12g，枳壳 12g，生甘草 3g，当归 12g，川芎 12g，桃仁 12g，红花 6g。21 剂，水煎服，每日 1 剂，1 日 2 次。

四诊（2010 年 1 月 5 日）：2009 年 12 月 30 号月经至，无痛经，色黑，量少，至今尚行。刻下：经期头痛缓解。原方加怀牛膝 15g。20 剂，水煎服，每日 1 剂，1 日 2 次。待症状缓解后，1 日 1 次或隔天 1 剂。

按： 八味活血汤由四逆散加味而成，也可看成是血府逐瘀汤去桔梗、牛膝、生地黄，临床上解痉止痛之力强，以女性多见，适用此方者一般体型中等或偏瘦，营养状况较好，面色发青或发暗、肌肉坚紧，常胸胁苦满、失眠、情绪不稳定、皮肤干燥或起鳞屑，唇色暗红、舌质暗紫等；女性患者常有经前乳房胀痛、痛经、黄褐斑等。患者大多病程较长，使用常规方法无效而精神状态佳，无憔悴萎靡之态；多伴见瘀血证；易出现顽固性、痉挛性、紧张性疼痛，特别是胸痛，或头痛，或腹胀痛，或腰痛等。因而，本方适用于气滞血瘀型痛经而检查无异常发现者。

本案依患者形体偏瘦，面色黄暗，经期不准，胸胁苦满判断此人为"柴胡体质"；下肢皮肤干燥，经期头痛严重，提示瘀血的存在；痛经严重时上吐下泻，曾服用止痛药，但疼痛不得控制，反加重，可见病情顽固难愈；患者平时对引发头痛的原因观察很细致，提示其生性敏感，对温度变化等因素易产生自我感觉过敏，可视为柴胡主治"寒热往来"的临床指征。

案 3 田某，女，22 岁。2010 年 1 月 9 日初诊。

患者体形中等微胖，面黄。痛经 6 年，疼痛时头晕，无法正常行走，甚则冷汗、呕吐；平时眠差易醒；舌尖红，苔润，脉滑。查：咽喉充血。处以八味除烦汤。处方：姜半夏 12g，厚朴 12g，茯苓 12g，紫苏梗 12g，栀子 12g，枳壳 15g，黄芩 10g，连翘 20g。14 剂，水煎服，每日 1 剂，1 日 2 次。

二诊（1 月 23 日）：药后经期痛经有所缓解，仍寐而易醒，醒后难再入睡；舌尖红苔润，脉滑。续服原方，1 日 1 次或隔日 1 剂。

按： 所用八味除烦汤为半夏厚朴汤加山栀子、连翘、黄芩、枳壳，适用于疼痛严重而检查多无异常发现的痛经，以半夏体质患者多见。此类患者易受情绪影响，多体形中等或偏胖，面色滋润；易恶心呕吐、头晕心悸、失眠多梦、咽喉肿痛，常有夜汗或手足心热，或有鼻衄；易情绪变化，出现焦虑、急躁、烦躁、惊恐等；唇红、舌红、咽红，脉多滑数。此类患者对于疗效的判定，多依据患者的自我感觉，以及症状的缓解程度。

本案患者见舌尖红，脉滑，咽喉充血，寐时易醒等内热征象，为心火旺之故，然黄教授并未使用大量清热药物，而是针对体质用药，药性多平和，同时给予患者饮食、生活习惯等方面的建议，以共达缓解症状的目的。

案 4 王某，女，30 岁。初诊日期：2008 年 8 月 26 日。

患者形体壮实，面黄偏暗，面无光泽；月经不定期，经前情绪波动大，经来腹痛甚剧，常致肢冷昏厥，经色暗。腿诊：下肢皮肤干燥，小腿抽筋。刻下症见：头痛头晕、易心悸、紧张，手足冰冷；大便偏溏，夜寐欠安；胆小、害怕小动物，曾有恐高症；舌胖，脉滑。经期服当归芍药散。处方：当归 12g，白芍 20g，川芎 10g，茯苓 20g，白术 12g，泽泻 15g。7 剂，水煎服，每日 1 剂。非经期服温胆汤。处方：姜半夏 12g，茯苓 12g，陈皮 10g，生甘草 3g，枳壳 12g，竹茹 6g，干姜 6g，大枣 20g。15 剂，水煎服，每日 1 剂，1 日 2 次。

二诊（9 月 16 日）：药后面色转白皙，诸症减轻；本月月经准时，痛经缓解；大便成形。续服原方。

三诊（2009 年 9 月 8 日）：坚持间歇性服用原方，1 年来痛经基本未作，上个月经期精神稍差；睡眠尚可，大便成形；脉滑。沿用原方，药量增加：姜半夏 20g，茯苓 20g，陈皮 20g，生甘草 5g，枳壳 20g，竹茹 10g，干姜 5g，红枣 20g，2 日服 1 剂。

四诊（11 月 24 日）：病情稳定，夜寐多梦、头晕头痛症状好转，续服前方。

按：本案患者经期服当归芍药散以缓解疼痛，非经期服温胆汤意在调理体质。当归芍药散可调经止痛，多治疗以腹痛而伴有月经不调为特征的疾病，常伴见下肢浮肿、大便溏、眩晕等，方中当归、川芎、芍药是治疗妇人腹痛的基本配伍。此外本方还是一张美容方，尤其对于那些面色黄、缺乏光泽、具有贫血浮肿貌的中年女性，效果良好。温胆汤是临床上常用的调体方，适用于此方者多胆小性怯，表现为多噩梦、恐惧感，平时易胆怯、惊恐，或晕车，或恐高，或害怕某些小动物；其人体形中等偏胖，营养状况较好，一般主诉较多，自觉症状严重，情感丰富且情绪波动大，常出现恶心呕吐、失眠多梦、心悸、胸闷、眩晕、自汗等症状。黄教授对于该患者痛经的治疗体现了标本兼顾的思想，既有对症方，又有调体方，缓解症状与调理体质并行。若服药后效果明显，患者可续服原方，但可适当减量，由治疗初期每天服药改为或隔日服药，或减少每日服药次数。

二、讨论

案 1 和案 2 患者均出现诸多明显的瘀血症状，其痛经都应隶属于瘀血型。然而个人体质间存在差异（案 1 患者为桂枝茯苓丸体质，案 2 为柴胡体质），因而所选处方不同。临床上，需从体形体貌、脸诊、腹诊、腿诊、喉诊、伴随症状、性格特点、心理行为特征等多角度综合判断患者的体质类型。无论是原发性痛经还是继发性痛经，若能辨明体质和（或）西医学明确诊断，则疗效颇佳。

从案 3、案 4 两则医案中可以看出，患者虽都受痛经影响，但经西医检查无特殊，而自觉症状明显，身体不适。临床上，此类患者生性敏感，情绪化明显，情感变化起伏大，易于精神紧张；易受精神因素的影响，其精神情绪上的变化多反映于躯体上，病症多反复发作，具有周期性，且时发时止，程度时轻时重。因而不应局限于对经期疼痛的治疗（如案 4）。对此，黄教授重视对个体的体质调理，并辅以一定的心理疏导和暗示，同时通过患者对自身情志的调适，共同达到改善体质、缓解症状、解除病痛的目的。患者服药后整体状态比较稳定，症状明显好转，则可在保持处方药物不变的前提下，灵活掌握服单味药剂量或服药次数，体现了效不更方的思想。

综上，本文结合临床典型病案介绍黄煌教授运用经方诊治痛经的临床经验，并据此强调体质辨证的重要性。值得注意的是，对于同一种疾病，个人体质有差异，适应的方证亦有所差别。对体质的深入研究有助于打破思维常规，拓展对疾病的认识，为临床诊疗提供新思路，使临证时不必拘泥于传统的中医辨证分型论治。此外，当今社会生活节奏加快，竞争日益激烈，易导致身心失衡，故更应注重维持心理健康，加强精神、情绪调摄，以达到身心的最佳有机结合。临床上，以黄煌教授提出的"方－病－人"方证三角理论为基础，明确体质特点，结合西医学明确诊断，并正确应用经方，对调理患者体质、缓解躯体症状、改善精神状态大有裨益。

（刘伊人）

黄煌教授运用温胆汤治疗杂病经验

黄煌教授擅长使用经方，在长期的临床实践过程中治学严谨，学验俱丰。本人有幸侍诊，现将其使用温胆汤治疗内科杂病经验介绍如下。

一、医案举隅

案 1　冠状动脉介入治疗（PCI）术后

孙某，男，60 岁，PCI 术后仍胸闷 10 个月余。病史：去年冬天因冠状动脉缺血行冠状动脉介入治疗（PCI），术后仍觉胸闷痛，心悸。平素恐高，有真红细胞增多症。

一诊：体胖，面暗微肿，焦虑貌，胸闷痛，心悸，恶心呕吐，夜寐不佳，梦多盗汗，下肢肿胀触痛感，纳可便调，舌淡苔白腻。处方：姜制半夏 20g，茯苓 20g，陈皮 10g，炙甘草 5g，枳壳 20g，竹茹 10g，川芎 12g，干姜 6g，红枣 15g。服 7 剂，同时心理疏导。

二诊：胸闷心悸仍有，恶心呕吐好转，汗出减少，常诉对手术顾虑较大，忆及此事便心有余悸，心烦，舌淡少苔。原方加栀子、厚朴各 10g，服 15 剂。

三诊：胸闷心悸明显好转，恶心呕吐消失，汗出偶有，唇面色泽渐转红润，又觉腹胀，晨起咳嗽，浓痰，自服止咳化痰剂效不显，寐差，舌淡苔黄腻。二诊方加小陷胸汤。整方如下：姜制半夏 20g，茯苓 20g，陈皮 10g，生甘草 5g，枳壳 20g，竹茹 10g，川芎 12g，栀子 12g，厚朴 12g，川黄连 5g，瓜蒌皮 15g，干姜 6g，红枣 20g。服 15 剂。

四诊：药后胸闷偶有，余无不适，已能正常生活，无心理负担，复查手术后各项指标均正常，舌淡苔微腻。调整剂量：制半夏 12g，茯苓 20g，陈皮 10g，生甘草 3g，枳壳 20g，竹茹 6g，川芎 12g，栀子 12g，厚朴 12g，川黄连 2g，瓜蒌皮 12g，紫苏梗 12g，干姜 6g，红枣 15g。嘱其每日 1 次调理。

案 2 精神分裂症

陈某，女，28 岁，精神分裂症 2 年。2006 年患精神分裂症曾住院治疗 2 次，出院后服用氯氮平等药控制，疗效不显，发作频繁，体重迅速增加。发病时狂言乱语，乱奔乱跑，间隙时或嗜睡或寡言少语。

一诊：体胖面暗，面部表情沉闷，低头不语，流涎（服氯氮平不良反应），食少便调，月经紊乱，痤疮，舌红苔少。处方：姜半夏 40g，茯苓 30g，陈皮 15g，生甘草 5g，枳壳 20g，枳实 20g，竹茹 10g，干姜 10g，红枣 30g，生麻黄 10g。服 7 剂。

二诊：精神明显好转，面部表情活泼，嗜睡改善，纳谷增加，流涎消失，二便调，舌红少苔。原方生麻黄改 12g，半夏改 50g，茯苓改 40g，服 15 剂。

三诊：患者脸带笑容，已能主动与人交流，帮其母做家务，纳增便调，睡眠正常，舌红少苔。上方继服半月。

随访：患者持续服用该药 2 个月，神情动作已和正常人差不多，病情很少发作，已停服西药，现用该药 1 天 1 剂维持。

案 3 小儿多动综合征

曾某，男，8 岁。多动半年。发育良好，形体中等，脸色偏暗，纹理较细腻。近半年小儿常走路时手舞足蹈，上课时有时突然站起来打闹，别人和他说话时常似听非听，常有不自主地摇头，见太阳后为甚，视力下降到 1.0 左右。脑科医院诊断为小儿多动症，服用西药后食欲不振，父母比较着急，希望经方治疗。

一诊：患儿多动，无一刻宁时，注意力难以集中，写字时常握不住笔。食欲不佳，厌食肥甘厚腻，视力下降，自觉看黑板、电脑屏幕不清晰。舌暗淡苔薄。处方：制半夏 12g，茯苓 12g，陈皮 6g，生甘草 6g，枳壳 12g，竹茹 6g，干姜 6g，天麻 6g，全蝎 6g，蜈蚣 1g，红枣 20g，服 15 剂。

二诊：家属代诊。患者对此药甚为欢喜，服用后多动减少，注意力较前集中。原方 15 剂。

坚持服用本方 2 个月后复诊，见脸色转白，较安定，自觉看黑板及电脑屏幕变清楚了。其母说现在患儿较前安定很多，视力增加到 1.2，食欲也大为好转。

二、讨论

温胆汤最早的文献记载当为南北朝名医姚僧坦所撰的《集验方》，《备急千金要方·胆虚实》谓"大病后，虚烦不得眠，此胆寒故也"，宜服温胆汤。南宋陈无择《三因极一病证方论》虚烦证治条下亦载有温胆汤，方为：陈皮三两，半夏二两，茯苓一两半，炙甘草一两，竹茹二两，枳实二两，共为粗末，每服四大钱，加生姜五片，大枣一个，煎服。此方主治"心胆虚怯，触事易惊，梦寐不祥……或短气悸乏，或复自汗，四肢浮肿，饮食无味，心虚烦闷，坐卧不安"。观其主治已从"胆寒"变为"心胆虚怯"。这一改变为后世医家所遵循，《三因极一病证方论》温胆汤成为后人习用之方。

黄煌教授在长期的临床实践中创造性地提出了"方人""药人"的概念，即直接以某方或某药冠名于体质，诊断即治疗，大大提高了临证用方的准确性，增强了用药处方的安全性。他总结温胆汤体质为：营养状况好，肤色滋润或油腻或黄暗或有浮肿貌，但缺乏正常的光泽；痛苦主诉甚多，感觉敏感；多疑、惊恐、忧虑、抑郁、失眠、恐高晕车、易头晕恶心呕吐，对药物的反应敏感。是传统的壮胆方。该方方证传统表述：胆怯，易惊恐，失眠，多噩梦，虚烦，精神恍惚、抑郁、注意力无法集中、头晕头痛、胸闷心悸、汗出、恶心呕吐。本方还适用于创伤后应激障碍，指受到异乎寻常的威胁性或灾难性心理创伤后数日至数月（不超过 6 个月），出现强烈和持久的严重心理反应，表现为情绪极度激动、紧张和恐惧，常整夜不能入睡，处于恍恍惚惚之中，有时还会在睡眠中反复出现精神创伤时的境象，经历或目睹恐怖袭击的人群常会同时出现烦躁不安、压抑、悲伤、不能集中注意力，完全或部分丧失工作能力，并可出现心血管、消化、神经系统的躯体症状。

用好温胆汤的关键一是抓住方证，二是抓住体质，三是根据病情变化掌握其加减的基本规律，如加黄连主治痰热扰心而烦躁失眠，面红心下痞，舌红苔黄腻。加酸枣仁主治精神恍惚，万般无奈，脉不滑，舌不红者，尤其适用于女性更年期患者。加归芍治疗少阳痰热而夹阴血亏虚。

（李淑萍）

从桂枝体质论治广泛性焦虑

随着社会生活节奏的加快，工作和生活压力的增加，广泛性焦虑发病率呈逐年上升趋势。基于方证药证思路的体质研究模式，依据我专科临床实际观察，广泛性焦虑患者中桂枝体质较为常见。应用桂枝汤（或桂枝类方）作为底方改善广泛性焦虑患者症状疗效显著。

在黄煌教授的《中医十大类方》中，桂枝的应用指征可以称之为"桂枝证"，这是对桂枝范围的特征所做的概括。桂枝证典型表现为：发热或自觉热感，易出汗，甚或自汗，恶风，对寒冷敏感，关节痛；自觉腹部有上冲感或搏动感，心动悸，易惊，烘热，失眠。

"桂枝体质"是指桂枝证及桂枝类方方证的出现频度比较高的一种体质类型。该提法首见于黄煌教授《张仲景50味药证》，是对经典中"病形象桂枝""病如桂枝证"等以药名证、以方名证的延伸。黄氏通过临床观察总结，桂枝体质的核心症状表现为，患者外观体征大多形体消瘦，肤白而缺乏红光，纹理比较细，少油光，肌表湿润；腹壁薄而无力，腹部多扁平，腹肌比较紧张；目有神采；唇淡红或暗，舌苔柔软淡红或暗淡、舌面润，苔薄白；脉象常浮大、轻按即得，按之软弱，脉多缓或迟；好发症状，易出冷汗，汗后疲乏无力；为心腹部悸动感，易头晕晕厥；易腹痛；易失眠多梦；易胸闷气促，易身体疼痛，对寒冷疼痛敏感。这种体质与《金匮要略》"失精家"相似。在我们临床观察，桂枝体质的人群易常见的症状还可见心悸、出汗、胸闷、口干、便秘、腹泻；有的患者还可能出现阳痿、早泄、月经紊乱，舌、唇、指肌震颤、坐立不安、肢体发抖、肌肉紧张性疼痛等症状。李涛归纳出焦虑症的中医症状调查表，调查显示除了焦虑症的特征性症状，如多虑、心烦易怒、眠差、健忘、情绪低落、多梦易醒出现频率较高外，在全身症状中，心悸、失眠、健忘等心病症状和头晕、胸胁不适、喜悲善哭、善太息等较多见，惊悸是许多患者的共有症状。乏力、神疲懒言、面色无华、纳呆、腹胀等脾虚症状在半数以上者中皆可看到。可以看出，体质类型主要可以从患者的肤色、肌肉的坚紧与否、出汗情况、性格、神态、平常经常出现的症状等方面来把握。

上述论述可看出"桂枝体质"的核心症状表现不仅与古代文献中描述的"惊悸""怔忡"等一般临床表现很相似，也与现代焦虑障碍中表现出的提心吊胆、恐惧不安，显著的自主神经症状如头晕、心悸、胸闷、口干、尿频、出汗、震颤等和肌肉紧张以及运动性不安症状基本一致。

桂枝类方，即是由桂枝这味药物为主组成的，诸如桂枝汤、小建中汤、桂枝加龙骨牡蛎汤等所谓的"桂枝剂"的方剂群体。我科临床桂枝类方常用剂量如下：

小建中汤： 桂枝（去皮）15~20g，甘草（炙）15~30g，大枣十二枚（掰），芍药 15~30g，生姜（切）10g，胶饴一升。上六味，以水七升，煮取三升，去渣，纳饴，更上微火消解。温服一升，日三服。

桂枝加龙骨牡蛎汤： 桂枝、芍药、生姜各 10~15g，甘草 15~20g，大枣十二枚，龙骨、牡蛎各 15~30g。上七味，以水七升，煮取三升。分温三服。

（曾慧梅）

黄煌教授辨体质治疗汗证三例浅析

一、医案举隅

案1 冯某，男，46岁，企业家。

身高 178cm，体重 75kg，肤色偏白，体型高瘦。因多汗伴疲乏 1 年加重 1 个月求诊。患者诉多汗以饭后和夜间甚为主，出汗以头面部为主，怕热，胃纳可，大便易泄，小便调，睡眠一般。双下肢皮肤白皙无水肿，舌质暗紫，苔薄，腹征（−）。近 2 年血糖偏高，空腹在 7mmol/L 左右，未服降糖药。母亲有糖尿病史，父亲有贲门癌术后史。处方：葛根 60g，黄连 5g，黄芩 10g，生甘草 5g，肉桂 10g，制大黄 5g。7 剂。

案 2 张某，男，46 岁，企业家。

身高 178cm，体重 80kg，肤色黄暗，脸上散在痤疮。因多汗 2 个月余求诊。患者诉近 2 个月来动易出汗、夜盗汗甚，汗色发黄，易疲乏。素喜饮冰啤酒，易怒，胃纳可，眠可，尿频尿量不多，大便调。舌质淡紫、舌体软，苔白腻中厚。腹软，双下肢轻度浮肿。有脂肪肝、高脂血症病史，母亲有高血压。处方：生黄芪 30g，桂枝 15g，赤芍 15g，干姜 10g，红枣 20g，白术 30g，茯苓 15g，防风 15g。7 剂。

案 3 季某，男，47 岁，企业家。

身高 180cm，体重 90kg，肤色偏黄，胖壮，不爱运动。患者诉出汗以夜汗为主，每晚换内衣至少 1~2 次，出汗以前胸腹及后背为主，口中时有黏感异味，受凉后易咳喘，胃纳可，大便调。双下肢轻度水肿，舌质暗，苔薄白腻。腹征：剑突下按压疼痛。3 年前发现高血压病，规则口服降压药。患者有胆石症病史。母亲有高血压病史。处方：柴胡 20g，制大黄 10g，枳壳 20g，黄芩 10g，姜半夏 10g，白芍 20g，干姜 10g，红枣 20g。7 剂。

二、医案析语

（1）体质状态不同，用方迥然不同。非常巧的是 3 案均为同龄的中年男性，又有一定事业，故都承担了较大的工作、生活、家庭压力。同为汗证，老师同病异治，生动而有意义。

（2）案 1 为桂枝体质，结合血糖的问题，选用了葛根芩连汤与三黄泻心汤；案 2 为黄芪体质，结合代谢紊乱的状态及高血压病家族史，故选用了黄芪桂枝五物加苓术汤合玉屏风散；案 3 为典型的大柴胡汤体质，故可列为大柴胡汤教案。

（3）黄老师在开完处方后又对我们说，案 1 患者有黄芪走向；案 3 患者有合并桂枝茯苓丸的倾向；案 2 患者的体质状态目前是最差的，汗后一定要避寒。案 1 与案 2 患者要加强体育锻炼。非常有意思的是三者的出汗部位，是一个值得临床医师关注的点。

（4）三者均要减压。在春天里、阳光下多走走。

（薛蓓云）

黄煌调治桂枝体质医案赏析

案1 万某，男，60岁。

中等身材，肤色淡黄少泽稍暗，眼袋明显。因大便难解伴乏力、多汗于2010年11月9日求诊。既往有鼻炎、慢性支气管炎、胆囊切除手术史。上月发作哮喘1次。近日医院体检基本正常。大便难解，严重时7~8日一行，日行1次时大便不净欠爽乏力，需在玄武湖行走1小时后便畅。且动辄汗出，若夏季不动亦出汗，汗多常滴湿地板！每天洗澡后汗出难受，故需连洗2次。患者诉胆囊切除术后体质下降，脱发、耳鸣、乏力渐重。时咳嗽，咳清稀痰、量多色白，动则气喘。查体：双下肢皮肤干、无水肿。腹部软，心下压痛轻。脉重按无力，脉率88次/分，舌嫩红。

处方1：桂枝10g，肉桂10g，茯苓30g，五味子15g，炙甘草5g，干姜10g，细辛5g，红枣30g，生白术30g，7剂，水煎，日服1剂。

处方2：生姜2片夹核桃仁嚼服，或常饮生姜红糖汤。

2010年11月16日二诊：药后大便通畅，面色好转，走路比以前有劲。现咳嗽吐痰，以清稀痰为主。汗仍多，怕冷。舌质暗，苔薄。原方加龙骨15g、山药15g，15剂，水煎，隔日服。

2011年12月7日三诊：汗出略减，肤色好转，乏力减轻。晨有咳，大便仍不爽，每日一行。血脂略高。舌质暗淡。处方：制附子10g，桂枝10g，肉桂5g，党参15g，白术15g，炙甘草5g，茯苓20g，五味子5g，干姜10g，红枣30g。15剂，隔日服1剂。

2012年1月4日陪妻就诊：述自己服药后甚好，汗出少，体力好，偶咳，大便爽，气色好转，舌质暗淡。嘱原方续服，可3日服1剂至冬季结束。

按：（1）本案按传统中医可以定为典型的虚寒水饮病，寒饮怎么来治疗？用温化之法，温化之法有麻黄剂、附子剂、苓桂剂、苓半剂、姜辛剂等，选用何方当为临证关键。

（2）黄师讲求方证相应，方证依据就是寻找分辨出何种体质的人得了什么样的病证。从体质入手，先了解体质倾向。初诊开方时黄师追问患者："你年轻时是白白瘦瘦的？"答曰："是的。"综合四诊，判为桂枝体质。又问及："胃口好吗？吃了胀不胀？"答曰："胃口好，不胀。"问此不为防范虚不受补，而是结合腹软、汗多看他体质有黄芪体质兼夹倾向。此人无水肿、从疾病来看心脑血管系统无明显器质性病变，故暂未选黄芪剂。

（3）清稀痰、眼袋明显为水饮，肤色淡黄少泽、舌嫩红（桂枝舌）结合哮喘病史以及易汗、年轻时体瘦肤白定为水桂枝体质。水桂枝体质调治当选苓桂剂。脱发、耳鸣、气喘为苓桂术甘汤合苓桂味甘汤证；咳嗽、清稀痰、量多色白、动则气喘等为苓甘五味姜辛汤证和苓桂味甘汤证。用苓桂术甘汤、苓桂味甘汤及苓甘五味姜辛汤合方是黄师临床常用的水桂枝体质调理方。

（4）二诊患者脸色好转，师曰："该患者脸色好转是桂的效应，用桂方向正确，适合用桂者用桂后脸色紫红的会变淡、脸色㿠白的会变红活。"守方加龙骨、山药，黄师在有心悸、动则气促气喘、稀痰、稀便等症时常加龙骨、山药，并认为山药还有利于龙骨有效成分的煎出和吸收。黄师在桂枝类方中常配用这两味强壮剂，如苓桂系列方、炙甘草汤、柴牡汤、更年方中加味的应用。

（5）3周后第三诊，整体好转、痰咳已少，当舍去苓甘五味姜辛汤。大便仍不爽、舌质暗淡、血脂略高。虑及心脏储备功能已显不足故舌质淡暗，为加强温阳、解决主症计，方随证转，转方选用桂枝人参汤加附子合入苓桂剂。并认为血脂略高并非饮食引发，而系代谢异常所致，无需控制饮食。本案治疗思路清晰、方向正确，疗效卓著。

（6）体质的调整是一个复杂的系统工程。黄师在调治体质时常从患者生活起居、饮食运动、心理辅导等方面突出个体化指导意见。如本例初诊时即开出了食疗方。

案 2 范某，女，76 岁。

2010 年 11 月 16 日因行走乏力 2 年伴右耳堵闷不适、听力下降数月而求诊于黄煌老师。患者 2 年来行走乏力，不敢走快，胃纳可，大便稀，常服健脾丸。近数月来，感右耳堵闷不适、听力逐渐下降，头晕渐重，曾至省人民医院诊治乏效。体质描述：体型偏胖，腹大。满头银发，有眼袋，肤色偏白，散在较深的黑斑。双下肢皮肤可见多处黑紫斑，双下肢无水肿。舌质暗，苔薄白，脉弦滑。省人民医院检查结果：双耳强刺激见Ⅰ、Ⅲ、Ⅴ波分化，潜伏期波间期正常。颈椎多普勒示：双侧颈动脉硬化伴斑块形成。既往有高血压病 20 年，2008 年有"腔隙性脑梗死"病史。

初诊方：葛根 60g，桂枝 15g，赤芍 15g，茯苓 15g，牡丹皮 15g，怀牛膝 15g，川芎 15g，丹参 15g，石斛 15g，甘草 5g，干姜 5g，红枣 15g。每剂服 2 天。15 剂。

2010年12月21日二诊：右耳堵闷不适消失，听力无改善，双下肢紫黑色变淡，大便溏，头晕好转，师嘱原方续服。隔日服用。15剂。

2011年1月25日三诊：头晕明显改善，行走畅利，听力未改善，双下肢紫黑色已转红，大便转干，并伴有痔疮少量出血，血压150~160/90mmHg。舌质暗。处方：生黄芪30g，桂枝15g，赤芍15g，葛根30g，川芎15g，怀牛膝15g，丹参15g，干姜5g，白术15g，泽泻15g，红枣15g。每剂服2天，15剂。师嘱不忌口。

按：（1）黄师首诊选用桂枝加葛根汤合健步苓桂丸去桃仁改川芎来治疗，头晕及皮肤色斑减轻，右耳堵闷不适亦缓解，唯听力改善非短日之功，故老师二诊时守方，在二诊方后听力改善仍不明显，老师换方葛芎芪五汤合泽泻汤加牛膝、丹参，既调体又强化改善脑部血供，以期改善患者的听力，这中间的难度是可以预想的。在整个治疗过程中均嘱每剂药服2天，以求循序渐进。

（2）老师在整个诊治过程中对选方的靶点切入很直接，紧紧抓住桂枝体质人的"高血压，脑动脉硬化，脑梗死，脑供血不足"为要点。

（3）三诊时听力仍未改善，考虑到患者体胖、眼袋明显、便溏、头晕等泽泻汤方证的存在，故合入了泽泻汤，以期提升疗效。

（4）在临证中，黄老师选择苓桂丸与葛芎芪五汤一般有部位上的不同，前者偏于改善盆腹部及盆腹部以下部位的血供状况，后者偏于改善人体脑部供血为主，以胸部及以上部位为主。前者整体状况偏实，后者整体状况较弱。

案3 姜某，男，79岁。

2006年4月18日初诊于国医堂。该患2个月前因"心动过速、右房室传导阻滞"而住南京某院治疗，疗效不显，仍心悸、乏力、胃纳差、稍食不慎即泄，夜眠梦多，行走稍久即乏力加重。体征描述：瘦高，肤色偏白，颜面散在黑斑，白又长的眉毛，眼袋较深，双下肢无水肿，右下肢皮肤发黑、干裂（年轻时白瘦形貌）。舌质淡紫，苔薄白。既往有十二指肠球部溃疡伴出血而行手术治疗病史。

*初诊处方：*生黄芪20g，肉桂10g，赤芍10g，白芍10g，龙骨20g，牡蛎20g，山药30g，炙甘草6g，干姜6g，红枣20g，15剂。

二诊（2006年7月1日）：药后诸症均减，近日感头晕、心悸，严重时有心脏跳出感，大便每日2次。舌暗淡。处方：初诊方加桂枝10g、茯苓15g，15剂。

三诊（2006年9月9日）：药后胃中辣感。心悸好转偶作，时感停搏，每日3~4次。自觉咽喉中有痰难咳，咳出则舒服，时有头晕。大便每日2次，成形。左腹部时有疼痛，现脸色红润、舌暗淡。脉率：54次/分。守上方茯苓加至

20g，15剂。嘱：慎饥饿，避风寒，忌疲劳，平时喝点姜枣汤。

四诊（2006年10月14日）：患者时感胸闷、心悸，汗出，口中黏，食欲不振周余，舌淡脉弦硬，脉搏快慢不定。10月10日心电图提示：窦性心动过缓，完全性右束支传导阻滞，Ⅰ度房室传导阻滞。处方：肉桂10g，桂枝10g，龙骨15g，牡蛎15g，茯苓20g，炙甘草5g，柴胡6g，黄芩6g，制半夏6g，干姜6g，党参10g，红枣20g，15剂。

五诊（2007年8月7日）：这期间患者未住院，感觉不适就服四诊方能很快好转。近日头晕又作，双腿乏力，胃纳一般，时恶心，大便较前好转，已无腹泻，有阵发性的悸汗，感觉自身有飘忽感，心搏动感明显，舌暗淡苔薄。血压：130/70mmHg。处方：守三诊处方，15剂。嘱咐可以服用红参。

六诊（2007年8月28日）：服上方症状无改善，且食欲不振，身体在消瘦，舌淡润。处方：桂枝10g，炙甘草6g，茯苓10g，党参10g，麦冬12g，熟地黄12g，阿胶12g，龙骨12g，牡蛎12g，山药20g，干姜6g，红枣30g，15剂。并嘱食红烧蹄膀。

七诊（2010年3月20日）：服中药近4年来没有住院，自己及家人较满意。并指出常服用六诊方感觉不错。头晕频作，时有心悸、心前区隐痛不适，动则气喘，纳眠平、二便调。轻度贫血貌，舌淡胖，脉律尚齐。处方：肉桂10g，桂枝10g，炙甘草10g，茯苓20g，龙骨15g，牡蛎15g，山药30g，干姜5g，红枣30g，生黄芪30g，五味子5g，20剂。

八诊（2010年6月24日）：患者上个月因"冠心病、不稳定性心绞痛"住院治疗。出院后仍一直不适。主要表现为：心前区隐痛，心脏停搏感，寐差，时出冷汗，下肢有时会肿，受凉后腿抽筋，饭后腹部不胀，大便不干不稀。处方：肉桂10g（后下），桂枝20g，茯苓20g，五味子15g，炙甘草10g，龙骨15g，牡蛎15g，山药30g，红枣30g，干姜10g，15剂。

九诊（2011年1月25日）：患者2个月前有上消化道出血，乏力，动辄心悸，寐差，尿频，矢气多。贫血貌、双下肢Ⅰ度水肿，舌质暗淡、嫩，脉缓，有结代。全身CT示：心包积液，少量胸腔积液。处方：守方，茯苓加至40g，6枚龙眼肉引。15剂。

按：（1）5年间，黄师在诊治这位老人时，紧抓桂枝人，而采用的主方为黄芪建中汤、桂枝加龙骨牡蛎汤、桂枝甘草龙骨牡蛎汤、茯苓桂枝五味甘草汤、苓桂甘枣汤、炙甘草汤等，以提升患者整体虚弱体质。对于桂枝体质的心脏疾病，黄师必用桂枝、用肉桂、而且用大量的桂枝。

（2）桂枝人易患多发的动悸型心血管疾病、风寒性呼吸系统疾病、胃肠功能的易紊乱性提示了该类人的弱势，也提醒我们该如何指导这类人进行养生保健。

（3）桂枝体质倾向的人自主神经较敏感而脆弱，因自身心血管的搏动感明显，常有各种悸动的主诉。

（4）悸动在临床上是常见病症，悸有桂枝的悸，有茯苓的水悸，有黄连的火悸，有龙骨、牡蛎的惊悸，有半夏的痰悸等。而桂枝人易夹水悸，故经方有系列苓桂剂。桂枝人易惊恐，故在《伤寒杂病论》中桂枝与龙、牡配伍的方不少。在里虚的悸动者仲景必用桂、甘，如小建中汤、炙甘草汤。而黄师此案正为我们展示出如何调治桂枝人的悸动，值得深思！

（5）黄师在门诊时常会对学生和患者作一些形象生动的提示：如"桂枝体质的人用黄芪要小剂量""调治桂枝人，用好苓桂剂""桂枝人勿乱用活血剂""温心阳就是天然的心脏起搏器，非桂莫属""不要饥饿、不要受凉、不要疲劳，平时喝点姜枣汤""红参可以时时嚼服"等，耐人寻味！

（6）本案就诊时间跨度较长，体现出运用方－人－病诊疗模式调体治病的特色。

（薛蓓云　李小荣）

黄煌教授运用炙甘草汤经验

炙甘草汤又名复脉汤，源自《伤寒论》第177条："甘草四两（炙）、生姜三两、人参二两、生地黄一斤、桂枝三两、阿胶二两、麦门冬半升、麻仁半升、大枣三十枚。上九味，以清酒七升，水八升，先煮八味，取三升。去滓，纳胶烊消尽，温服一升，日三服。"主治"伤寒，心动悸，脉结代"之证。《千金翼方》载炙甘草汤："治虚劳不足，汗出而闷，脉结悸，行动如常，不出百日，危急者十一日死。"《外台》载炙甘草汤："治肺痿涎唾多，心中温温液液者。"唐容川在《血证论》中提出将本方用于吐血、疮血、经血、崩带、产血、经闭、胎气、惊悸等病症，并指出此方为补血大剂、补血第一方。现代本方除用于心血管疾病的心律失常、复发性口腔溃疡、慢性便秘及自主神经功能紊乱等疾病外，还被眼科、妇科广泛运用。笔者随师学习，今整理5则炙甘草汤验案如下。

一、医案举隅

案 1 浅表性胃炎消瘦贫血

谢某，女，64 岁，初诊日期：2006 年 12 月 19 日。患者近 3 年来体重下降达 15kg，8 月 23 日南京鼓楼医院诊断为慢性浅表性胃炎。刻诊：形体瘦小，贫血貌，皮肤干燥而萎黄。胃中凉感明显，多食后胃胀，周身疲乏，手足冷，眠浅而小腿抽筋频繁，大便 3~5 天 1 次、干结多年。舌暗淡苔薄。有胆囊结石胆切除手术史。

处方： 党参 10g，北沙参 10g，麦冬 10g，天冬 10g，生地黄 10g，阿胶 12g，肉桂 5g，炙甘草 5g，枸杞子 15g，龙骨 12g，山药 15g，干姜 5g，红枣 20g。

服药半月后复诊，胃脘不适感觉明显好转，大便畅。坚持服用 5 个月，患者气色好转，食欲佳，大便通畅，体重增加 2kg。

按： 经方的运用既有对体质状态选方，也有对病用专方的思路。此案患者体质状态为较典型的炙甘草汤体质。黄师不治其胃病而但强壮其人。

案 2 口腔黏膜白斑－颊黏膜不典型增生

李某，女，75 岁。初诊日期：2008 年 1 月 5 日。患者 1998 年房颤、高血压至今。每年因房颤住院治疗，一直服用血塞通、银杏叶片、地高辛、潘生丁片。2005 年 7 月患腔隙性脑梗死。2007 年下半年开始出现口腔左颊不适疼痛感，左颊黏膜有新生物。病理诊断：左颊黏膜炎症伴上皮增生，局部有轻度不典型增生。省某医院诊断为口腔黏膜白斑，考虑癌前病变，建议手术治疗，患者希望保守治疗。刻诊：身高 157cm，体重 50kg，贫血貌。心悸，纳呆，大便干结靠药物通便。素食。舌暗淡体瘦小，苔薄。处方：党参 10g，北沙参 12g，麦冬 15g，天冬 15g，生地黄 15g，阿胶 12g，桂枝 10g，生甘草 6g，干姜 6g，枸杞子 15g，红枣 20g。每日 1 剂，水煎服。

2008 年 3 月 4 日复诊： 患者自觉药后舒适，气色较前好转。服中药后停服地高辛，血压正常。近来觉腿疼、有抽筋，有时有便秘，左颊新生物未变大。处方：麦冬 20g，天冬 20g，北沙参 12g，生地黄 15g，肉桂 5g，桂枝 10g，枸杞子 15g，生甘草 3g，干姜 6g。每日 1 剂，水煎服。

2008 年 6 月 10 日三诊： 左颊局部疼痛不明显。食欲不振，大便通畅。时有腿抽筋。脉虚弦，时有歇止，房颤依旧。舌淡红苔薄。处方：党参 12 g，麦冬 20g，天冬 20g，生甘草 6g，枸杞子 15g，生地黄 20g，肉桂 6g，龙骨 15g，山药 20g，干姜 5g，红枣 30g。每日 1 剂，水煎服。

2008 年 12 月 9 日四诊： 张口受限，体力精神好，胃口好，时有反酸，夜有抽筋，大便正常。守方服至 2009 年 2 月 21 日：体重增加近 5kg，偶有反酸，一般情况好。处方：党参 12g，麦冬 12g，天冬 12g，北沙参 12g，山药 20g，生地黄 12g，阿胶 10g，干姜 6g，红枣 20g，炙甘草 3g，肉桂 6g，枸杞子 12g。

断续服至 2009 年 7 月 27 日复诊：体重增至 52kg，纳好，偶有反酸，大便可，下肢轻微浮肿。舌颤、嫩红。体检：房颤，左心房增厚。

守方服至 2010 年 4 月 25 日：4 月 23 日检查报告示左颊灰白色软组织，大小 1cm×0.6cm×0.5cm，黏膜面可见一直径 0.3cm 圆形隆起。病理诊断：左颊黏膜及上皮下组织慢性化脓性炎症伴脓肿形成，局灶上皮乳头状，胶原纤维增生，玻璃样变性。省某医院专家认为已不需要手术，并建议继续中医调治。患者精神状态尚可，饮食、二便好，无明显不适感，服中药后未再住过院。继续间断服用炙甘草汤加味方。

按：炙甘草汤对于羸瘦之人的黏膜保护及修复疗效甚佳。黄师常用中小剂量生甘草的炙甘草汤加味方或大剂量甘草的甘草泻心汤治疗从口腔到肛门整个消化道黏膜的病变。

案 3　胃黏膜腺癌恶病质

马某，女，47 岁。初诊日期：2006 年 3 月 7 日。患者 2005 年 7 月 30 日确诊为胃黏膜腺癌。刻诊：神情恍惚，行走困难，面色惨白。重度贫血已呈恶病质状态。舌淡苔焦黑。处方：党参 10g，麦冬 15g，阿胶 6g（另烊），肉桂 6g（后下），炙甘草 3g，生地黄 12g，干姜 6g，制半夏 6g，龙骨 12g（先煎），牡蛎 12g（先煎），红枣 30g。嘱咐开始 3 天服用 1 剂。

2006 年 11 月 26 日复诊：服上方 2 天后大便得畅，食欲渐开，能吃荤食。1 个月后能下床走路。2 个月后能串门，体重渐升。

案 4　贲门癌胃切除术后肝转移

张某，63 岁，男性。初诊日期：2005 年 3 月 8 日。患者 2004 年秋因贲门癌行胃切除术，化疗 2 次因不能耐受不良反应而出院。年后每日腹泻五六次，纳差。经复查提示已肝转移，无力下床。家属带来全身近照：形容枯槁，满脸皱纹，舌质淡红。与其通话闻及语音低沉无力。遂处 5 剂炙甘草汤加龙骨、山药，另嘱每日食用煨至极烂的红烧蹄膀。1 周后患者面诊：诉服 2 剂后，食欲渐振，腹泻竟止，大便成形。5 剂服尽而气力渐生，可下床。上腹尚有隐痛。后继服此方，维持至 10 月中旬去世。

按：后两案体现了炙甘草汤对于肿瘤恶病质可以提高患者近期的生存质量，但对于此类肿瘤患者的远期疗效有待进一步探讨！

二、小结

1. 黄师运用经验　黄煌教授认为炙甘草汤在古代是止血强壮营养方，有止血、改善贫血状态、纠正营养不良、增加体重等效果，常作为调理体质方，针对身体整体的"炙甘草汤体质"状态，多见于大病、大出血后，或营养不良，或极度疲劳者，或肿瘤患者经过手术、放化疗以后。患者此时精神萎靡、体重下降、身心憔悴、有明显动悸感，并可伴有早搏、房颤。黄煌教授在运用炙甘草汤时常去麻仁不用。羸瘦憔悴者麦冬可重用。心悸、动则气促、食欲不振明显时常加龙骨、牡蛎和山药。并认为山药还有利于龙、牡的有效成分煎出和吸收。头晕眼花或虚喘者常加山茱萸、五味子。消瘦乏力者加天冬、枸杞子。伴有恶心呕吐加姜半夏、砂仁。嘱煎药时加入米酒或黄酒并久煎。也可制成膏滋剂以长时间服用。服药期间主张破除忌口之禁，配合食用红烧猪蹄、猪牛蹄筋、鸡鸭翅、鸭掌、鸡爪等富含胶质的食物。

2. 跟师学习体会　对体质状态不佳、身体羸弱的患者，其身体状态即是诊治疾病的客观依据。黄煌教授倡导体质辨证，常不治其"病"，但治其"人"。而随着患者体质整体改善，发生在人体身上的这些病也逐渐好转起来。如前两案，尤其是案 2，体质的改善带来身体抗病力、修复力的明显提升，不仅仅是不适症状的减缓和不再因为房颤住院，颊黏膜不典型增生也得以消退。而对于肿瘤后期的治疗，黄煌教授常采用炙甘草汤、薯蓣丸、柴苓汤、附子理中汤等经方。治疗目标不在肿瘤的缩小与否，而是要其人"精神不垮，胃口不倒，体重不减"。这些方药虽然没有直接的抑癌抗癌功效，但留人治病是整体调人的治法，对延长患者的生存期、提高生活质量、配合并支撑完成放化疗共御癌瘤确有明显效果。如案 3、案 4。综合数年来跟师临床可以看出炙甘草汤是极度消瘦、贫血、肿瘤恶病质状态时的良好营养方，门诊以食管癌、胃癌、肝癌、肺癌应用较多，且以羸瘦、憔悴、贫血、大便干结难解者最为有效。

（薛蓓云　李小荣）

经方方药谈

经方医学论坛

江城子

王晓军

廿载秉烛读岐黄，恨道少，正难匡，汗牛充栋何处真金藏？纵有济世仁心在，不得法，难登堂！

幸有黄师为领航，遵仲景，倡经方，四海同心只为国粹扬。古今咸宜方人病，个中趣，诸君尝！

经方铭

医徒

方不在多，效宏则名；药不在重，力专则灵。杏林砥柱，唯我经方。六经识慧眼，方证显奇功；脉证犯何逆，病合方聚行。理法本岐黄，求《本经》，详药证之澄清，弃方理之虚无。南阳医圣祠，金陵沙龙坛，仲景云：传吾道也！

古方今用的剂量问题探索

长期以来剂量问题一直是"中医不传之秘",是困扰现代中医用好古方的一个关键性技术问题。分析古方今用的剂量问题,需要从古籍与现代临床上去考察,同时,古方今用问题的探讨也是在试图搭建一座沟通古籍与现代临床的桥梁。

一、古方剂量的内涵

古方剂量,包括绝对剂量和相对剂量。绝对剂量一般是指古方的成人一日量,包括组成该方的每味中药的用量;相对剂量是指方中药物与药物之间的用量比例。

二、影响古方剂量的因素

古方剂量问题不是一个独立的问题,而是由许多因素综合在一起所决定的,从古籍中看,影响古方剂量的因素大略有下面几种。

(一)病证决定用量

众所周知病证决定选方,其实病证也决定药量,从《伤寒论》《金匮要略》中可以发现张仲景在患者出现卫强营弱汗出恶风时使用桂枝汤,用桂枝三两、芍药三两,桂、芍比为1:1;而当患者出现奔豚气"气从少腹上冲心"改用桂枝加桂汤,用桂枝五两、芍药三两,桂、芍比为5:3;如若出现太阴腹满时痛则改用桂枝加芍药汤,用桂枝三两、芍药六两,桂、芍比为1:2。可见,随着病证的变化,方中用药剂量也应有所变化。

(二)体质决定用量

这点从一些古方的服法上就能看出,如《伤寒论》中十枣汤,其服法"强人服一钱匕,羸人服半钱",四逆汤中干姜的用量是一两半,附子的用量是一枚,而服法"强人可大附子一枚,干姜三两",可见体质不同用量各异。由于体质与地域有关,所以古方用药量有着地方特色,如我国西南地区云南、贵州、四川等地方因为气候潮湿,多山岚瘴气,而且当地有吃辣的习惯,有吃附子当菜的习惯，所以这些地方用附子时用量常稍大；而我国广大的北方，由于气候多寒冷，人体肌腠致密，像麻黄等解表药在使用时，剂量也会稍大。

（三）剂型决定用量

古方用量与剂型关系密切，一般来说，汤剂日用量较大，丸散剂日用量较少。而对于一些有毒副作用的药物，剂量问题尤其应该引起重视，但同时又不能被某些道听途说所羁绊，需要追本溯源地加以深入考察，如"细辛不过钱"之说最早出自宋代陈承《本草别说》："细辛非华阴者不得为真，若单用末，不可过一钱，多则气闷塞不通则死"，此处是指细辛使用散剂口服时用量不可过一钱，并不能泛指一切剂型。

（四）药后反应决定用量

根据药后反应决定用量是一些古方使用的特色，这些方剂往往归属于汗、吐、下治法的范畴，这些方剂用量并不固定，用量大小取决于患者服药后的反应，往往中病即止，尚未中病则宜频服起效。如《伤寒论》中桂枝汤的服用，药后"温服令一时许"，令全身"微似有汗"，"若一服汗出病瘥，停后服，不必尽剂；若不汗，更服，依前法；又不汗，后服小促其间，半日许，令三服尽；若病重者，一日一夜服，周时观之。服一剂尽，病证犹在者，更作服；若汗不出者，乃服至二三剂。"徐灵胎据此痛斥后世庸医药无定法，认为仲景桂枝汤"一服即汗不再服，无汗则服至二三剂，总以中病为主。后世见服药得效者，反令多服。无效者，即疑药误，又复易方，无往不误矣"。其他古方，如五苓散，需多饮暖水，汗出则愈；栀子豉汤，得吐者，止后服；大承气汤，得下，余勿服，诸如此类皆为根据药后反应决定用量的典范。

三、借助数据挖掘实现古方今用剂量的获取与分组研究

现代人使用古方，剂量方面除参考古方原方外，更多的是根据现代医案和当地习惯来考虑的。笔者曾以防风通圣散为例对古方今用剂量特点进行了数据挖掘分析研究，通过收集近年来期刊杂志上发表的符合研究要求的防风通圣散医案83 例，利用 SPSS17.0 软件对其中药物剂量进行动态聚类分析。

通过聚类分析得出符合规范的 3 组剂量

第 1 组：共 19 例病案，剂型全部为丸、散剂，主要用于慢性病皮肤病治疗。该组平均剂量为防风 15g，荆芥 13g，麻黄 15g，薄荷 15g，大黄 14g，芒硝 15g，黄芩 30g，山栀子 13g，连翘 15g，桔梗 30g，石膏 30g，滑石 90g，当归

15g，白芍 15g，川芎 15g，白术 13g，甘草 60g。用法上基本都是每日 2 次，每次 6g，用药时间多数较长，往往是 1 周以上，多者可达数月之久。从患者年龄分布来看，以青少年为主。从体质描述来看，这些患者有的"热性体质，平素喜凉"，有的"身体丰壮，面红目赤"，还有的"语音洪亮，头目胀痛，心烦不寐"等，这些描述提示我们该剂量段使用患者多为体质壮实者。

第 2 组：该组共 42 例病案，剂型全部为汤剂，治疗疾病以急性病为主。同时，因为是汤剂，临床应用较为灵活，加减较多，应用范围相对较广，除皮肤病外还包括儿科、呼吸科、耳鼻喉科、妇产科、普外科、风湿免疫科、感染科等。这些疾病多属急性感染性疾病或变态反应疾病的急性发作期。平均剂量为防风 8g，荆芥 8g，麻黄 4g，薄荷 5g，大黄 8g，芒硝 6g，黄芩 8g，山栀子 8g，连翘 9g，桔梗 7g，石膏 17g，滑石 10g，当归 8g，白芍 3g，赤芍 6g，川芎 6g，白术 4g，甘草 7g，属于汤剂小剂量段。从年龄分布来看，以中老年为多。其中的一些疾病呈慢性化并出现反复急性发作的多有体质描述，如：有的"素体强壮"，有的"体质壮盛，有长期饮酒史"，还有的"平素嗜食肥甘厚味，喜逸少劳，形体日渐丰肥"等；而对于疾病呈急性突发者如儿科急症等，多无体质方面的要求。

第 3 组：该组共 22 例病案，剂型基本上全为汤剂，仅 1 例散剂。因剂量较大，虽为汤剂，但适用面不是很广，主要用于皮肤科、妇产科、呼吸科、眼科等疾病，多属急重感染性疾病或发作症状严重的变态反应性疾病。平均剂量为防风 10g，荆芥 10g，麻黄 6g，薄荷 8g，大黄 11g，芒硝 11g，黄芩 12g，栀子 11g，连翘 14g，桔梗 11g，石膏 27g，滑石 22g，当归 12g，白芍 8g，赤芍 2g，川芎 9g，白术 7g，甘草 10g，属汤剂大剂量段。从年龄分布来看，以中青年为多。体质上无明显的特异性，而表现为疾病症状的相对急重。

从治疗的疾病范围来看，防风通圣散主治疾病以变态反应性疾病或自身免疫性疾病、感染性疾病为主；各组年龄分布均以中青年为主；剂量上，汤剂大剂量用于变态反应或感染性疾病症状严重者，剂量大但服用时间短，往往中病即止，而对体质无特殊要求；汤剂小剂量用于成人症状较轻者或儿童患者之急症，有的服用时间较长则对体质有特别要求；而丸、散剂则用于慢性皮肤病、儿科疾病的治疗，需要长期服用者，则对体质有相应要求。

四、结语

古方今用的剂量是中医生需要时常面对的临床实际问题，具体研究应以古籍经典为基础，分析影响剂量的各类因素，参考现代中医文献，广泛涉猎，博古通今，最终落实到自身临床实践，不断摸索，终可灵活地掌握古方临床剂量问题。

（古求知）

麻黄之用

曾经治疗一例产后乳房肿痛的患者，初始用青霉素不见好转，后改用中药，为处橘皮、瓜蒌、红花、蒲公英、甘草等，肿块迅速缩小，然而当患者原方续服 2 日，肿块却不再缩小。在思考过程中想到了《内经》对痈肿的概括：寒气客于经络之中则血泣，血泣则不通，不通则卫气归之，不得复反，故痈肿。遂于方中加入了少许麻黄。患者第二日便告知肿块已消，只可惜本来就不多的乳汁现已全无，这种回乳作用不知是否与麻黄有关。现在对于哺乳期患者我不愿意再用麻黄。

从此读书时便多加留意麻黄在消除痈肿方面的记载，发现古人其实早已广泛应用。《千金方》中常和升麻、大黄、连翘、木香配伍。对于麻黄所治的痈肿可以广泛地理解，如眼结膜充血水肿、鼻黏膜水肿，甚至胃肠道等内脏，用比较容易理解的话说就是组织水肿。

2004 年在西医儿科实习时，见一老师常为鼻炎患者开中药，患者反馈也不错。方如下：麻黄、杏仁、桂枝、甘草、龙胆草、黄芩、白茅根。因为是西医不懂中药，所以从未见其做过加减。我和母亲都亲自服过该方，服药当天夜里身上常微微出汗，随之鼻部症状减轻。

在《金匮要略》中风历节篇治疗脚气疼痛不可屈伸的乌头汤方前有这么一句话：荣气不通，卫不独行，荣卫俱微，三焦无所御，四属断绝，身体羸瘦，独足肿大。我想我是找到了麻黄消肿的根本所在，即是通行荣卫，这是与气、血、水之间的关系有关的。同样这句话，在我看来也是对乌头汤方的最佳注解。

前年在安阳一个中医朋友家中做客，正好一位患者登门求诊。自诉感冒之后膝关节开始肿痛，身上已无其他感冒症状，摸脉偏浮。按照《伤寒论》的思维，病仍在表是顺理成章的，然而具体到方药，应该如何选方呢？因患者苦于服药，我的朋友开了些药酒给他。再重读了痰饮篇时，发现张仲景已经给了我们明确的答案：饮水流行，归于四肢，当汗出而不汗出，身体疼重，谓之溢饮。病溢饮者当发其汗，大青龙汤主之，小青龙汤亦主之。那么，越婢汤可不可以呢？麻黄附子甘草汤呢？终于，在治疗膝关节病变时我找到了另外一条路。而不再囿于膝为筋之府、肝主筋之论。算是"柳暗花明又一村"吧。

大概是在 2006 年，一位坐骨神经痛患者应诊，右侧腿疼痛半年余，患腿怕冷，患者体型虽然丰满壮实，舌苔淡，脉亦沉弱，我为她开了以阳和汤为主方的加减方。服药 5 日后患者告知：十多年前的面瘫后遗症上睑下垂现在似乎可以抬起了。这个消息的确让我吃了一惊。我隐约感到补肾加麻黄的方剂可能对神经疾患有效。又服了 10 余剂药之后没了音信。前年又见患者，我被告知眼睑下垂虽然有了明显改善，但最终也没能恢复正常。一次在读《金匮要略》中风历节篇后附方越婢加术汤时，这例患者使我有了顿悟。"肉极热，……汗大泄，厉风气，下焦脚弱"，这更像是温热性疾病所致的下肢痿废类疾患。

曾在论坛上发过一个帖子，是关于麻黄的 2 个患者。其中一位是老年肺源性心脏病患者，住院多日不见好转，遂出院归家。我见其心悸烦躁，为处茯苓四逆汤加大量熟地黄，服后不见效果，仔细观察患者皮肤发热无汗，脉浮弱数，虽然体型瘦弱，但需要发汗的指征明显，所以在原方中加了少许麻黄。当夜患者即汗出悸减，说从未有过的舒适。这其中的道理我至今没明白，但有一体会却牢记心上，对于有表证存在的心力衰竭患者发表很重要。后来才发现其实在《伤寒论》第 102 条仲景已经给了提示，只是我读书未读到无字处而已。

《金匮要略》杂疗方第二十三载还魂汤，即麻黄汤减桂枝，谓救卒死，客忤死。可见麻黄在兴奋心脏功能方面有一定潜力。

还是刚行医时，一位体型瘦弱的老年女性因咳嗽就诊，辨为风寒，我在祛风止咳药中加了 6g 麻黄，患者服后肢体颤抖心悸，当时还未接触《伤寒论》及黄师著作，中医理论也很肤浅，不知为何药所致。

《别录》中记载麻黄久服虚人，虚人服用麻黄需要掌握更多的配伍技巧。

（李长庆）

漫话桂枝汤

1986 年在母校上方剂课时，方剂教研室的徐宝圻老师讲述了自己在实习时的一则医案，对我产生了极为深刻的影响。当时一患儿被诊为血小板减少性紫癜，屡屡用药不效。所用的方药多是些清热凉血止血药。后来进行科室会诊讨论，众说纷纭，莫衷一是，而徐老师提出用桂枝汤，遭到众人反对。科主任问徐老师为什么用桂枝汤？徐老师认为既然久用凉血止血药不效，就说明病机不对，不如反其道而行之。主任真的同意了用桂枝汤，随后患者病情逐日改善直至康复。

由于这一医案的影响，我在随后的《伤寒论讲义》学习中对桂枝汤类方特别关注。当时讲义上的56条后附有李士材医案："一人伤寒六日，谵语狂笑，头痛有汗，大便不通，小便自利，脉洪而大，众议承气汤下之，李力排众议用桂枝汤，及夜笑语皆止，明日大便自通。"当时已上完内科，对常见病的诊疗已有一些基本的认识，无法想象对谵语的患者可以用桂枝汤来治疗。除了好奇惊叹外只是茫然，当即在此案旁写了：此法非常人可效！

有一次学校安排到合肥市某医院见习，在病房见一患者每日发热出汗，已治疗2个月不效，在所用的众多药方中，如今我记忆清晰的就是他正在服用的是白虎加人参汤。当时见到此患者我立刻想起大论54条，患者是位退役海军，他的皮肤细腻而白嫩，舌淡红润苔薄白。回到学校我向几位老师请教可否用桂枝汤，却未予认可。上课之余我常到附院看老中医门诊，一直到后来的毕业实习，也很少见用桂枝汤。有一次寒假回家，听家父说用桂枝加厚朴杏子汤治一小儿哮喘5剂而安，虽然对我讲解一番但我依然懵懵懂懂。依稀记得在一本书上看到，一脑疽患者，众医治之无效，后求治丁甘仁先生，认为是太阳病，用桂枝汤数剂而愈。这如同李士材案给我的感觉一样，依旧是惊叹茫然。

毕业后，最初的几年虽然用经方，但桂枝汤用的很少，偶尔一用亦心中无底，找不到感觉，不知道如何下手。宋·许叔微曾言："此方在仲景一百十三方内独冠其首，今人全不用，何哉？只后人看不透，所以不敢用。"虽然见柯琴《伤寒来苏集》中说桂枝汤功效如何如何，可我却仍不甚了了。直到1995年在南京进修，随恩师黄煌教授系统学习经方，从方证体质入手，才渐渐学会如何用桂枝汤。后来见曹颖甫亦有用桂枝汤治疗脑疽的医案，而此时已能理解。通过近10年的摸索，才能较熟练地应用桂枝汤及其类方。如今回过头来看看自己的求学经历、成长过程，真正让我入经方之门，学会用桂枝汤的只有恩师黄煌教授。

2006年我听人说，黄山歙县有位叫殷扶伤的老中医特别擅长用桂枝汤，其20世纪七八十年代每日门诊量达几十人，而桂枝汤的应用达百分之七八十。随后我去黄山开会，特抽空去拜访殷老先生。一见面殷老师得知我的来意非常高兴，毫无保留地对我讲述自己用桂枝汤的经验。他认为："用桂枝汤要因时、因地、因人。以前生活困难，脾阳虚的多，故多用桂枝汤，胃口不好，没有精神，乏力，似像非像感冒，苔白。大便软，不坚硬，似恶寒，贫血貌。面稍青白乌，全身不舒服。病毒性感冒咽不痛不红肿。必看咽喉，咽喉红肿绝对不能用桂枝汤，麻黄汤可用。"随后还与我谈了他治疗杂病的经验体会。回来后我反复思考殷老师所讲的一切，认为殷老师虽不能算是经方家，但他从一个侧面认识到了桂枝汤的应用指针。他对桂枝汤功效及适应证的理解与张锡纯所言"桂枝汤所主之证皆因大气虚弱"相似。

此后通过不断地学习思考和临床实践，对其适应证的掌握亦更加灵活。最近几年随着经验的积累，我应用桂枝汤的频率越来越高，使用范围越来越广，将之广泛应用于内、外、妇、儿各科疾病。本方主治病症之广难以尽述，正如稻叶克所言："桂枝汤方，诚然尽善尽美，方中意味无穷，而其应用之妙，不可尽言。"并言："大凡以为桂枝汤唯治表证之剂，此乃肤浅之见；又以其主治气上冲者，亦尚未深得其要。"

《伤寒论》101条言："伤寒中风，有柴胡证，但见一症便是，不必悉具。"我根据对《伤寒杂病论》（包括《金匮要略》）中桂枝类方诸条文的理解及自己的临床实践，体会到桂枝汤亦有如此的特性。清·柯琴在《伤寒附翼》中桂枝汤条后亦言："但见一症便是，不必悉具，唯以脉弱自汗为主耳。"李心机教授在《伤寒论通释》中更是明言："但见一症便是，不必悉具，不仅仅是对柴胡证而言，在中医学中，它适用于所有的病证。"

一、体会

对于如何应用桂枝汤及其类方，我有以下几点体会。

（一）适应证

柯琴强调以脉弱自汗为主。然大论中桂枝汤的脉象虽以浮弱为主，却另有种种不同，如洪大（25条），浮数（57条），迟（234条），其类方中或有微弱（27条），沉迟（62条），沉紧（67条），或但言证而不言脉（43条，64条）。至于自汗出，虽有很多条文明言自汗出，但却有部分条文未言自汗出。本人临证亦有部分病例没有自汗症而用桂枝汤取效。

我的体会是，根据黄煌教授的体质方证学说，从体质方证入手，既简便易行又准确可靠。当然从方证入手，并不能机械地按图索骥。现行《方剂学》对桂枝汤功效的解释是很片面的，如今的时方习惯用病机来解释方剂，但用病机是远远无法解释功能丰富而灵活多变的桂枝汤。我早年曾着力探求此方功效，将之与时方比较，并总结为：益气解表功类补中（益气汤），养血祛风功类荆防（四物汤）。经方与时方在功效上往往有交叉的地方，可以互用，但很多时候又不可以。要想对桂枝汤有更全面深刻的认识，当从《伤寒杂病论》原文入手，反复研读对比。从基本的方证入手，进而探求不典型的方证，从细微的方证变化入手，从类方中反复探求方证药证间的动态对应关系。历代经方家无不着力解此方，然"伤寒诸方解法之纷乱莫如此方"（马堪温语）。问题的关键在于很多医家背离了经方的本质特色——方证对应。

病症有显隐之别，有些疾病有较明显的方证，而有些疾病的方证则比较隐晦，不易识别。如裴沛然老先生曾患伤寒久治不愈，后请一位中医为其开大承气汤服之而愈。而令裴老困惑的是他看不出自己有大承气汤证。故姜佐景言："唯能识证者方能治病。"我临证对那些不典型的如无发热、恶风、汗出者，常观其有无轻咳、喷嚏、流清涕等，或是盛夏不耐吹空调、电扇。舌多淡润，苔多薄白或底黄罩白。至于张锡纯所说的"桂枝汤所主之证皆因大气虚弱"确实很有见地，但又不可执着，临床常见一些体质壮实者却出现桂枝汤证，用桂枝汤取效者。另诊脉时若指下觉肌肤细腻而湿润，多半属桂枝汤证。对方证的把握不可执着于象。柯韵伯言："可以神求，不可以象求"。观李士材案，可知其既没有像12条那样典型的脉证，且与56条脉证亦不完全相符。

临床应用桂枝汤一定要以方证为着眼点，切不可以病为着眼点。如山西名医门德纯曾治一屡治不愈的重症失眠患者，询知其卧时双腿蜷曲双手捂胸。便结合大论"发汗过多，其人叉手自冒心，心下悸，欲得按者，桂枝甘草汤主之"而用此方1剂患者酣睡不醒。若从病着眼，纵然查遍方书，亦难以想到用此方。切莫见他人用桂枝汤治某病取效，不辨方证如何即用之。

此外不能将桂枝汤的功效局限于治疗太阳中风，桂枝汤不仅在《伤寒论》阳明病、太阴病等多处出现，在《金匮要略》中亦是广泛应用。这一点柯琴与李心机等论述很精详。

（二）外证、内证与兼证

在大论42、44条等处有外证一词，然似未见内证一词。其实仲景大论不仅详述了桂枝汤的种种外证，亦有内证的内容。惜乎后世医家大多关注外证而忽视内证，恩师黄煌教授对桂枝汤内证的认识特别深刻。在《中医十大类方》中详述桂枝证由两部分组成："①发热或自觉热感，易出汗，甚或自汗，恶风，对寒冷感觉敏感，关节痛；②自觉腹部有上冲感或搏动感，动悸，易惊，烘热，失眠。"其前半部分为桂枝汤外证，后半部分即是桂枝汤内证。凡见有头、肩、颈、臂、膝等处疼痛恶风寒，及易出汗、挛急、易迎风流泪、流清涕等外证，若伴心悸、气上冲胸等内证则为桂枝汤的证。

曾有一患者因肝功能异常年余久治不效来诊，伴有高血脂、肥胖。症见：心烦易怒，口干，视力下降，腹胀满，纳丰，颈僵，右手麻木，两膝以下冷而恶风，形体壮实，大腹便便，舌淡红润苔薄黄，脉弦滑。予以厚朴七物汤加葛根 5 剂，月后复诊，诸症大减，诉药后泻下甚多油腻状褐色便，体重下降 5kg，腹围明显减小，膝恶风大减，视力改善。原方大黄减半 5 剂。

一患者心肌病多年，曾屡因气上冲胸晕厥而入院抢救，我曾用桂枝加龙牡、苓桂术甘等方，疗效不甚理想。一日来闲聊，自诉胃脘胀满，然饮食如故，稍受凉即加重，询之其兼心悸出汗，腿时挛急，便秘腹泻交替而作。舌淡苔中根黑润罩白，脉右浮按之滑，左弦滑。予厚朴七物汤 5 剂，药后诉诸症缓解。此两案皆有"腹满饮食如故"，然前案是典型的大黄体质，因见其有颈僵、膝冷恶风等典型的桂枝汤外证，而用本方。后案虽是典型的桂枝体质，内证、外证兼具，然初未察其腹满饮食如故一症，而至乏效。其实如厚朴七物汤中的"腹满饮食如故"之类的症状可以看作桂枝类方兼证。临证只有充分把握上述内证、外证、兼证，方能更好地运用桂枝汤及其类方。

（三）煎服方法

大论中第 12 条桂枝汤有很详细的煎服方法及禁忌证，而其后的桂枝汤及其类方则较少。为什么会有这样的区别，如何掌握？我的临床体会是，如 12 条这样具有典型的外感症状，需温服、啜热稀粥、温覆取汗，而杂病中所见的不典型桂枝汤证一般温服即可。

（四）禁忌证

大论中 16 条，"若其人脉浮紧，发热汗不出者，不可与之也。"即是最典型而明确的禁忌证。15 条、17 条等亦不可忽视。而 29 条，虽有"脉浮，自汗出，微恶寒"似桂枝汤证，但因其有"小便数等症"，属阴阳两虚兼外感，不宜简单发汗解表，否则易亡阳伤津，变症蜂起，是一条特殊的禁忌证，不可不知。大论中有服桂枝汤不解而更行桂枝汤者，但 26、63 等条属服桂枝汤后其方证已发生变化，虽不解却不可用桂枝汤。此外对于温病要特别慎用此方。大论第 6 条"太阳病，发热而渴，不恶寒者为温病"，对那些但热不寒者多属温病范畴，不宜用桂枝汤，这方面历代医家多有论述。凡素有湿热之人，以及阴虚阳旺之体，桂枝汤辛甘温散，不宜使用。《温病条辨》"开宗明义"第一方亦是桂枝汤，然其后"但热不恶寒而渴者，辛凉平剂银翘散主之"说得很明确。经方家武简侯言："患者体质素强而内热充实者，不需用之。若内热充实，而见口渴、舌干、唇绛则非本方所宜也。"

（五）体质与腹诊

大论中有很多腹诊内容，但后世注家关注的很少。黄煌教授在《中医十大类方》桂枝汤类方中精确描述了桂枝汤的体质特征及腹证要点，"体型偏瘦，皮肤较细，肌表湿润，肌肉较硬，腹肌比较紧张，目有神气等"。掌握体质、腹诊对于准确使用桂枝汤类方很重要。特别是《腹证奇览》有关桂枝汤的腹证内容很值得借鉴，给我的启发很大，让我对桂枝加芍药、桂枝去芍药等方证有了更清晰的认识。腹诊往往是临床诊断选方的重要依据。

曾有一患者在某外企任高管，因工作压力大，渐厌食，极度消瘦。查胃镜示：糜烂性胃炎，服中西药数年不效。后来我处求治，观其所服中药达数百剂，大多为疏肝健脾、益气养血等，从时方的角度来看，并无不妥。刻下见患者为典型的桂枝体质，伴心悸、失眠等症。查其腹扁平而两腹直肌挛急明显。当即决定用小建中汤加味，药后颇适，症状逐渐改善，服用 60 剂后，饮食睡眠正常，体重明显增加。后又续服 30 剂，恢复如常。

（六）加减

大论中唯桂枝汤的加减最为详尽而复杂，或加桂加芍，或去桂去芍，或组成相同而剂量不同则方名、功效、方证亦不同。经方不论在组成还是方证上其精细入微的程度足以令人惊叹。常言道细节决定成败，临证如不从细微处入手，则总体的临床疗效将很难保证。在临床上真正出现单纯的桂枝汤方证是有限的，大多数伴有兼夹证，需要对原方进行加减。仲景在大论中作了详尽的演示，示人以心法。若不能将之深刻领会烂熟于心，在实践中是难以用好桂枝类方的。仲景大论为后人展示的是一种独特的临证思维、基本原则及临证技巧，不可能穷尽所有的治疗方法，仲景在序言中说得很明白，"若能寻余所集，思过半矣"。后人当遵循大论的精神原则，结合临床实际情况而作相应的加减。我根据 29 条的精神，对有所谓肺肾阳虚（姑且借用病机术语）而见桂枝汤证者常加干姜（桂枝加甘草干姜汤），重则加姜、附（桂枝四逆汤）。其他如桂枝理中汤、桂枝肾着汤、桂枝陷胸汤、桂枝栀豉汤、桂枝吴茱萸汤、桂枝合半夏泻心汤、桂枝生脉饮、桂枝清震汤等。尚需关注包含桂枝汤方根的经方，如厚朴七物汤、炙甘草汤等。

（七）疗效

有效自然是方证合拍，对于无效的情况却各有不同。最常见的当然是方证不对应，但也有方证合拍而不效。这又有剂量、煎服方法等不同原因。如大论12 条方后言："若不汗，更以前法。……病证犹在者，更作服。"另有 24 条论述的是太阳病邪滞经络，经气不畅，初服桂枝汤反烦不解的特例，需先刺风池、风府。

（八）错简

自明清以来，错简之风甚行，一些医家未真正领会经方奥秘便轻言错简。其中桂枝去桂加茯苓白术汤的争论犹多。我以前对此方亦缺乏足够的认识。曾有一同学带其八十高龄的父亲来求诊，原在他院住院半月余疗效不佳而来，检查为肺炎、心功能不全等。因见其气喘不宁嘱住院，不想父子二人拒不住院，非要我开中药不可。诊察之际发现其有头项强痛、心下满微痛、小便不利等症，恰与28条方证相符，遂予原方5剂，数日后同学来求方，言其父服药后诸症大减，已可平卧，求方再服，予原方5剂。我时常惊叹：仲景为何在那样久远的年代，能够发现这些独特的脉症组合，并有如此高效的方药治之。故学经方不宜轻言错简而要重视实际情况。

其他如恶风、恶寒等虽是桂枝汤的基本方证，但又并非桂枝汤所专有，如168、169条白虎加人参汤即有"时时恶风、背微恶寒"，353条四逆汤证亦有"恶寒"。临证切不可一见恶风、恶寒就认定是桂枝汤证。另大论中有麻黄汤之后可用桂枝汤，而桂枝汤后不可用麻黄汤。此外对服桂枝汤后的种种变症及应对方法要有充分的了解。

二、验案举隅

案1　胸腔积液

陈某，女。因胸痛高热入院，胸片示大量胸腔积液，准备予以抽胸水，但因寒战高热、头身疼痛、胸闷喘促难以平卧，不便施行。观其有身痛项强、恶风汗出、心悸等症，予以桂枝汤加葛根、葶苈子3剂，药后诸症若失，复查胸水消失。我在病区工作时，治疗胸腔积液的患者并不少见，但病重如此者仅此一例，而疗效又实出乎我意料。此案让当时刚调我院的一位西医内科专家惊叹不已，他连连惊呼："水哪去了？水哪去了？"完全改变了他对中医的看法，这也是促成他发奋学习经方的几则重要医案之一。

案2　病毒性角膜炎

王某，女。右眼疼痛、视力下降多年，屡经中西医诊疗不效，西医诊断为病毒性角膜炎，亦曾来我处以五苓散等方治疗不效。其后曾赴广州请一眼科专家诊治年余，每月往返一次，费用可想而知，却仍不效。后又复来我处求治，诊察间知其仅右眼处恶风，当即决定用桂枝汤，历时五六年的眼病仅 10 剂药而愈。

案 3　乳腺炎

陈某，女。一年春节前两天，该患者来诊，两乳红肿热痛，当时未加思索便处以家传验方，无非是清热解毒为主，并嘱患者若未痊愈正月初四我值班可来复诊。谁料患者复诊时病情依旧，大出我意外，赶忙静下心来认真诊察，此时突然发现患者两乳虽红肿热痛但却恶风明显，令人匪夷所思，予以桂枝汤 5 剂，许久未来复诊。2 个月后路遇其嫂，千恩万谢，说其妹初在他医处诊治，花费数千元不效，在我处仅花几十元即愈。我当初因过于自信，未详细了解其发病及治疗经过，好在未酿成大祸，及时改正。本案给我很多启发，此后无论遇见轻重患者，皆不敢草率从事，必认真仔细用心诊察。

案 4　右足跟痛

汪某，男。一亲戚诉数月来右足跟痛，诊脉之际正思考如何下手，患者自言自语道："就这边脚跟每天像有凉风往里吹。"予以桂枝加芍药汤 5 剂而愈。

案 5　头痛

易某，男。一同学来诊，诉自幼即时常头痛，1984 年高考即因头痛发作而未考取理想的学校。交谈之际得知其平素独头部恶风，每年盛夏颈部以下可吹电扇，唯头部不可，予以桂枝汤数剂而愈。

案 6　面瘫

黄某，男。患者为一卫生院院长，面瘫数日，输液不效来诊，问诊知其独患侧面部恶风，予以桂枝汤 3 剂而愈。不久其单位一医生面瘫来诊，亦是面部恶风予桂枝汤 3 剂而愈。早年治面瘫很多，然多针药并用。曾治愈一面瘫达 3 年之久的患者，他医均认为不可能治愈。当时我颇引以为豪，但那时根本想不到面瘫的治疗与桂枝汤有关。

其他如治疗中风、胃炎、肩周炎、痛风、咯血、糖尿病及疑难杂病等不胜枚举，脉证有典型者亦有不典型者，然而要想把理说得很透彻、清楚明白，却又很难。我深知自己的认识水平很有限，临证时难保有很多桂枝汤证还未被发现，或有一些非桂枝汤证误用桂枝汤。祈盼恩师及各位同仁高手不吝赐教！

（温兴韬）

再谈泽漆汤

在经方沙龙的 QQ 群里，我曾谈过泽漆汤的应用技巧，有一些朋友可能现在还有印象。这次拿这个方出来，加以仔细议论，所以我的题目叫作"再谈泽漆汤"。

此方见于《金匮要略·肺痿肺痈咳嗽上气病脉证治篇》："咳而脉浮者，厚朴麻黄汤主之；脉沉者，泽漆汤主之。"脉浮者，气血鼓动在表，风气盛；脉沉者，气血凝滞于里，水气盛。

泽漆汤由泽漆三斤、黄芩三两、半夏半升、人参三两、甘草三两、生姜五两、桂枝三两、紫参五两、白前五两组成。一共 9 味，先以东流水五斗煮泽漆取一斗五升，再去掉泽漆加入其他药，煮取五升，温服五合，至夜尽。这里要注意它的服法，每次只五合，到晚上时要喝完五升的药汁，需要喝 10 次才能完成。说得通俗易懂点，就是"少量频服"。在临床中，那些发热的患者或是咳喘剧烈的患者，我常嘱咐他们"少量频服"，往往能收到很好的效果。

我们来看泽漆汤的组成。明眼的人一看就清楚，这个泽漆汤，它是小柴胡汤一个变方，另外还有奔豚汤，那个也是小柴胡汤的一个变方。泽漆汤是小柴胡汤去掉了柴胡和大枣，加上了桂枝、泽漆、白前、紫参，并以泽漆为君药。泽漆这个药，现在的中医很少用它，所以一般的中药店或医院很少采备。其实泽漆在民间有的是，村前村后，田埂山野，到处都有，俗称为"猫儿眼睛草"，叶子外形像猫眼，茎折断后有白色乳汁流出。我小的时候，常采几把泽漆，弄碎后扔到厕所里杀蛆。《神农本草经》说："泽漆，气味苦微寒无毒，主治皮肤热，大腹水气，四肢面目浮肿，丈夫阴气不足。"可见泽漆主治在于"利水气"。又民间常用来治疗淋巴结结核，说明这个药对淋巴系统有很高的选择性。所以泽漆治咳，不是去止咳，而是输泄吸收水气，水气一散，咳嗽自已。白前气味甘微温无毒，主治"胸胁逆气、咳嗽上气、呼吸欲绝"，这个药纯粹就是个标药，另外白前中空，能利水，可以对泽漆产生一个协同的作用。紫参的后面，标注了几个小字："一作紫菀"。用紫菀的话，显然是不对的。紫参，即"石见穿"，顾名思义，这个药具有很好的穿透性，《神农本草经》说它"气味苦寒无毒，主治心腹积聚，寒热邪气，利九窍、大小便"。现代医家常用它来治疗各种肿瘤。在这个方子里，紫参就是一个引路人，带诸药前行到细致幽微处。方中为什么要加桂枝呢？这个与小柴胡汤加桂枝的意思是相仿佛的，就是要让邪气由里出表，另外桂枝"助心力，通血脉"，能够改善心肺循环，有利于肺内水气吸收和消散。总观全方，既然是小柴胡的变方，其病机仍不离少阳，只要是"少阳郁热，水气不利"就可以使用泽漆汤。"少阳郁热，水气不行"，说来泛泛。但凡有诸内，必形诸外。我用此方日久，故能"熟而生巧"。

总结泽漆汤若干临床要点，以备参考：①咳而脉沉者（脉不沉，但症相合，不必拘泥于脉）；②见少阳证而以咳嗽为主症者；③舌质红或郁红，舌面见小红点，苔白腻或黄腻，一般较厚；④咽部充血，扁桃体多有肿大；⑤双肺呼吸音不清或较低，有时可闻及湿啰音；⑥颌下淋巴结或颈后淋巴结可扪及肿大；⑦眼结合膜常见充血，部分患者可见眼睑浮肿；⑧部分患者面色青黄无光泽；⑨分泌物如鼻涕、痰，常较黏稠而发黄；⑩咳嗽常迁延日久，或时发时止；⑾咳嗽时间常在凌晨或早上起床过后。

泽漆汤临床加减：①外寒较重，鼻塞明显，加麻黄、葱白；②咳嗽痰音明显，合用三子养亲汤，苔腻莱菔子必用，苔不腻可去莱菔子；③肺气壅滞，见气促、气短、气喘，听诊可见哮鸣音或湿啰音，合用葶苈大枣泻肺汤；④咽部充血明显，扁桃体肿大者，合用桔梗甘草汤，严重的合用升降散；⑤咳嗽痰黏难出，痉咳难止，合用黛蛤散；⑥支气管痉挛，加细辛、五味子、全蝎；⑦局部郁热而素体虚寒者，加附子、生龙牡、紫石英；⑧兼瘀血者，合用桂枝茯苓丸。

泽漆汤临床发挥：①鼻窦炎，鼻涕色黄黏稠鼻塞者，可合用温胆汤或藿胆丸；②扁桃体炎，扁桃体红肿明显者，可合用桔梗甘草汤；③瘰疬，加生牡蛎、鳖甲、当归、升麻有效；④肠系膜淋巴结炎，属少阳郁热者，可去白前加白芍，兼血水互结者，合用归芍散，大便秘者，加大黄；⑤过敏性咳嗽，如病机相合，效果良好，且能增强免疫力；⑥肺癌，苔厚腻者，可合用麻杏苡甘汤或清震汤。

（张学）

五苓散辨

五苓散为张仲景之千古名方，古往今来，应用甚多。原方为：猪苓十八铢（去皮），泽泻一两六铢，白术十八铢，茯苓十八铢，桂枝半两（去皮），上五味，捣为散，以白饮和服方寸匕，日三服，多饮暖水，汗出愈，如法将息。

长期以来，五苓散一直被认为是太阳蓄水证，水停下焦。在方剂学中，也被列为利水渗湿剂，临床为众多医生所喜用。然而，关于此病的病机、方证以及应用，似明实暗，有许多值得商榷的地方。

一、五苓散水停何处

黄元御曰："阳水在中"；方有执曰："膀胱水蓄不化"；成无己曰："水且犯上矣"；《金匮要略》中有："食少饮多，水停心下"。似乎上中下三焦都有停水，但是，细细研读《伤寒论》，就会产生很多疑惑，本方全书共有 9 条，几乎全部由发汗（最多）、下之（多有心下痞）、霍乱吐泻而来，此时，人体津液有伤，渴欲饮水，则何来蓄水？

如果从西医学的角度来看，也许更容易理解。在汗出、腹泻、呕吐的情况下，如果口渴感正常，并且在能喝到水的情况下，"少少与饮之，令胃气和则愈"，不会出现疾病，然而，大量汗出，严重的腹泻或者呕吐，患者也会大量的饮水，此时，水在消化道内被动性吸收，首先进入细胞或者细胞间隙，然后才能通过跨细胞或者旁细胞途径进入血液或淋巴。如果这一过程出现了问题，这样，一方面血浆渗透压升高，引起严重的口渴，另一方面，喝进去的水只能进入细胞或者细胞间隙，从而引起细胞水肿，细胞间隙水过多，甚至会出现水肿。此时，"水"可停于人体各处，由于细胞水肿，组织间隙水过多，可引起癫、眩、头痛、呕吐、少腹胀满、水泻、水肿、汗出等症，正如裴永清所言："上可至头，中可至胃，下可及于二便""水癫、水眩、水痞、水泻等症，皆可用之"。

二、五苓散当属汗法

如上所述，五苓散证此时津液已伤，此时再渗之，岂不是津液再伤，"一逆尚引日，再逆促命期"。而方后又云：多饮暖水，汗出愈。汗出标志着阳气得复（正如阳旦汤之汗出，是为阳气初升，风寒将愈），水气之气化正常，而非以小便利为愈，孙思邈在《备急千金要方》中将其列为汗法，应有一定道理。

三、五苓散之方证

临床应用本方时，或有头痛、或有心下痞，或有浮肿，或有口渴而不解其渴，或有癫痫，或有小便不利，但都为或然症，遇到不明显的五苓散证时，体内并未出现严重的水液失调，血浆渗透压并未明显的升高，口渴感不明显，小便量也未明显减少。另外，即使细胞或者细胞间隙有水停滞，也不会出现水肿，因为全身性水肿在出现凹陷性水肿之前，已经有组织液的增多，并可达体重的10%，但是，通过望诊，由于水在细胞和细胞间隙的停滞，患者的舌质一定是胖大的，且表面润滑，如果舌面干燥，舌体瘦小，则一定非五苓散证。那么，如果有上述见症，且有舌体胖大，舌面水滑，即可考虑本方之使用。

四、膀胱非有水

有人认为五苓散证可有膀胱蓄水，即可有水停于膀胱，临床可见少腹坠胀，小便量少。其实"水"只是中医的一个抽象化的概念，并非真的有水。陈瑞春老先生治一前列腺肥大的患者，少腹坠胀，留置导尿管，但却"小便不成流，尿量极少"。此时，膀胱中并非真有水，而是膀胱组织和细胞水肿，从而出现坠胀感，类似于腹中有震水音，并非肠中有水，而是肠道蠕动减弱，气体积聚太多，其原因在于肠道本身。

（苗治国）

八味解郁汤、除烦汤的使用体会

我从事临床已数十年，在临床中深感人的精神情绪对疾病影响深刻。人得各种疾病，不管是功能性的还是器质性的，精神情绪无不参与影响和左右疾病的表现、轻重和转归。按中医的思维，人的种种疾病无不影响肝胆的枢机。肝胆的枢机不利又或轻或重地左右着疾病的表现、轻重和走向。在以往我尽管知晓这种病理机制的存在，但苦于没有有效的西药和中药方剂。在西药，无非使用抗焦虑、抗抑郁的药品，但常常有依赖或适应，甚至有毒性及不良反应。中医或用某些柴胡剂、逍遥丸、小柴胡加味或温胆汤等，有效或乏效。自从学了黄师的解郁汤和除烦汤（半夏厚朴汤与栀子厚朴汤的加味方），在使用中其效往往令人惊叹。我习惯于将八味解郁汤、除烦汤和有关辨证方合方使用以提高临床疗效。以下举例说明。

案1 余某，男，42岁。

2010年10月25日就医。病起1年余，缘工作压力，致心烦失眠，胸脘闷，胸骨后隐痛，不易入睡，寐不实，多噩梦，纳呆，便溏，日1~2次，神疲，手脚怕冷，易出汗。病后就医常州某医院，诊断为抑郁症，予以抗抑郁药文拉法辛、黛力新等，效差。继而怀疑患上食管癌，因而顾虑重重。胃镜检查只是食管炎、胃炎，肿瘤指标均是阴性。身高180cm，壮实，国字脸，抑郁状，苔薄，脉弦。

治以解郁汤合除烦汤加味。柴胡12g，白芍12g，枳壳12g，炙甘草9g，法半夏15g，厚朴15g，茯苓30g，苏梗15g，生山栀9g，黄芩10g，连翘15g，苍白术各10g，党参15g，干姜9g，红枣10枚，7剂。

2010年11月5日复诊，前方服后次日诸症悉退，睡眠好转，入睡不难，一切复常。近因工作烦恼，并参加应酬饮酒，3天来又有胸闷，心烦寐差多梦，苔薄腻，脉弦。前方7剂，加思想疏导。以后随访，诸症悉除。

案2 袁女士，53岁，金坛建昌人。

2010年10月15日门诊，4年前因夫妻感情问题十分气愤、烦恼，看到夫接电话特惊恐不宁。刻下失眠，难以入睡，寐不实，易惊醒，头胀头晕，神疲，睁眼乏力。纳呆，咽堵，胸脘痞闷，尿频，夜尿7~8次，手脚冷。中等身材抑郁状，苔薄，脉弦。

治以八味解郁合八味除烦汤加味。柴胡15g，白芍15g，枳实15g，炙甘草6g，法半夏15g，厚朴15g，茯苓30g，苏梗15g，生山栀10g，黄芩9g，连翘15g，生山参9g，生麦芽30g，干姜6g，红枣10枚，7剂。

2010年10月22日复诊，药至次日，诸症缓解，胸脘痞已瘥，心烦不著，惊惕瘥，睡眠、食纳、精神改善，眼睛疲劳已好，入睡尚难。宗前法，前方7剂。

2010年10月29日来诊，食纳、睡眠、精神均好，心烦减轻，有时入睡仍难，前方7剂。近日随访，自觉已无不适，可操持家务。

案3 吴女士，52岁。

体质中等，个性强，好胜。因家事不顺心，烦恼易怒，胸脘堵闷，右胁阵痛，失眠，多噩梦，时惊悸不安。脉弦。解郁、除烦、温胆汤加龙骨、牡蛎。5剂愈。

案4 本人性格内向，遇事求全，四逆散体质。患慢性胃病多年，经常上腹胀满、烧心，或隐痛，或嗳气。经常服西药抑酸剂、胃动力药，中药常服半夏泻心、建中汤等，效果总不理想。脉弦著。近改用半夏泻心合解郁汤、栀子厚朴汤，效果甚好，上腹症状已全部消失。目前，仍在服药巩固。

类似病例很多。在临证时或单用解郁汤、除烦汤原方，或与其他辨证方合用治多种疾病，往往效果显著，深有左右逢源之乐。

（刘志良）

柴胡桂枝干姜汤的使用指征

在学习的过程中，发现经方家对"柴胡桂枝干姜汤"有不同的论述，如刘氏"胆热脾寒"，冯氏"上热下寒"，说法不一，从而增加了我的疑惑。

我在临床使用本方，发现一现象，即在这一组症候群中，患者手足逆冷或全身怕冷合并口干渴的概率很多，就把这一症状作为使用本方的指征之一。从此以后，我在临床使用"柴胡桂枝干姜汤"一般遵循以下指征：①四肢逆冷或者全身怕冷与口干渴或者口苦并见。②柴胡体质、桂枝体质见干姜舌；③腹诊：腹软，或者心下悸，或者脐下悸动。下面举2个病案来说明。

案1 刘某，女，78岁。

因惊吓引起心悸，眠差易惊。体型中等，营养一般，神志清精神差，身体怕冷手足凉，心悸，入睡则惊醒，口干渴口苦，不欲饮水，食欲差。腹诊：胃脘部稍有抵抗感，轻度压痛，舌质青，苔薄白少津，脉虚。开了3剂治疗心悸的经验方，心悸稍减，减不足言。后来根据身体怕冷，手足凉，口干渴口苦。予柴胡桂枝干姜汤：柴胡24g，桂枝15g，干姜15g，天花粉15g，牡蛎20g，黄芩10g，炙甘草10g，3剂，水煎服。服药后没有复诊，后来来我处医腿疾，问及此事说3剂药后症状消失。

案2 房某，女，58岁，2010年11月20日来诊。

40余年的胃病病史，时轻时重。于去年出现眼胀痛，在医院诊断为青光眼，服药无效。刻诊：身体消瘦，小圆脸，面色憔悴，无光泽；身体怕冷，口干渴，无口苦；胃脘胀纳差，脐下跳动；头晕眼胀眠差，小便无力，大便不爽，舌淡苔白干腻，脉沉弦双尺无力。腹诊：腹软，胃脘及右下腹轻度压痛。予柴胡桂枝干姜汤合当归芍药散加减：柴胡20g，桂枝15g，干姜15g，天花粉15g，牡蛎30g，龙骨20g，黄芩10g，炙甘草10g，当归12g，川芎10g，白芍15g，苍术15g，陈皮30g，茯苓10g，泽泻15g，车前子30g，水煎服，7剂。

二诊：药后大便稀，3天后大便正常，5天后脐下跳动消失，余症减。共服药30剂，患者临床缓解，脸色变得红润光泽了。

（张继杰）

柴胡加龙骨牡蛎汤临床应用及点滴体会

一、医案举隅

案 1 赵某，男，78 岁。

头晕 10 余年。特点是行走则晕，坐、卧或骑自行车均无。发作时自觉头部飘忽感、摇摆感、晃动感，同时伴项背部不适，无恶心呕吐。在某医学院附院行颈部 MRI 示：颈椎退行性变并 C3/4~C6/7 节段椎管明显狭窄；C6/7 椎间盘突出，C3/4、C4/5 椎间盘膨出。彩色经颅多普勒示：除右侧中动脉外其余受检动脉血流速度普遍减慢。反复应用营养神经及血管扩张药物，无任何效果。遂情绪低落，终日惶惶不安，唯恐出现"偏瘫"。某日，其老友因"脑出血"住院，探望归来，便觉病情加重。来诊：见体瘦面暗，神情低落，面部表情不活跃，舌质偏暗，苔薄白，脉弦细。自觉胸闷，心烦意乱，坐立不安，心悸，心里有难以名状的害怕，头晕较平时加重，夜不能寐，甚时在院中来回走动方觉舒。

处方：柴胡加龙骨牡蛎汤合栀子厚朴汤。当晚 9 时服药半剂，10 时已醋然入睡。次日醒来，患者已不想服药，问之为何，答曰：病愈矣！

案 2 姜某，男，13 岁。

夜惊 1 年余。近 1 年来，患者常于睡中惊醒，捶胸抚膺，胡言乱喊，觉眼前怪物纷纭，惊恐不知所措，甚时伴遗尿。初时半月左右发作一次，近日越来越频繁，2~3 天一发，并伴随挤眼、鼓腮、咧嘴，喉中怪声连连，在某儿童医院诊为"小儿抽动秽语综合征"，给服盐酸硫必利，病情有所缓解，但因出现较明显的锥体外系反应，不能坚持。家中耗资甚巨，辗转求医，甚至祝告鬼神，不得缓解。休学在家。来诊时，患儿面暗，无光泽，神情生怯，不时挤眼、咧嘴、伸舌，坐立不安。大便干结。

处方：柴胡加龙骨牡蛎汤，配合耳穴压豆，12 剂完全缓解，随访 1 年未复发。

案 3 张某，男，39 岁。

颈部酸楚不适 3 个月来诊。3 个月来，因劳累而致颈项部不适，左右回顾时，颈部两侧肌肉紧绷，活动受限，伴眠差，头晕而不清爽，记忆力下降。初诊给以葛根汤，不效。细辨症状主要分布于"柴胡带"上，给柴胡加龙骨牡蛎汤，3剂而愈。

二、体会

（1）柴胡加龙骨牡蛎汤，适用于"柴胡人"，体型中等偏瘦，面色暗，或青黄，或青白，神情抑郁或紧张，肌肉较坚紧，舌暗脉弦，胸胁苦满。案1为退休老教师，平素严肃有余，曾受累于"赵老师不会笑"。"不会笑"说明面部表情肌"较坚紧"，故面部表情是本方应用的风向标。只要是"体瘦面暗，不苟言笑"者，便可考虑选用本方，若兼夹其他方证时，可与所适方剂合方。

（2）本方是三阳之方。《伤寒论》原文中，有太阳的问题——小便不利；有少阳的问题——胸闷烦惊；有阳明的问题——谵语。三阳之气都不利，则太阳主开、阳明主合、少阳主枢的整体功能受损，故出现一身尽重，不可转侧。临床应用时，据各经症状轻重可灵活调整用药。如胸闷烦惊重，可加重柴胡及龙骨、牡蛎用量；若小便不利甚，则加重桂枝、茯苓用量；若热象明显或谵语，可重用大黄；心中悸动或有上冲感时，须重用桂枝。

（3）本方是灵肉之方，是心身并调之剂。患者多有精神、神经症状，或亢奋，或抑郁。躯体症状亦多伴见，其症状多分布于"柴胡带"。如案3，初辨似为太阳伤寒之经腧不利证，再细辨，不适之感主要分布于手少阳及足少阳经所过之处即"柴胡带"上，而不是在督脉及膀胱经走行部位上的葛根证，且伴精神、神经症状，故服葛根汤无效，而用柴胡加龙骨牡蛎汤效捷。

（4）本方是寒热并调之方，适用于寒热错杂之证。

（5）本方是一身之方，故曰"一身尽重"，适用范围广泛。

（赵明刚）

柴胡加龙骨牡蛎汤应用体会

一、临床研究

笔者统计了近1年来"柴胡加龙骨牡蛎汤"病案共67例，排除疗效不明显而转换他方的，去除初诊一次后不来复诊的，最终筛选出40例治疗显效的病例，加以归纳分析，得出如下结果。

（1）40例患者中，女性29人，男性11人，女性占72.5%。

（2）体型特征方面：体型中等者19人，瘦人10人，偏胖或肥胖者8人，壮实者3人。即体型偏瘦或中等者共29人，占72.5%。

（3）在所有患者初诊主诉中，以主诉的频次排序：睡眠障碍11例，乏力纳差7例，胸闷心悸5例，多汗盗汗3例，腹胀3例，头晕2例，头痛2例，关节痛2例，耳鸣耳聋2例，腹痛1例，痤疮1例，癫痫失神小发作1例。即以睡眠障碍为主诉者占27.5%，乏力纳差者占17.5%，以这两类主诉而就诊的患者最常见。

（4）在所有伴随症状中，按伴随症状出现的频次排序：睡眠障碍24例，心悸15例，头晕15例，腹胀14例，胸闷13例，嗳气10例，便秘10例，乏力纳差10例，盗汗多汗8例，头痛7例，耳鸣6例，烦躁5例，潮热或冷热交替5例，关节痛4例，便溏4例，胆小易惊4例，恶心3例，腹痛2例，胸痛2例，畏寒2例，肢抖2例，耳聋1例，耳痛1例，尿频1例，癫痫失神小发作1例。

（5）在舌脉表现上：脉弦18例，脉弦滑10例，脉沉5例，脉弦数4例，脉弦细3例。舌淡苔腻13例，舌尖红12例，舌红苔燥6例，舌胖苔薄5例，舌暗或伴瘀点4例。

（6）西医病名诊断上：失眠症10例，神经衰弱症5例，焦虑症4例，抑郁症3例，高血压病3例，更年期综合征3例，慢性胃炎3例，动脉硬化性脑病3例，神经性头痛2例，肠易激综合征1例，冠心病1例，癫痫失神小发作1例，痤疮1例。

（7）合方及药物加味方面：应用柴胡加龙骨牡蛎汤原方1次，合用栀子厚朴汤34次，半夏厚朴汤4次，桂枝茯苓丸4次，酸枣仁汤3次，四味健步汤1次，百合知母汤1次，甘麦大枣汤1次。最常加用的药物为甘草5次，黄连3次，连翘2次，生石膏1次。

根据以上统计结果，柴胡加龙骨牡蛎汤的适应人群以女性占了大半部分，且体型中等或偏瘦者又占了大半部分，基本符合柴胡体质的人群特征。在患者求诊的症状中，依次以睡眠障碍、心悸、头晕、腹胀、胸闷、嗳气、便秘、乏力纳差、盗汗多汗、头痛占据了前十大症状。在舌脉表现上，弦脉、弦滑脉、舌淡、舌尖红最为常见。其疾病谱最常见于精神、神经系统疾病，功能性疾病占了大多数。使用时最常合用栀子厚朴汤，其次为半夏厚朴汤、桂枝茯苓丸、酸枣仁汤。

二、体会

柴胡加龙骨牡蛎汤是临床上较为常用的一张经方，应用范围广泛，涉及机体各个系统。其应用特征为：患者的症状繁多，但并无器质性疾病，或症状与器质性疾病关联甚少。常表现为睡眠障碍、头晕、胸闷心悸、乏力纳差、腹胀嗳气等症状。服用本方后最明显的变化是睡眠改善，各种伴随症状亦随之改善或消失。一般应用原方，或合用栀子厚朴汤即可改善睡眠，如效果不佳可合用酸枣仁汤。对于消化道症状或精神抑郁明显者，常合用栀子厚朴汤、半夏厚朴汤。对于烦躁易怒，面部充血，心腹悸动明显的，加用栀子、黄连，甚者加用生石膏。应用本方待病情稳定后，宜小剂量维持或间日服用维持一段时间，或间断治疗改善症状。对于一些表现为交感神经兴奋的高血压病患者，不仅能改善症状，且有助于稳定血压；对于部分服用镇静药治疗的神经症、睡眠障碍患者可以逐渐撤停西药，或以最小剂量维持治疗，但这类患者积累不多，远期疗效有待观察。

（毛科明）

麻黄附子细辛汤为基本方治疗体形矮小的探索

麻黄附子细辛汤是《伤寒论》中治疗少阴病的重要方剂，原方治疗少阴病初起脉沉反发热者，病机是由于患者素体阳气不足，受邪后不能托邪外出而导致的阳虚外感证。本方用麻黄辛温解表，附子兴阳温经，细辛温阳逐水，三药合用兴阳解表逐水气，扶正而驱邪，是表里兼治之重要方剂。

本人近年以本方为主合用益气养血药物用于治疗青少年体形矮小，共治疗7例，1例失败，3例较为成功，另外3例尚在治疗中，在此将并不成熟意见端出以供同道批评指正。

一、医案举隅

案1 孔某，男，18岁。

身高162cm，体重50kg，父亲身高175cm，母亲身高155cm。患者无明显不适，只是觉得平常乏力，容易感冒，舌淡红苔白，脉细。

处方：麻黄6g，炮附子10g，细辛3g，党参10g，茯苓10g，白术10g，炙甘草 6g，熟地黄 12g，白芍 10g，川芎 10g，当归 10g，鹿角片 10g，10 剂。

二诊：精力较前振作，余无明显不适，原方续服，共服药 40 余剂停药。1 年后随访身高已至 180cm。

案2 沈某，女，21 岁。

身高 158cm，体型偏瘦，面色白，父亲身高 176cm，母亲身高 160cm。患者有痛经及慢性过敏性鼻炎病史，素体怕冷，知孔某身高增长明显故来求治。

处方：麻黄 6g，炮附子 10g，细辛 5g，党参 10g，茯苓 10g，白术 10g，熟地黄 15g，白芍 10g，川芎 10g，当归 10g，菟丝子 12g，炙甘草 6g，10 剂。

二诊：鼻炎明显好转，本次经来疼痛大为减轻，原方续服 1 个月停药。3 个月后随访，身高 161cm，增高 3cm。

案3 俞某，男，20 岁。

身高 158cm，体重 43kg。患有强直性脊柱炎病史 4 年，常腰腿痛，精神不振，语音低怯。患者曾在朱老处诊治强直性脊柱炎，效果尚可，但因为费用昂贵而停药，停药后腰腿痛复发，面色晦暗，舌体瘦色淡红苔白，脉沉细。

处方：麻黄 6g，炮附子 10g，细辛 6g，仙茅 6g，淫羊藿 12g，生黄芪 20g，当归 10g，鹿角片 12g，菟丝子 15g，桂枝 10g，党参 12g，白术 20g，炙甘草 6g。

此方和益肾蠲痹丸断断续续服用半年，腰腿疼痛减轻直至基本消除。1 年后身高 176cm，体重 60kg。

二、讨论

此 3 例患者年龄处于 18~21 岁，身高基本定型，但是服用以麻黄附子细辛汤合八珍汤合方后都有了不同程度的增高，特别是沈某 21 岁 3 个月内能增高 3cm，效果较为明显。

经过临床观察体形矮小或者发育不良者多属于虚性、寒性体质（当然也可见到阴虚者但是其肌肉相对较为坚紧），临床多可见到：面色㿠白或发青，易于疲劳，容易感冒，或有慢性鼻炎病史、痛经病史，这可能和人体阳气不振，生发的功能受到抑制有关。本方中麻黄辛温发汗、宣肺平喘，能够宣通阳气，温通经脉，这种作用同样可以兴奋中枢神经，小剂量并合补气养血的药物一起使用可以使这种兴奋的作用持久而温和。附子温壮心肾之阳而使生机活泼，此药对垂体－肾上腺皮质系统有一定的兴奋作用。细辛温散表里之寒，可以鼓动心阳使气血畅旺。3 味药物合用为主方，可以温壮心肾阳气，振奋中枢功能，进而可以使人体生机旺盛，同时配合益气养血的药物使脾运健旺，肾精充足，肾阳壮旺，阴生阳长所以在强健体魄的同时使身体有了一定的增高作用。在临床上具体使用时麻、附、辛3味药物的剂量并不需要太大，以少火生气，是为兴阳，氤氲之中发动生命气机为最妙。

（顾志君）

漫谈《伤寒论》中的"方证"（节录）

近几年，经方在兴起。但是在临床上自始至终把"方证"当准绳的人并不多。原先一些认为"方证辨证"能够执简驭繁的人，渐渐地又把自己的立场转移到"理法辨证"那里去了。好像"方证相对"是理法辨证的结果，而不是辨证的入手处。这样的局面让我对经方医学能否广泛应用的问题很为担忧，使我更深刻地认识到《伤寒论》被《内经》化的过程仍然在"现代经方派"医生的身上继续进行着，同时更加感受到黄煌老师始终坚持的"方证辨证是临证追求的最高境界"的现实意义。

我今天想把自己对方证的认识和大家交流交流，希望能够得到大家批评与指正。

一、方证辨证与理法辨证的异同点

我一直在思考一个问题：卢崇汉老师的"扶阳学派"和胡希恕老师、黄煌老师的"方证辨证"都是经方派，都信奉张仲景，但是他们之间有什么地方不一样呢？

新近读了李赛美老师主编的《名师经方讲录》，书中卢崇汉老师的一篇文章《从姜、桂、附的使用看扶阳理论的应用》引起了我的注意。善用附子的卢崇汉在文章里说："只要附子质量不好，我就不用，绝对不用。那么不用了是不是就不能解决问题呢？昨天晚上我还和刘力红谈这个问题，附子如果出了问题怎么办？如果没有附子，这个问题又怎么办？所以，第一次刘力红来跟我看病，看了四十多个患者，四十多张处方，没有一张用附子。他感到很奇怪，为什么呢？因为当时药房的附子不能用，我就不用附子，那么就用桂枝法，这四十多张处方就是用桂枝，桂枝法也能解决很多问题啊。"

在卢崇汉老师的谈话里，我们可以知道，他是非常重视理法的。然而胡希恕先生对于同一问题是怎样回答的呢？根据冯世纶老师在《扶阳论坛：中医火神派名家之"华山论剑"》中的一篇演讲，他说胡希恕先生曾经说过下面的一段话："太阳病，依法当发汗，但发汗的方剂为数很多，是否任取一种发汗药即可用之有效呢？我们的答复是不行，绝对不行。"从中我们可以知道，方药的位置在胡希恕先生的心目中重千斤。

在辨证与治法都正确的前提下，对某一个主要药物的调换，卢崇汉老师的态度与胡希恕先生态度是有区别的。一个可以斟酌迁就，一个则是斩钉截铁地拒绝。

其实，这里牵涉到两种截然不同的辨证思路，一种是理法辨证，另一种是方证辨证。他们的临床实践都很成功，但哪一个更符合仲景的原意呢？我一直在思考这个问题。

有一天，在不经意之间，我突然在电脑上看到一篇《梁文道深入浅出谈"结构主义"》的文章。文章中梁文道谈到象棋中的规则和棋子哪一个重要的问题：他说："今天假如说我跟你在下象棋的时候，我们把这个棋摆出来以后发现少了一个'车'，那该怎么办呢？那是不是就下不成呢？不是。我们都知道解决的方法，就是我随便拿块硬币出来代替它就行了。为什么能够这么做呢？明明那个硬币不是那个'车'，上面没刻着的那个'车'字，但是我们为什么能够把它当做'车'来使用呢？这是因为我们都知道，只要我把这个替代物当做'车'，我们接下来在玩这场棋子游戏里面，它的走法就跟原来上面印上'车'字的那个棋子的走法完全一样的话，那就行了。也就是说，这些棋子本身并不具有什么特别的魔力。重要的是玩象棋的规则，也就是说象棋棋盘上面的每一颗棋子，它的意义不来自于它本身，而来自于使得这个棋能玩的起来的一些游戏规则。"

梁文道的象棋的故事来源于瑞士语言学家费尔迪南·德·索绪尔。它使我想起了抽象的规矩与看得见摸得着的棋子的关系孰轻孰重的问题。

卢崇汉先生的扶阳理论与姜、桂、附的使用当然是相互倚重的。但是在不得已的情况下，理法还是比方药重要。他的思路是符合索绪尔的象棋理论中抽象规矩与具象的棋子的关系。

胡希恕先生、黄煌先生是注重于看得见摸得着的"方证"，所以把临床诊治称之为"方证辨证"。也就是说，在他们那里，理法方药的辨证程序是倒过来的。假如根据象棋游戏中抽象的活动规则远远地高于具体的看得见摸得着象棋棋子的话，胡希恕先生、黄煌先生的思路与观点是不符合索绪尔的象棋理论的。

通过以上的对比，我们就找到了卢崇汉先生与胡希恕先生、黄煌先生方证辨证的不同的学说特点了。

众所皆知，按照理法方药的次序来进行辨证施治是主流中医学的常规。行内人士都已经耳熟能详，心知肚明了。那胡希恕先生、黄煌先生"方证辨证"的合理性的根据在哪里呢？

二、方证辨证的合理性在哪里

方证辨证的合理性用我们平时常用的理性思维的确难以理解其中的奥秘。然而运用野性思维这一概念来解释，就能使这个疑团涣然冰释。

在一个有意识理性所创造的理论结构中，预先被人设定的秩序与规矩是起着指导作用的。譬如，在象棋游戏中，规则是人所设计的，以看不见摸不着的抽象规矩唱主角，看得见摸得着的棋子当配角的。卢崇汉"扶阳学派"里，重阳的理论与扶阳的治法是诊治的核心理念。"火神派"与"扶阳学派"的自我命名就是理法在前的明显的标志。

作为会思考的动物，"人"在一定意义上是可以用思维方式加以定义的。然而思维方式并非只有一种"有意识理性思维"。有意识理性思维仅仅是人类的一种理性思维之一，它存在于人类的习惯的现意识之中，是人类思维的冰山一角。人类还有另一种理性思维，它是无意识状态的存在，所以命名为"野性思维"。"方证辨证"就是中国未开化时代先人的"无意识理性"的产物，"野性思维"的结晶。它是一种自发的规矩与秩序，不是先人所创造所设计的。只不过是先人在无数亿次的医治疾病的实践中，发现的知其然而不知其所以然的诊治疾病的规矩而已。所以在这种"方证辨证"的诊治方法中，看得见摸得着的方证药证就是"具体的科学"，不需要有意识的理性去解释，去论证。方证辨证的合理性就在于它是运用人类与生俱来的野性思维来诊治疾病的。

"方证"是中国远古时代先人野性思维的活化石，弥足珍贵。方证的雏形是中国远古蛮荒时代先人野性思维的产物，是先人用特殊的思维方式发现的疾病过程中的共时性现象。这种诊治知识是先人用生命和时间积累下来的。共时性是指方证辨证时疾病的症状、体征、脉象、舌象、腹证、体质状态、疾病谱等因素以及相对应的方药组合关系的横向联系。方证辨证中的共时性是疾病发展过程中的一个横剖面，它强调的是诸多要素中同一时间与同一空间的内在联系。黄煌老师的"方证三角"学说就是这种横向联系的最经典的现代论述。

我们对照方证的特点，发现方证是一种看得见摸得着的，临床运用具有高效的"具体性科学"；方证具有'共时性'的特点，通过这一个横断的剖面，准确地抓住了人体本能排异抗病的需求，并运用经反复验证的方药来因势利导地辅助人体抗病；方证辨证是一种类比性的思维活动，类比性的思维活动不同于因果性思维活动，它只求知其然，而不求所以然；方证的"证"由两个方面组成：患者之证与方药之证，两者合二为一，就像一个钱币的正反两面，所以符合野性思维的两元对立的逻辑。

列维·斯特劳斯对"野性思维"的研究对我们认识"方证辨证"的合理性有一定的导向作用。使我们联想到"方证"，这种看得见摸得着的"具体性科学"，完全有可能形成在中国远古蛮荒时代先人野性思维中。他们通过知觉与想象的平面而捕捉到一种抗病方法。这种方法能够帮助人类发现有助于人体本能排异、调节与补充功能的方药。

三、"方证"在《伤寒论》中的地位

"方证"是《伤寒论》的灵魂。近 2000 年来《伤寒论》一直处于"被《内经》化"的过程之中，张仲景的主体性医学观点——"方证辨证"的诊治方法没有得到广泛地应用，令人扼腕叹息不已。

张仲景是一个当时主流社会的异类，在仲景《伤寒论》的序中，听到了他那愤世嫉俗的悲叹。他撰写了《伤寒杂病论》，被后世一致奉为经典著作。但在当时可能是名声不彰，因此正史中没有他的地位。

仲景撰写《伤寒论》的时候，肯定也参照了《汤液经法》等前经方典籍。张仲景也在阴阳学说的背景下移植和整理了方证辨证诊治方法。仲景将蛮荒年代野性思维的结晶与当时最有力的思想武器——阴阳学说结合在一起。同时，他清醒地意识到方证辨证，这种另类思维的珍贵性。所以在整理过程中尽量保存了《汤液经法》中方证的原貌。杨绍伊认为，《汤液经法》原文在东汉岿然独存，张仲景据此"论广"，故原文一字无遗存在于《伤寒论》中，而对于《汤液经法》中传统的文化思维的道家色彩并不认同。陶弘景说："张机撰《伤寒论》，避道家之称，故其方皆非正名也，但以某药名之，以推主为识耳。"就是明证。

《伤寒论》397 条，条文长短不一，短者不过十来字，长者一百多字。可见张仲景不拘泥于格式而重视内容实质，这也是他的性格使然。

令人注目的是，张仲景条文中强调方证药证互相契合的文字，不少于对六经（病）辨证的论述。这一现象在《伤寒论》里是普遍存在的。

如桂枝汤证，它布散在几乎六经（病）的每一经（病）之中。临床上辨证的结果只要是桂枝汤证，即使辨病辨错了，也没有大碍。这在医经医学中是不可思

议的事。

在太阳病篇，我们看到了许许多多方剂，属于治疗太阳病本病的方剂不多，大部分方剂都不是属于治疗太阳病的，而是治疗其他各经（病）的方剂。这一点，仲景的寓意是很深的，也是很明白的。

如果六经（病）辨证是少阴里证，这还仅仅是一个诊治的开始。接下去还要更为深入辨别到底是白通汤证、四逆汤证、干姜附子汤证、通脉四逆汤证、真武汤证、附子汤证，等等。

少阳病篇，寥寥几条条文，几乎没有方证。然而，应该归属于它门下的方证不胜其数。这是非常反常的编写手法，这样的编写形式，仲景暗示后人什么？

痉、湿、暍这几种发热杂病，在《康平本伤寒论》中，仲景安排在太阳病的前面。后世医家可能认为把杂病放在太阳病的前面不合情理，一定是编排的错误，所以把它放在《金匮要略》的首篇。仲景的真实意图值得后人深思，是否体现出外感病与杂病的诊治不可分的原则。

《伤寒论》中说方证就像电影的一个个胶片一样，是将仅有一点变化的每一张静止的胶片挨个有序地排列起来。如果把它们放到放映机中，就映出了有联系的一过性情节。经方医生的诊治任务就是判断患者的疾病表现处于电影的哪一格镜头的画面上。就是根据疾病发展有序排列的方证中判断出哪一个方证，然后加以相应的治疗。正如岳美中先生所言：《伤寒论》中，"见其察症候而罕言病理，出方剂而不言药性，以当前之象征，投药石以祛疾。其质朴的学术，直追实验科学之堂奥。"

是仲景让原来比较散乱的方证在三阴三阳的系统内有序地移动了起来。《伤寒论》重视辨证的动态原则与方药施治的标本缓急。这一方面的研究就牵涉到《伤寒论》中"合病""并病""坏病"等领域。

温兴韬医师提出一个令人深思的问题："像原文中讲三阳合病，那么复杂的病机，仲景就用一个栀子豉汤，那么简单，怎么理解？"因为在临床上过于注重方证的共时性就会过度地使用合方，就容易忽视了对方证历时性的研究，也就会放弃了对方证中的主证与客证的辨别而影响临床疗效。

我们先不讲这个问题对原文的理解正确与否。重要的是，温兴韬医师提出，我们面对"三阳合病，那么复杂的病机"，仲景为什么不用几个合方相加？而是"就用一个"方剂了事，仲景的这一处理方法，我们"怎么理解"？当然，以上的提法仅仅是我个人对温兴韬医师这个的问题的理解。假如理解错了，请温医师原谅。

我诊治过一个80岁胃癌手术后的老人，个子瘦长，面色清癯苍白。他是因为腹痛来诊的，说自己脐腹部隐隐作痛已经 30 年了，做过心脏搭桥手术。脉象细弦，便秘，多日一行，腹肌菲薄紧张。投桂枝加大黄汤 7 剂，腹痛大减。再 7 剂，腹痛消失。全家亲友奔走相告惊奇不已。半年后，因面颊部患带状疱疹又来求诊。发病 5 天，诊治无效，痛不欲生。诊察结果发现诸症并存，有桂枝加大黄汤证、小柴胡汤证、小陷胸汤证。三方合一，给他 3 剂。药后，大失所望。考虑再三，认为病证应该是太阳少阳并病。太阳是桂枝汤证，少阳有两个方证，一个是小柴胡汤证，一个是小陷胸加大黄汤证。先给他柴胡桂枝汤 3 剂，药后当天夜里疼痛大减，3 天后疼痛基本上没有发作。但是小陷胸加大黄汤证仍然存在，就继续给他小陷胸加大黄汤 5 天量。随后一切平安。

这个病例还有一个意想不到的后续，1 年以后，他的女儿来找我看病。说他父亲已经在 1 个月前去世了。我心里忐忑不安，不知她的父亲对我的诊治有没有什么非议。谁知道这个老人临终前讲了一段我意想不到的话。老人说："我腹痛 30 年，一直找不到能治好它的医生。谁知道几帖中药就治好了。我想假如早几年遇见他，说不定还可以多活几年。带状疱疹第一次的药不好，味道就不对。第二次的药就不一样，一过口到胃就舒服，一会儿就睡着了。我死后，你们有什么病痛都要找娄医生看看，不要乱吃西药。如果碰到他，就把我的话告诉他。"

日本汉方家藤平健先生发表了有关"并病"的一系列论文，对《伤寒论》中的并病理论做了很多发挥性的研究，打破了历代《伤寒论》解读者对原文中对"合病""并病"严格限制等说法，提出了对跨阳证和阴证的病位而并存的病态也不是不可称之为"合病""并病"等观点，值得我们参考。

多年来，之所以解读《伤寒论》会成中医理论的难题，就在于人们难以摆脱《内经》理论范式的阈限，从而遮蔽了张仲景在临床医学中呈现的"方证相对"辨证取效的意蕴。然而，令人叹息的是，这一经方医学活的灵魂却被历朝历代的人们掩埋在厚厚的历史尘埃中去了。

《伤寒杂病论》中的论治理念不是由张仲景所发明、所设计的产物，而是他把前经方时期方证辨证的大量经验与规则系统通过自己的心智重构和整合，用文字的形式记载了下来而撰写成的。

假如没有先人运用野性思维在和疾病斗争中反复碰撞、尝试、修正、仿效、传播的方证辨证的过程，没有《神农本草经》《伊尹汤液经》的总结和记载，张仲景也是巧妇难为无米之炊。当然，张仲景是前经方医学的总结者和提升者。他通过大量的临床观察，对历代经方进行加减变化，配伍格局的调整。经过长期的研究、广泛的调查和实践的累积而撰写完成《伤寒论》。但一如《伤寒杂病论》这一书名巧妙隐含的，此书的主旨在于为中医临床指出一条诊治所有疾病的道路。

《伤寒论》中的三阴三阳就是黎鸣先生所谓的"阴阳三行六度（病）"，它有别于《内经》的"阴阳五行"。是《伤寒论》的"阴阳三行六病"可能来源于老子《道德经》中的"三生万物"与墨子《墨经》中的三表法，"考之者，原之者，用之者。"黎鸣先生认为这三表法其实就是逻辑。仲景就是使用了古代文明的最高成就——三阴三阳体系使方证群不再是一袋各自为政的马铃薯，而成为一个个排列有序的具有生长分枝的逻辑树。

张仲景的《伤寒论》是将先人野性思维的产物和古代文明的"阴阳三行六病"结合起来的完美典范，它的存在令我们不得不超越文字本身去寻求更深的理解和领悟。

四、我对"方证辨证"的理解

《伤寒论》撰成是仲景对前经方医学系统梳理的结晶。张仲景通过写作，把自己一生"勤求古训，博采群方"的积累进行了一次系统的整理，这是他终生追求的医学自我意识的圆满完成。《伤寒论》虽然传承自《神农本草经》《伊尹汤液经》，但它更周密、更深入、更构造性地展开，所以仍属于一种创造性文本。《伤寒论》实际上是把张仲景独创性思想——方证辨证是如何展开的，作了跨时空的发挥和深入的论证。它把视野扩展到了人类疾病的整体，以全新的角度鸟瞰人类疾病存在、演化和诊治的秘密。全书以此为主线，进行了纵向和横向的时空分析。它以六（经）病及其演变为经纬，以风寒袭人致病，作用于不同体质而引出临床不同诊治为例，一一道来。它同时对比了外感病和内妇等科疾病，反复讨论了方证辨证的可行性。论述具体，文理严谨，行文规范，遣词造句，精练含蓄，前后照应，互文见义；既大刀阔斧又细腻非凡，从而富有极大的论述魅力。《伤寒论》就像一把钥匙，掌握了它，才能开启生命医学中那一扇不轻易开启的大门。

张仲景倡导方证辨证的理念，具有无时空之分的普适性。但它在自己的故国一直处于隐匿的位置。当代经方医学更是陷入一种艰难的处境，它和现实发生了矛盾和脱节。现在，许多临床中医师对方证辨证都是非常陌生的，更使它的生存缺乏氛围和土壤。中医发展的历史已经告诉我们，中医临床一旦切断了和张仲景倡导的方证辨证的联系，就要付出昂贵的代价。幸好，在临床中方证辨证的疗效反复得到证明，一定有一天能重新承载过去、接通未来，具有无限的发展空间。中医经方医学最好降低对中医理性追求的热情，全力遵循方证辨证规则下的诊治，接受这些方证辨证规则下出现的东西，不论其是理性、还是非理性，历代经方家并不都是凭借理性选择了经方医学。在更多的情况下，往往是由于亲眼目睹经方的神奇疗效在情感上受到震撼而走上了经方之路。现代经方的出现给初学者带来了福音，胡希恕、黄煌的披荆斩棘为想走这条路的人开辟了一条小路，面对这样的历史机遇，希望有更多的中医师登堂入室。

经方医师诊治的关键在于把单一的症状置身其中的"一组关系"和一种诊治体系之中。在搜集起来的各种症状里存在着一种组合，可以提取出来，作为"一组关系"来整体处理。如果要把症状变得可以领会，就得把它放在其他症状当中，把它与其他症状加以比较和对照。同与不同，它们之间有无联系，只有这样才能让我们真正理解症状。

进入临床诊治必须通过方证状态的辨识步骤，那样才能证实医生从事诊治活动的地面是坚实的。因为中医的疗效全靠医生根据"知犯何逆"而"随证治之"。成功的经验能够合理地改变诊治方药，只有这样的诊治方法才是符合临床实际的辨证论治精神。经方医学要求医生注重经验的合理性与培养自己的感性品质的同时，也要求医生致力于发掘方证之间的理性因素。

运用方证辨证而获得成功的病例，往往是一种"事实上的应该"，而不仅仅是"逻辑的必然"。所以留在医者身上的经验积累可以衍生出理性的智慧。中国有一个成语叫熟能生巧，可见熟练的经验也可以产生出精确的判断。人们都有这样的体会，有时候一个难以言说的直觉也会帮助你掌握某一个被隐藏的奥秘。

经方医学的方证辨证是方随证变，讲究经验的合理性，没有先验成见的束缚。医经医学的病因学说是审因论治讲求先验的理性。先验的理性是绝对的，譬如温病学说中的风温、暑温、暑湿等理性的概念，都是以病因作为病名的，它对规定的病名的诊治预先就有一套先于临床现场的理论，譬如对湿温诊治的原则历有"禁汗、禁下、禁润"三禁之说。这些先验的理性，话说的这样地绝对，一切好像都是给定的，其实天下没有任何东西是给定的。以给定的先验理性去指导外感热病的诊治往往是弊大于利。

张仲景以《伤寒杂病论》命名自己的医学著作是大有深意的，任应秋把它解读为"疾病总论"是非常正确的。胡希恕把《伤寒杂病论》的诊治方法认定是"于患病机体一般的规律反应的基础上，适应整体的、讲求疾病的通治方法"，也的确十分恰当。然而在"疾病总论"与针对疾病一般的规律反映的"通治方法"之外，似乎还有一层含义，就是仲景暗喻自己的医学著作是有别于其他医学流派的一个新的体系，它具有新的结构与新的规范。仲景的一生始终在追寻如何在抽象和具体之间、临床疗效与建立一个新的医学体系之间如何建立起一种牢固的关系。《伤寒杂病论》就是他交给后世的答案。它论述了中国古代经方医师的诊治思维，利用成功和失败的病案创造一个六经辨证结构的体系。

《伤寒论》是有限的，不是一种可以任意被规定的严丝合缝东西，尤其不是一种可以按图索骥的百科全书。不要把'勤求古训，博采群方'的张仲景，奉为摩西般的先知。需要我们站在今天的角度对《伤寒论》做出重新挖掘和理解。假如要在不断发现新鲜因素的过程中发展经方医学，就需要经方研究者的自主状态的创造性，在《伤寒论》与现代中医之间造成一个新的空间，新的叙述，而不是将《伤寒论》原封不动地放在那里。譬如汤本求真尊奉《伤寒论》并不意味着他紧跟在《伤寒论》后面亦步亦趋。他能融会贯通，他能独立思考，他更能大量地融入新知，所以后来大脚步行走在日本汉方医学道路上的是他自己的血肉身躯和脚步，而不是张仲景的影子。

张仲景提供的是，论述他自己经验领域里简单或最简单的方证，而我们临床时面对的病案就没有那么单纯，那么典型。总之，在依靠方证辨证常规程序诊治的过程中，还要密切关注每一个病案的个体性与偶然性，因为具体的病症都是具有生长性的，具有自己变化、发展的新情况，这样的认识可能更符合我们的临床实践。所以临床家的头脑里，必须要以概括性和灵活性来重现和重组一些比较复杂的方证状态，当临床家的头脑里的方证状态和临床的病案的方证状态大致契合时，才会产生疗效。也只有医生自己的诊治实践才能够使《伤寒论》具体化、鲜活化。从某一个意义上讲，每一个经方临床家都在发现、发展或者说在改写着《伤寒论》。所以只有既热爱《伤寒论》，更热爱医生生活，执着中医临床并能够直接地不借助于现成医学典籍而从临床实践中获得灵感、启悟、经验与刺激，从日常生活中汲取智慧、情趣、联想与创意的中医生才能读懂《伤寒论》，才能去诊治患者。临床实践是中医发展的唯一源泉，《伤寒论》本身并不能产生经方医学，只有活生生的患者，患者身上许许多多同中有异的临床现象才能产生经方医学。

方证辨证的方法虽然是诊治效果最好的一种疗法，但在我们没有掌握它的真髓之前，疗效平平是可以理解的。在这种情况下，选择传统的"辨证论治"于事无补，反而会搅乱自己的思路。矢数道明一针见血地指出："诸家异趣，技术不同，故其立论制方亦各不同，而摭拾杂乱，则其方法不能统一，而治疗无规律矣。"即使医生精通两种不同思路的辨证疗法，也不一定是优势互补。我的办法是，坚持"方证辨证"一种单一的辨证思路，利用针灸等外治法，内外合治，疗效互补，在诊治过程中摸索前进，逐渐完善，走向成熟。现代经方医师如果在纷繁复杂的临床现象面前失去对症状、体征、舌象、脉象的把握和病势进退的方向感，看不到各种变化中不变的东西，患者体质、病史和相应的方证状态仍然客观地存在，则可能从根本上忘记了中医经方医生的使命。

强调经方医学的独立性，是一个对于经方医学自身合理性的诉求。这项诉求的深远意义并不在宣布经方医学与外部世界脱节，而是声明任何经方医学之外的力量都不可能给经方医学提供任何现成的答案。有没有经过这个合理性论证是非常不一样的，因为我们需要经方医学站在自身的立场上去思考人体生命医学的诸多问题，而不是站在其他医学的立场去要求经方医学。当然，很可能经过自我论证之后，经方医学仍然也融入其他医学的观点，但这回是出于经方医学的自愿，出于经方医学本身活力的考虑，而非一个高高在上的、不容置疑的力量的强迫。作为一种学派，不管是经方医学，还是医经医学，对我来说，还包含这样的意思：它是一种有自身历史的领域；有在长时间积累起来的丰富经验；有这个领域之内的人们所要面对的难题。在这个意义上，经方医学是一道门槛，需要经过长时期恰当的训练，才能得其门而入。大塚敬节从 29 岁（1929 年）开始阅读《伤寒论》，一生对《伤寒论》的研究从未间断。他的宗旨是：研究汉方医学始于《伤寒论》，并终于《伤寒论》。

理法辨证和方证辨证最根本的区别在于它们追求的方向不一样。方证辨证是追求"知其然"；理法辨证是追求"知其所以然"。所谓"知其然"的方证辨证，是一种我们通过学习和模仿而获得的有疗效的辨证模式。这些模式发生的原因和机制人们至今可能还茫然无知，它们不是通常意义上的"知识"，但我们能利用自己的感官意识到它们，并使自己的辨证方法与其相适应。就此而言，它又确实是我们理解患者病症的理性知识的一部分。这种使我们适应而采纳"知其然"的方证辨证，同我们知道自己的行为会有何种结果"为什么"的知识——"知其所以然"的理法辨证极为不同，在很大程度上我们把这种"知其然"的方证辨证，视为经方医学。

《伤寒论》不把"方证"当作孤立静止的单位对待，不仅注意了它们的层次比较，而且注意了方证之间相互制约、相互依赖的关系，更为重视方证是一个系统的整体。张仲景则把具体的症状（包括体征）和人们在运用方证辨证中所掌握的深层体系（三阴三阳）区别开来，把症状看作是一个符号系统。产生意义的不是症状本身，而是症状的组合关系。方证辨证是研究症状组合规律与药物配伍秩序的学问。

仲景使用的方药的数目不多，但他却比现代中医师确信这些方药的疗效。而现代中医师的方药知识极大地增多了，但他们确信有疗效的方药却极大地减少了。这一现象值得我们深思。

四、人的观念会无形地束缚着人的观察与阅读

中医界人士常说："一家有一家伤寒，一人有一人仲景。"说明对仲景与《伤寒论》的理解没有定论。也反映出仲景的原意难以捉摸，一直处于被误读之中。我一开始学习经方就看到这两句话，也一直在琢磨其中的含义。后来经过多年的阅读与思考，慢慢地体悟到这两句话中的奥秘。原来它在叙说着一个重要的道理："人的观念会无形地束缚着人的观察与阅读。"

阅读原文虽然艰苦辛劳，但可以了解到张仲景本人思想形成的整个过程，可以窥视到张仲景本人临证时的思维活动的蛛丝马迹。比仅仅见到已经整理好的结论，不知道有意思多少倍，有用多少倍。因为用这些已经整理好的结论来说明临床现象，往往没有触及临床现象的复杂性和多变性。汤本求真深有体会地说："研究《伤寒论》者，能自幼而壮而老，造次颠沛，登堂入室。犹如身在当时，亲受训诲，自然而然术精技熟，遇病处方操纵自如。"他对《伤寒论》的阅读体会可谓入细入微，告诉我们无经验基础的阅读与有经验基础的阅读之间，临床经验不足的阅读与临床经验日臻丰富的阅读之间存在着巨大区别。他体会到医生如果自幼而壮而老地研究《伤寒论》，不仅有益于我们的过去及今天，而且还影响到我们明天将可能如何发展。众所周知，可能性总是高于现实性。

陆士谔提出要以仲景的眼光去读《伤寒论》，要以仲景的立场去运用《伤寒论》。这是一种非常有创意的观点。陆士谔的提法使人们找到了阅读《伤寒论》的钥匙。

看病就像看书，同一本书对于每一个读者，其阅读后的效果是不一样的。不同医学观点的中医生，面对同一个患者，他们四诊所得的材料会是一样的吗？没有经过"方证辨证"基本训练的医生，是有眼不识方证的。就像没有经过 X 光培训的医生去看 X 片一样，是无法看出什么答案的。

医生看病也不例外，总是观念先行。同一个患者，相同的症状、体征、脉象、舌象、腹证，不同医学观点的医生，将会得出截然不同的结论。

陆鸿元教授是原龙华医院院长徐仲才的弟子，他介绍说，徐仲才的父亲徐小圃曾是上海地区的温病派儿科名医，徐仲才的哥哥徐伯远年轻时患伤寒重症，时当夏季，徐小圃先生自为诊治，患儿却几濒于危。亲友建议请祝味菊先生会诊一决。初，徐小圃先生以为，祝先生人称"祝附子"，治此患热病小儿，必用温热药，则无疑抱薪救火，未同意。但患儿病愈危，将奄奄一息，亲友又竭力敦促；徐小圃虽然对祝味菊先生未抱什么希望，但也未再固辞。果然，祝味菊先生诊毕

处方第一味主药即为附子。徐先生意此患儿再无生望，便闭门入寝，以待不幸消息报来。祝先生则亲自煎药，灌药，观察病情，一夜未闭目。至拂晓，患儿已大为好转，徐先生在家人敲门报信时，跃然而起，急问："何时不行的？"既知情，始知并非如己之所料。后来患儿完全康复，徐先生摘下自己"儿科名医"的招牌，登祝先生门执弟子礼，祝先生又惊又敬，自是不允，只答应相互取长补短，待徐先生令郎成长后学医必厥尽绵薄，誓不负徐先生厚望。由此，徐先生也由主清凉变为主温热而名著于时。几年后，徐小圃就完全转变成了善用温热剂的经方家。其二子后也都承袭了此医风。

这个病案告诉我们，将中医学中许许多多的医学概念视为决定性条件是不可靠的，虽是名医也会犯错。临床上方证药证朴素无华，虽初学者也能把握。如果在没有治病之前，满脑子已经装好一大堆固有的观念，如五运六气、季节时病、高热是温病等，患者的具体症状经过他的层层成见的过滤，就完全变了样。就像俗话所说的那样："一尘迷目，万物为之变色。"

"不管是经方医生还是时方医生，只要是一个临床水平合格的医生，他们都在自觉不自觉地运用着方证辨证。"一个网名叫汤本求真的先生说得很好："我觉得可以把疾病比作一个圆心，方证是最贴近这个圆心的一层，其他的辨证理论都在方证的外层，辨证理论越复杂，其离圆心愈远，要达到治愈疾病的目的要走的距离越长。"

中医临床上，观念之惑极大。它会凌驾一切，遮蔽了医生对真实病情的认知。脑子里病因的观念不让医生承认眼前的客观病况。那时候的道理是：病因观念是主流、本质，客观病况是支流、表面现象。可以用病因观念否认临床病况，压倒临床病况，却不可以用临床病况否定病因观念。

下面举一个例子来证实以上的观点。

1943年万友生初学医时，其母发热，大概是肠伤寒，万友生请一名医诊治，诊断为湿温，给她服用清热化湿的方药，病势日趋严重，神衰力疲，少气懒言，不思饮食，舌上白苔久久不化，一日脉数每分钟达120次。万友生提出用人参，但名医说："湿温病无补法"，仅在原方中减去苦寒药。第二天身热忽退，而四肢厥冷，蜷卧欲寐，少阴危象毕露，名医才用四逆汤加人参救急，万母不及服药而亡，万抱恨终生。这个病案告诉我们，将病因视为决定性条件是不可靠的，虽名医也会犯错，临床上方证药证朴素无华，即使是初学者也能把握。

万友生请的这位名医就这样被"湿温"观念压住、蒙住、吓住，丧失了原创性和求真意志，不敢承认或不能洞悉太阴少阴病的临床事实。

方证辨证，说容易也容易，说不容易也不容易。没有经过"方证辨证"基本训练的医生，是有眼不识方证的。这一种现象，古人用了好多成语来形容它，如"听而不闻""视而不见""熟视无睹"等。如果站在"方证辨证"这一立场上，可能一个初学者就能做到药到病除。我们可以举许许多多的例子来证明这一点。

恽铁樵除攻读经书外，兼习医经，对医学有一定基础。在长沙时，3个儿子死于伤寒，另一爱子慧度亦得伤寒症。请来的名医虽熟读《伤寒论》，但不敢开伤寒方，以致爱子之伤寒越来越重，屡失愈病之机。视其方药，仍是历次用过的山栀子、豆豉、豆卷、桑叶、菊花、连翘、金银花、杏仁、象贝母等味，服后热势依然，喘益加剧。先生终夜不寐，绕室踌躇，苦于无临床经验。迨天微明，乃毅然曰："此病头痛、发热、身疼、骨节疼痛、恶风、无汗而喘，是伤寒论的太阳病，当以麻黄汤治之。"乃爰笔书麻黄、桂枝、杏仁、炙甘草，持方与夫人曰："我3个儿子皆死于伤寒，今慧度病，医家又谢不敏，与其坐以待毙，不若含药而亡。"夫人默然。乃即配药煎服，先生仍去商务印书馆工作。及归，见病儿喘较平，肌肤有润意，乃更与药，得汗出喘平而愈。

我第一次读了这个使人惊心动魄的故事，觉得难以想象，出现了一大堆的问题，当然当时只能是自己问自己。以恽铁樵当时的社会地位，自己也稍有医学知识，再加上他有三次丧儿之痛的经历，他所请来的中医肯定是全上海一流的。他们的理法方药肯定比恽铁樵强，医疗经验更不好比了。恽铁樵的处方很可能是小姑娘上花轿，人生第一回吧。那为什么疗效会天差地别？答案只有一个，恽铁樵简单地运用了方证辨证，而他所请来的中医们，他们还在理法辨证中摸索着。但是有人说"方证对应只是辨证论治的初级形式"。假如坚持这种方法一定"就将会终生一事无成"。谁如果一意孤行宣扬这种方证辨证的中医学，"就是被掏空了灵魂的中医学，那样的中医学，将会失去存在的实际价值并会日渐消亡"。是这样吗？我不这样认为！

我自己就是这样走过来的，我生平第一次开中医处方的患者是我同一生产队的一个年轻农民。他因为端午节吃多了鸡蛋与粽子，出现呕吐、腹泻、腹痛等症状。西医诊为急性胃肠炎，输液后好转，但胃胀、呕逆、便溏，几个月一直不愈。看了几个中医，都认为病因是伤食，处方离不开消导化食的药物，但治疗的结果是不但无效，病情反而日益加重。体重3个月减少了20多斤。最后来我处求诊，我根据是患者当时的三大主症：心下痞硬、呕吐恶心、肠鸣下利，认为是半夏泻心汤类方证。"呕而肠鸣，心下痞者，半夏泻心汤主之。"这是《金匮要略》对半夏泻心汤证的经典描述。由此可知，本方证有上、中、下三部位表现，即上呕、中痞、下肠鸣，病变在整个胃肠道。再考虑他另有口疮、睡眠不安等兼症，最后选用甘草泻心汤。当时年轻气盛，认为方证丝丝入扣，必然有效。患者服了 3 剂药后，诸多症状明显得到改善。我高兴得手舞足蹈，仿佛找到了学习的方向。经过 1 个来月的治疗而痊愈。这个伤食患者的治疗过程中没有使用一味消导化食的药，但是却能有效地治愈了这个伤食患者的胃肠炎症。40 年了，患者和我时有联系。我特别记住这个患者，因为是他的诊治成功，使我信服了张仲景的《伤寒论》，使我从实践中知道方证辨证在临床上的指导作用。

在这里要加以强调的是，我并不是一味地反对伤食患者临床使用消导化食的方药。恰恰相反，我每次遇见患者有消导化食的保和丸的方证，就毫不犹豫地给予保和丸。保和丸的方证是：口臭、厌食、嗳气酸腐、腹部胀痛拒按、便臭不畅、舌苔腐黏等。

我原来居住社区的居委会主任的小孙女，6 岁，咳嗽 1 年多，久治不愈。后来求诊于我，诊察所见，一派保和丸方证，口臭、厌食、腹部胀不适、便臭尿黄、舌苔黄腐等。我给予保和丸方，3 剂。第二天晚上，居委会主任来电话，焦急地说："服药已经 2 天，第一天没有动静，今天连续腹泻 3 次，到底怎么回事？"我问："大便臭不臭？"回答说："臭气冲天。"我问："咳嗽如何？"他如梦初醒，高兴地说："已经一天没有听见她咳嗽的声音了。"我说："不碍事，剩下的一帖药继续服用。"这个咳嗽了 1 年多的小女孩就这样简单地治愈了。

当然，观念摆正了，也不是就万事大吉了。认识方证辨证，并把它应用于临床，只是学习经方医学的一个试音阶段。挫折与失败在所难免。向前走了一段路，攀登上一个平台以后，许多新的更加复杂的局面就会出现在面前，需要我们花较长时间去选择去甄别。也有很多人过不了这个关口，一生就徘徊与停滞在这个水平上。只有善于观察、分析的人，才能把困难与压力转化为动力，辨别清楚这种新出现的迷惑是视角转换后的不适应。只要我们百折不挠地往前走，经过自己思考和研究，就会迎来新的进步。

五、"方证"的历史命运——"被《内经》化"

《伤寒论》与《内经》是两个连体婴儿。我们祖先对自身疾病和诊治的关注，可能是出于单纯的实用需要，亦可能是因为这种健病之变的现象引起的浓厚兴趣。实用需要与兴趣爱好两者是不相等的，前者是出于实际的生存需要，后者更多是出于祖先对世界的认识、好奇和追问。前者发展成为经方医学，后者发展成为医经医学。由于它们是同一历史阶段的产物，同时产生同步发展，所以虽然起点不一样，发展的方向也不一样，但研究的对象毕竟是有生命的人，所以就有许多共同的话题与言语。也就是因为这一些交叉和混同，以致引起了几千年的误会。

《伤寒论》成书后经王叔和（201—280年）重新整理编辑，才得以广泛地流传。王叔和自幼受到良好的文化熏陶，通晓经史百家。他与仲景弟子卫汛要好，深受其熏染。眼看几十年前才完成的《伤寒杂病论》都散落佚失或残缺不全，心中十分不忍，便下定决心，搜集仲景旧论，到各地寻找该书的原本，终于成功地得到了全本的《伤寒杂病论》，并加以整理和修复，将其保留了下来，使这部旷世的奇书恢复其真正的面貌。

当然后世对此评价褒贬不一，贬之者责其窜乱仲景原义。如喻嘉言攻击曰："仲景之道，人但知得叔和而明，孰知其因叔和而坠！"褒之者则认为王叔和编次《伤寒论》有功千古，尤其当该书处于存亡危急之际，王叔和使之保存并得以传世，其贡献之大不可泯灭。正像金代成无己称："仲景《伤寒论》得显用于世，而不堕于地者，叔和之力也。"宋·林亿曾曰："仲景之书及今八百余年，不坠于地者，皆其力也。"清·徐大椿亦称："苟无叔和，焉有此书？"

然而，后世责其窜乱仲景原义，也不是没有道理。这是由于王叔和具有深厚的中国传统文化修养，面对《伤寒杂病论》这种蛮荒古朴的文字发几句评论，加几句注解作为《伤寒杂病论》的导读完全是情理中的事。在康平本《伤寒论》中，王叔和的导读是以追文与旁注的形式出现的，同时占了许多的篇幅。我们今天一些耳熟能详的语句，几乎都是出于叔和之手。如"病有发热恶寒者，发于阳也。无热恶寒者，发于阴也。发于阳，七日愈。发于阴，六日愈。以阳数七阴数六故也"（7条）以及16条的嵌注"观其脉证，知犯何逆，随证治之"。至于后来的宋本、成本《伤寒论》把他的追文、嵌注、旁注全部作为仲景原文一并出版，也不是他的责任。

总之，《伤寒杂病论》中的方证相对的诊治方法，在第一次整理的时候，就遭受到《内经》文化思维的大量加入，在加强其理性思考力的同时，也无意中使"方证辨证"的野性思维被深深地掩埋。

孙思邈在《千金翼方》序文中说：《伤寒论》批评了当时的一些名医，认为他们没有参透《伤寒论》的真正奥义。他说："至于仲景，特有神功，寻思旨趣，莫测其致，所以医人未能钻仰。尝见太医疗伤寒，唯大青知母等诸冷物投之，极与仲景本意相反。汤药虽行，百无一效。伤其如此，遂披《伤寒大论》，鸠集要妙。以为其方行之以来，未有不验。"

孙思邈当时年事已高，他担忧"旧法方证，意义幽隐"的《伤寒大论》时运不济，命途多舛，"乃令近智所迷览之者，造次难悟；中庸之士，绝而不思"。真是一语成谶，孙思邈的千年之忧铸成了历史的事实。

虽然历朝历代也有一些头脑清醒的医学家时有察觉到《伤寒论》中"方证辨证"的特异性，也极力提倡之，如徐灵胎说："医者之学问，全在明伤寒之理，而万病皆通。"但社会反响不大，所以 2000 年来一直没有占据中医界的主流地位。

所以，对《伤寒论》进行《内经》式的改写或补写，是金元以来中医学的主流。然而，这一漫长的历史阶段，《内经》对《伤寒论》的改造、吸收一刻也没有停止，出现了一大批像张景岳、叶天士、王孟英这样的善于变通运用经方的医经派的大师。同时，也造就了"内经派伤寒"（冯世纶语）的成长与成熟。

对经方医学来讲，这一过程，是《伤寒论》"被《内经》化"的历史过程。

六、吉益东洞"方证主义"——"去《内经》化"

经方医学是中国古代野性思维的产物，它在中国的命运是"被《内经》化"。《伤寒论》的灵魂——方证辨证，在中国医学历史上没有得到应有的回响，但却在日本得到了认可与发展。

吉益东洞（1702-1773 年）提出方证相对的"方证主义"是对《伤寒论》的一次革命性的释义。吉益东洞学术思想一个显著的特点是将重心放在明确把握处方的适应证上，也正是基于此，才导致了他在诊疗过程中对具体病因和其他一些思辨性、理念性东西的强烈否定。他大声疾呼应向《伤寒论》体系回归，展现《伤寒论》的本来面貌。通过对于论中"药物"与"病症"之关系的分析，以求恢复扁鹊和张仲景的"方证相对"的诊治方法和历史地位。这种认识渐渐地被接受，形成在日本汉方医学中占主流地位的古方派。日本的现代学者也曾将吉益东洞为代表的古方派的出现，称为日本的"文艺复兴"，也有人批评这是向经验医学的倒退。但何以这种倒退却使吉益东洞等古方派临床的疗效不错呢？山本严先生称："这并不意味着医学的倒退，实质是医学的自然科学化。"

为什么日本在近代由汉方家吉益东洞等人提出"方证主义"？为什么由这一些异国的医学家动手割断《伤寒论》和《内经》的脐带而确立了《伤寒论》方证辨证的主体性？

18 世纪，随着西方工业化的浪潮，形而上学与机械唯物论哲学思潮预先在日本登陆，代替了几千年的自发的辩证法思想。所以才有可能出现吉益东洞"方证主义"——"去《内经》化"的呼声。形而上学与机械唯物论虽然也有许许多多致命的缺点，但是它是在人类认识论的道路上前进时始终绕不过去的一个阶段。

卡尔·马克思提出一种"从后思索"的思想方法："人体解剖对猴体解剖是

一把钥匙"，因为从"低等动物身上表露的高等动物的征兆，只有在高等动物本身已被认识之后才能理解。"马克思的"从后思索"的思想方法是我们破解"为什么"去内经化"的呼声是日本汉方家提出，而不是我们中国"这一问题的有力的武器。

一个崭新的思路，就像雷鸣暴雨之前的闪电，瞬间击中了当年的吉益东洞，日本汉方医学古方派诞生的理论密码，就在于"方证相对"。"方证相对"在古代中国是先人的一种野性思维自发选择的结果，因此是普遍的、自然的。虽然它确实是一种具象的科学，但是她被宋元以来的主流医学所淹没。吉益东洞发现了"方证相对"，就迎来了日本汉方医学的黎明。他的历史性的贡献就在于他找到中国传统医学思路之外的一条"岔"路。传统医学思路是把理论凌驾于经验之上而与经验形成某种对抗关系，可是《伤寒论》中的"方证相对"现象，却是经验与理论的融合，它同时是经验与理论这两者。它消解了经验与理论对立的假设：既没有纯粹经验的东西，也没有纯粹理论的东西，经验与理论相互隐含。当然，吉益东洞的理论灵感中的重要资源，也来自《伤寒论》，否则就没有日本汉方医学。

方证辨证在近代日本，在另一种异质的文化、哲学的背景中，通过"从后思索"的方法，才看得清了它的真面目。所以由此看来，经方医学从医经医学中分离开来，独立地成为一个流派，这一决裂的行动，发生在日本近代，由汉方家吉益东洞等人动手割断它和《内经》系统的脐带就是历史的必然了。

"方证主义"虽然是一个深刻又片面的口号，但是它的深刻性却给方证辨证注入了活的灵魂，使方证辨证扩大了影响，开始在临床上得到广泛的应用。

对于经方医学来说，这是一个矫枉过正的"去内经化"的过程。对汉方医学古方派来说，如果没有这样一个矫枉过正的举措，就无法挣脱"被内经化"的状态。就无法恢复以《伤寒论》为主体的诊治体系。但是由于吉益东洞学说的过于偏激，批评的文章不断地增多，后来出现内藤希哲等要求回归《内经》的呼声。就在这期间，中神琴溪、中西深斋等古方派提出别开生面的对《内经》理论兼容并蓄的医学主张。一直到汤本求真、大塚敬节、矢数道明等人，一直抱着这样的主张。这是一个否定之否定的过程。

我们平心静气地来看待吉益东洞的得失，将会比较清楚地看到吉益东洞的贡献与不足。他的贡献前面已经有较多的论述，现在来谈谈他的致命弱点。

吉益东洞大刀阔斧地去掉了《伤寒论》的三阴三阳的理论框架以后，使临床医生对疾病的转归失去了依据，这在治疗学上是一种倒退的行为。

方证主义，面对疾病的复杂局面只能面面俱到地使用合方。这就失去了对疾病的主证、客证的辨别。主证、客证以及它们的轻重缓急是有关合病、并病、坏病等不同病况的分析、归纳与综合。如果没有了这些规则，那对临床疗效的取得会产生负面的影响。

七、医案

案 1 2010 年 4 月，来了一个中年妇女，体质壮实，面色暗红，患胃病多年，近半年加重。西医通过种种检查，排除了肿瘤。但是药物疗效不理想。也看过好多中医，有的还是很不错的医生，但是还是没有治好。求诊于我的时候，我叫女儿替她诊治。患者看我女儿是新手，表露出有点儿犹豫。女儿根据患者胸胁苦满、心下压痛的腹证，以及口苦、呕逆、纳呆、便秘、尿黄、舌红苔黄等症状与体征，诊断为大柴胡汤与三黄泻心汤证。我又重新核实了一次，觉得方证能够相对应，就在女儿写好的处方上，签上自己的名字。6 天后，患者兴高采烈地来复诊，说服药 3 个小时后，症状就明显减轻。服完 5 剂药，食欲大开，半年的胃脘部不适消失了。但复诊时发现患者心下压痛的腹证只是减轻一些，就在原方的基础上加减化裁。后来经过 1 个多月的治疗，患者心下压痛的腹证才完全消失。1 个月前，患者又来了。因为春节的时候饮食不慎，又加上外感发热，引起旧病复发。这次，也是我女儿先给她诊治，我在旁边观察。我看到患者对我女儿颇为信任，和去年初诊时的态度大不一样。

这个患者诊治的故事，说明一个事实：方证辨证，实实在在，朴朴实实。特别是张仲景所倡导的腹证及诊腹法，是我们临床中医生的无价之宝。但晋唐以降，经方医学渐衰，而诊腹之法几被遗忘。自吉益东洞提出"先证而不先脉，先腹不先证"的主张后，汉方家对腹诊重新有了兴趣。然而中国中医界对其热情不高，真是令人费解。这个患者胸胁苦满、心下压痛的腹证如果不通过腹诊如何得知，所以前医始投半夏泻心汤，继投黄芪建中汤，后投香苏饮，均未击中目标。临床上，每当我触摸到患者的典型腹证时，方证辨别的准确性就提高了，病证治愈的概率也会明显提高。几十年来的临证，几乎每一个患者我都进行腹诊，腹证已经成为我诊察方证的主要根据。每当看到某位中医生诊治疾病时没有腹诊，我的心里就会感到空落落地不安。我就不明白，这么好的诊察方法为什么不好好地利用。

案 2 王某，女，75 岁，面瘫 3 个月。自诉 3 个月前晨起即感右侧面部麻木，漱口时，水往右侧口角漏下，鼓腮漏气，并自觉味觉减退，不能闭目，舌的右边也感觉麻木，吃饭时，舌活动不灵活，食物留滞于右侧腮部。面色暗黄，时时感觉恶寒发热，而无汗。口苦、胃部不适 1 个月。大便秘结，3 日一行。右侧乳突前下方翳风穴处胀痛，背部至阳穴处压痛，舌红苔黄，脉浮紧。腹诊：心下压痛，胸胁苦满，腹肌结实。太阳少阳并病，具有葛根汤证与大柴胡汤证。根据日本汉方家藤平健先生的经验，太阳与少阳并病，一般先治疗太阳病，所以予以葛根汤，3剂。2个月以后，患者带他人来诊，我发觉患者面瘫已经痊愈，就询问其服药后的情况，患者说："服完第一帖药，第二天一觉醒来发现面瘫已经痊愈。剩下的二帖药我就不服了。"我问："为什么不继续服用以求巩固？"想不到她的回答是："本来嘴巴向左歪，只服一帖面瘫就好了。再服的话嘴巴向右歪不就完蛋了吗？"患者的话，真的令人啼笑皆非。这个覆杯即愈的病例为什么不用合方，必须要去研究《伤寒论》中三阴三阳的理论与"合病""并病""坏病"的诊治规矩。其中包括研究主证、客证、缓急标本等问题。

八、结束语

我认为黄煌老师的经方思想，既重视先人的野性思维，又致力于科学理性的研究。他倡导的"方证辨证"，就是两者的有机结合。"方证"是野性思维的产物，"辨证"是科学理性的研究。黄煌先生已经揭开了《伤寒论》头上的面纱，如何敲开这沉睡了几千年的高度凝练的和氏璧，让它光芒万丈地靓丽登台，就是经方派医生的职责。我相信假以时日，目前不理解方证相应奥秘的人，一定会收起现在挑剔的食指，而高高地翘起他的大拇指。

（娄绍昆）

附录

病证组分会场交流摘要（节录）

主持人：李艳、徐国峰、顾志君、高格非

一、浙江省精神卫生中心的夏时炎主任医师谈治疗强迫症的经验

我讲的是强迫症，一种是强迫思维，一种是强迫行为。强迫思维是患者有很多想法、冲动，自己控制不了，因而有焦虑情绪。西药效果差，中医有好的效果。我治了 2 例。30 岁左右的一男一女，病史半年左右，之前没吃过西药。一个是强迫思维，看到杯子就想为什么这叫杯子而不是别的，另一个是坐车时控制不了自己总去数座位。两例都是半夏体质，很胖，眼睛有神，舌苔白腻、湿润，脉一个比较滑，一个是缓。两个都用了温胆汤。强迫思维的用了半个月，就可以自己控制不去想了，用了一个多月，病情就得到了完全控制，半年多之后好了。强迫行为的那个，起效很慢，一个多月没见效果。我说再等等。因为他吃了温胆汤后睡眠、盗汗都有好转，又 2 周后强迫行为可以自己控制，四五个月后基本就没有强迫行为了，就改为隔天吃一次。半年后嘱停药。温胆汤治疗强迫症的疗效是确切的。《内经》说"肝主谋虑，胆主决断"，那么他们的问题就是出在胆气不足，胆不能决断上。强迫症就是犹豫、下不了决心。可以说他们是胆子不够大，温胆汤是一个壮胆方。

问：我遇到一个案例，女性，控制不住想自杀，我用了柴加龙牡汤效果欠佳。她就比较焦急。我想问是不是该换个思路，有没有更快的方法？

李艳点评：非常好，因为强迫症被西方精神科称为不死的癌症，很难治。强迫症起效比较慢，建议您可以守方试试。

二、无锡徐苏副主任中医师谈治疗黄褐斑的经验

黄褐斑种类多，妊娠斑最好治，斑色浅、大块的不好治；斑片颜色深的难治。我分三种类型：①气血不荣型：面色黄，乏力，右脉弱。②火烧火燎型：

脾气急躁，面色暗，舌偏红，苔薄黄，丹栀逍遥散。③瘀血水停型：当归芍药散。我常在上述辨证论治的基础上配伍何绍奇的经验方五白散，组成是白僵蚕、白附子、白蒺藜、白芷、白茯苓。都是常用量。

另外，还根据斑的不同部位灵活加减药物，根据中医的传统理论，额头属于心，左肝右肺，下属于肾等。如在额头加黄连、肉桂，左颊加柴胡、白蒺藜，右颊加桑白皮、菊花，在下巴加桂枝茯苓丸，在上唇用紫石英、鹿角霜，鼻子部位用苍白术。但是补肾药当中的淫羊藿、熟地黄会让人皮肤变黑。菟丝子、枸杞子内服和白芷外用都有去斑效果。栀子要用炒的。

中药对这个病的治疗往往见效比较慢，为了尽快见效，常同时使用膏剂。这个病，饮食要注意，海鲜不能吃，不能晒太阳，不能吃火锅。快的有半个月，慢的半年。平时多吃核桃仁、板栗、红枣、西红柿。

五白散效果好，半个月一个月之后确实会变白。但都要配伍，我没有单独用过。还遇到过一位女性患者，面部有黑斑，乏力，用补中益气汤加五白散，1个月后斑片明显消退。

李艳：刚才的核桃仁、板栗也是补肾的。

问：刚才您说的面部各部位的斑当中哪些部位比较难治？

答：额头部位难治。

问：女性痤疮也是常见的，您有什么经验？

答：枇杷清肺饮对年轻人效果较好。

问：痤疮从青春期一直没断，直到40岁还不断地长的很难治，您有什么经验？

答：从整体来区分寒热型，热性用枇杷清肺饮加紫花地丁，寒性用五积散加附子、葛根。

答：上次经方班李发枝教授用半夏泻心汤治痤疮。下巴暗疮如果轻的就加桂枝茯苓丸，重的用引火汤，效果不错。确实，桂枝茯苓丸效果好。

问：全身后背都长的，这个中药很慢的，您用什么方？

答：葛根汤。

三、江苏省吴中市中医院皮肤科潘永年主任谈治疗银屑病的体会

今天带来3个病例（略），是中医治疗红皮性银屑病。

从这几个案例，我有几点体会。首先，红皮病型银屑病是一个严重的类型，很顽固，现在西医也不明白原因。第二，我认为银屑病发展到这个阶段主要是因

为治疗不当，所以银屑病初起宁可不治，也不要乱治。第三，红皮型银屑病要重视外感因素，第一个、第二个案例都是以人参败毒散收功的。再者，这个病一般都有下肢水肿，提示脾胃受损，治疗过程中要顾护脾肾，中焦津液不足建中，纳差用六君子。天然营养，低蛋白饮食，保持胃肠通畅，还要避免肠道感染。前辈认为银屑病红皮阶段要凉血，但我不知他们依据何在。看这几个案例，我肯定不用凉血。而且最后这个水肿，我用了越婢加术汤。补肾、健脾不能消肿，可以从肺考虑。肺主行水、主治节。所以外感病和内伤病可能没有那么明显的界限。

还有，实验室检查的所有结果都要用临床来解释。通过第三例我们看到入院第三天血象高、蛋白低，符合整体的营养不良表现，后来好了之后再查，就正常了。这三例中医治疗很辛苦。

黄煌问：当时你是用桃核承气汤。去年你说桃核承气汤治疗皮肤病、脱发。我也曾用桃核承气汤加桂枝茯苓丸，加麻黄，治了一例，美国人，吃了之后天天泻，效果很好。我觉得治疗银屑病要用麻黄。外感内伤不能分那么清楚，还是要看方证。你刚才讲到人参败毒散有没有应用指征？

答：人参败毒散是从荆防败毒散来的。荆防败毒散里主要是风药，所以患者的血要足，气不能虚，大便要通畅。舌苔如果稍微腻，脉软，要去荆防，加人参。一味祛风，不照顾正气是不行的。如果一个地方比较湿，风吹就干了，但是如果下面缺水缺血，还是不行的。

问：越婢加术汤的麻黄、石膏用多少？你在这里强调扶正，那么你用麻黄怎么保证安全性？

答：我没用麻黄，用的紫苏叶。麻黄最高我用过21g，只要遵守先煎去沫的方法，对心脏就不会有影响。脉浮紧的一定要用麻黄。青龙方没有麻黄不叫青龙。

徐国峰：我们治危重病，咳喘，用小青龙汤，加麻附细、肾四味（肾四味，是通俗的说法，指中医师根据病情，遵循寒热虚实、气血津精等病机理论进行临证加味而加入4味补肾中药的组合，例如菟丝子、枸杞子、仙灵脾、补骨脂这4味药组。）。我们自己煎药的时候，没见到沫啊。就按照原方比例同煎。我赞同潘医生的看法，麻黄代表汗法，让邪有出路。胡希恕说过，肺癌患者就算再出汗盗汗，也一定不要用玉屏风散。因为癌啊，是肺病最重的邪气了，这个邪气一定要出来，如果用玉屏风散就闭在里面了，反而会让患者死亡。汗法治水肿确实是个奇招，我们一个患者，很重的水肿，心力衰竭，我们用真武汤加五苓散，水肿一点都不动，后来改用小青龙汤发汗就好了。我们医院皮肤科一位老师用经方很好，他用麻桂各半汤治疗皮疹、皮炎，效果很好。

李艳：我遇到一位银屑病的患者，瘙痒睡不着。比较瘦。他对银屑病的治疗已经不抱希望了，就希望能睡着。我当时也没考虑那么多，就是从黄煌老师的思路来看这个人是黄芪桂枝五物汤证，用黄芪桂枝五物汤。另一个就是发作性睡病，脸色暗，像麻黄、柴胡的体质，下肢也有痤疮。用了麻黄附子细辛汤之后就好了。

潘：您第一例，我可能会用补中益气汤。第二例用麻黄附子细辛汤很好，麻黄附子细辛汤是一个交通表里的方，不是解表的。表里通畅以后，营卫就通了。

李艳：治疗当中怎么把握安全性？

潘：皮肤病发热出现了好多。别嘌醇、卡马西平药疹肯定是要发热的。急性荨麻疹我见过两例高热。我遇到一例急性荨麻疹高热，用麻杏石甘汤。另一个是用了捏脊，脉软了，就退热了。

顾：李老师您刚说女性要注意养血，黄芪桂枝五物汤也没有明显的养血作用啊？

李艳：这里面有桂枝、大枣。桂枝并不是像我们一般理解的那样是发汗解肌，而是可以温养营血的。桂枝入营分，味辛甘温，有温补的作用。大枣呢，是入脾养血的，也是营分药。

顾：第三个案例开始患者恶寒，精神萎靡不振，身肿，是阴证水湿。开始您用了补中益气汤、理中汤合当归补血汤，虽然小腿的肿没有退，但出现了畏寒减轻、胃纳好转这些现象，可能为您用越婢加术汤提供了基础。

潘：或许吧。

顾：从您的方子看其实是表里并治的。还有一个问题：老专家们认为红皮阶段是血热，您不以为然？

潘：凉血是凉心，心主血。而心脏是怕凉的。这种危重情况首先要救里，把正气巩固好，如果有血热的，再酌情凉血。

顾：如果病程短的，会不会出现血热的情况？

潘：我没看到过。这种是外感内伤夹杂的，初起可能和外感有关系，用柴胡桂枝汤、麻黄桂枝各半汤都可以，但我确实没见到初起有典型的血热。农村以体力劳动为主的，可以出现血热，我选三物黄芩汤。

顾：潘老师说的很实在。我碰到过3例，确实没有血热。因为见的少，所以要请教一下。

问：我见的有血热，我从脉来看，血热证我认为脉是弦滑的。

潘：血热之邪是要从小便走的，你看小便。要综合看，整体地看。我有个教训。门诊曾经有个患者，我很忙，就套了一个凉血方，结果出现了急性肠胃炎。

问：分型呢？

潘：我不分型，就按经典思路。在搞不清楚的时候宁可偏温一点。就刚才那个，苔燥白，但是脉软，我还是用了补中益气汤。

问：脉软的，补养为主的，我会用黄连阿胶汤、升麻鳖甲汤和麻黄升麻汤。

徐：皮肤科还有比较难治的——臁疮，您有没有体会？

潘：臁是指胫骨平台。一般长在内外踝附近，外踝部容易收口。可以从经络解释。我愿意用真武汤合当归芍药散，生肌长肉的话用黄芪。

徐：我们治过一个臁疮，用麻黄附子细辛汤加阳和汤。患者的整体状况是有好转，但是疗程特别长，治了很久，最后她腿上那个小的收口了，大的就还有一个小口不能愈合。

潘：阳和汤出处是在《外科全生集》，里面用少量麻黄通阳散寒。但是我想既然要收口了，就不要用麻黄、细辛来散，而要重点补脾胃。

徐：我们用了雷火灸，但是没见效，还烫伤了。

潘：这要配合健脾胃。气血足了，再用纯阳之艾叶灸，温通。

徐：没错。我们说人的阳气以太阳为大，卫外，而太阳之气不是一直都在外的，不能一直都这么彪悍的，太阳之气运行一个周期就要回到少阴，去接受少阴的供养。麻黄细辛附子汤里面麻黄开太阳，附子补少阴，而细辛有沟通太阳、少阴的作用。你要是不从《内经》找这个理，对这个方子就没那么多体会，不是说解表、温补就完了。

问：我见到一例天疱疮，能提供比较好的方剂吗？

潘：天疱疮分4种，是一种特异性自身免疫性疾病。最难治的是寻常性天疱疮，需要鉴别的是肿瘤继发的天疱疮，还有药物诱发的。

问：这个患者是肿瘤诱发的。

潘：这很明确，肿瘤诱发的话把肿瘤切掉就好了。

问：当时这个患者，泼尼松用到100mg。这个患者死在我手上的。我一直很困惑，遇到这种情况怎么减轻患者痛苦？

潘：寻常型的我治过，但没治疗成功。但是怎么也不该把激素加进去。因为是肿瘤诱发的，你要对因治疗。本来就是肿瘤，你再用激素抑制免疫力，就有加重的危险。我对混合性天疱疮用过小柴胡汤、败毒散。建议把患者信息搜集全面，深入思考。

四、孙永辉汇报"排病反应"

我们在应用经方的过程中会出现些情况，叫作"排病反应"，患者不高兴，我们也很尴尬。我在临床遇到过一些比较麻烦的，拿来跟大家一起探讨。

第一个方是小青龙汤。第一个病例是一个女性患者，50岁，去年中秋节感冒后老咳嗽，病情反复，浑身不舒服，稍一用力就出虚汗，舌头发暗发紫，苔白腻，外寒内饮，小青龙汤加附子，半夏用生的，附子60g。第二天晚上，出现心悸，头胀。我提前说过你吃这药会出现什么反应。她头痛得受不了了，吃了个止痛片，出了一身汗，好了。

小青龙汤还有一个案例，女性，41岁，咳嗽有痰，身冷，近几年体质明显下降，乏力腰酸，经常感冒。这次咳嗽，遇冷则咳嗽、喘憋，输液8天无效。服小青龙汤5天后，诉汗多、尿多、痰明显增多，但面色由晦暗转为润泽，又吃了5剂。后来电话告诉我说她咳吐了3天混有白色粉末的痰。

用小青龙汤，看症状，就是发冷，如果患者说不发冷，但是背部发紧，那还是小青龙汤。半夏不能用制半夏。

第二个方是真武汤。第一个患者，因为每天黎明肠鸣、腹痛腹泻5年，肥胖，舌苔白厚腻，用真武汤，泻了9次，越泻越痛快。泻完后感觉身上很轻松，五六天瘦了6斤，面色还好看了。

再一个患者，女的，频发室早，做买卖的，起早贪黑。心悸、气短，去医院治疗，吃胺碘酮，发胖。感觉冷，脸虚浮。用真武汤。附子用120g，茯苓用50g，有点见效，第二次复诊茯苓70g，吃了后全身发麻，舌头冒凉气，小便很多。她说身上麻是血管通过去的感觉，很舒服。

第三个方是当归四逆加吴茱萸生姜汤。女的，主诉是阴道干涩，性交困难。怕冷，没劲，腰酸，头脑不清，35岁结婚，38岁生了个男孩。我问生完孩子后症状是轻了还是重了？她说轻了。我就用当归四逆加吴茱萸、生姜，吴茱萸30g，生姜45g，5剂药，加了一瓶白酒。吃药第二天开始泄泻，一天泻三四次，触诊少腹子宫位置也是一片凉的。再吃了几天，胃痛，舌头麻，但仔细品品，觉得甜，好吃。你想吴茱萸是什么味？结果又吃了几天，乳房胀痛。之后又是白带，跟来月经一样。白带之后，阴道干涩就痊愈了，所以可见她的阴道干涩是寒燥。

还有一个患者，年轻人，大冬天穿短裤背心跑越野赛，腿疼怕冷不敢吹风，近2年开始腹痛，也是当归四逆加吴茱萸生姜汤，吴茱萸30g，附子90g。第二天晚上6点开始头晕，熟睡了2小时，8点醒了后开始泄泻，后来拉的全是水。后来肛门痒、疼。也不口渴。第三天泄泻好了，1周后腿疼明显减轻。这几年的腹泻也好了，痔疮也好了，敢吃辣的了。

我看一篇文章说，病不是咱治好的。病不是你的药治好的，而是患者自己的正气。既然有反应，就提前预知，真出现了，患者也不害怕。

李艳：他提出了一个很好的问题，就是排病反应。其实任何排邪的途径都可以出现排病反应，腹泻、大汗、呕吐、腹痛等。这和药的用量也有关，我看孙医生用的药量确实比较大。我有几个问题：小青龙汤中的头胀痛，吃了止痛片之后出现大汗，本来止痛片就可能出现大汗。第二个案例真武汤出现腹泻。有些患者腹泻7天以上还腹泻的。我治过一个患者，摸哪儿都是凉的，用了真武汤，泻了7天，后来理中汤收尾。另外吴茱萸这个药是容易出现泄泻的。我们一般交代患者用生姜、蜂蜜。眩瞑反应是很难预见的，有个精神病患者，我用四逆汤合半夏泻心汤，吃了1个月，他突然吐了一盆黏痰。

问：你用附子煎多久？

答：反应和附子煎的时间没多少关系，和附子的质量有关系。

问：怎么看质量？

答：附子必须是脆的，舌头尝尝有点麻。如果不好的附子，你再煮多久也会出现反应的。

问：有个患者，神经纤维瘤，真武汤证，非常痛苦，不能睡觉，腿乱动，不安腿，喝点水就肿。我用的真武汤加四味健步汤。我反复告诉他先煎附子，他没先煎。头两剂吃得很好，说病好了一半，第三剂以后中毒了。半小时后就口麻、手麻、心跳。他给我打电话，我说煮点绿豆汤喝吧。后来又打电话说身上麻了。我说上我这边来吧。就给他煮了甘草，金银花，纯蜜，叫他能喝多少喝多少。天亮好了。我考虑附子存在蓄积中毒。因为头两剂特别好，第三剂就中毒了。

还有一个案例。女的，急性阑尾炎，子宫内积液，腹痛一两年了。我给她输液，吃的方是薏苡附子败酱散加大黄牡丹汤。附子她没先煎。后来她找我来了，说下地干活突然昏倒了，躺了10分钟才醒过来，浑身发麻。所以我觉得附子一定要先煎，再者要考虑蓄积中毒。有本书《重剂起沉疴》附子煮8个小时，我觉得不太明白，是不是有别的用意。

问：刚才有个病例，说肉桂50g，怎么煎的？

答：就是同煎。

徐：临床上就是乌头碱中毒，川乌草乌，附子中毒非常少。我抢救过一个，把外用搞成内服了。乌头碱中毒典型症状就是心律失常，突然大叫一声，本来还有说有笑，面色潮红，大叫一声就昏过去了，心电图出现室颤了。这就电除颤，转 ICU。这边用中医的甘草、绿豆大量灌，那边就补液，什么监测都上去。这个恢复非常快，就是那个鬼门关要过，这一定要西医学的支持。我们看到阳药多见排病反应，阴药很少。阳药多见皮疹，再就是原先的痛风加重。有的人说发热，原先阳气不够，不能与邪抗争所以不发热，现在阳气得助了就与邪争，发热。但我见的发热都是加重。轻浅的病出现发热没什么，重病在治疗过程总出现发热，往往不好。我们治过一个癫痫出现了发热，论文集里有。这个就可能是排病反应。我们用真武汤治的一个患者，7 天了还泄泻，拉得患者都不行了，就不能再继续了，像李主任说的要用理中汤收尾。我们感觉也是很难鉴别。

为什么阳药容易出现排病反应？我们理解是药力把邪气往外逼。有的排病反应很剧烈，不是吐几口痰就完事了。心脏患者排病最常见痛风，很头痛，很难搞。

顾：您看的眩瞑反应有没有朝向坏的方面发展的？

答：没有。

徐：这个我不赞同您的看法，朝坏的方面发展就不叫眩瞑反应了。

李艳：我们在大胆用药的时候还要谨慎、心细，不是为了尝试用药而用，而是看看患者是否真的需要。我在开始也是大量用附子，后来用久了发现 15g 和 45g 的疗效也没多大区别。

王：桂枝和肉桂，我目前比较同意孙医生的观点，要用肉桂。但是剂量有待商榷。我同意上海柯雪帆教授的观点，但我不敢这么用。另外，徐老师说桂枝挥发油被提取的事，我是深有体会。我见过好的桂枝，发黄，嫩绿，像小姑娘的脸一样鲜嫩，但你看市面的桂枝，发黑，干枯，像老太太。

徐：关于剂量，主流看法，就是课本的看法，一两 30g；再就是柯雪凡一两 15.625g。有个办法，有人做过，药物类比，麻黄汤里杏仁 70 个，21~28g，麻黄是主药，应该按 15g 左右一两来看。还有人加水煲药，看你这些药能用多少水。有人说药和水的比例是 1∶8。但药物密度有差异，还要待考。麻黄汤原先是煮取三升喝一升，煮一次。这和今天的煮法都不一样。所以这个药物剂量真的很有争议，需要临床上实际体会。

孙：关键可能不在于一两多少克，而在于比例。

顾：大剂量，也治好病，小剂量，也治好过病。

五、张学关于小儿哮喘的答问

问： 第一个问题是问小儿望诊。

答： 小儿望诊看面色，眼结膜有无充血，瘀血的眼白是蓝色的，有的眼角有充血。手诊，望大鱼际，三关不看。郁热情况不能用苦寒直折，你把气机打开就好了，一用苦寒，中气下陷。此外，还有腹部情况，坚实、松软，等等。

问： 小孩不喜欢苦药，怎么办？

张： 小孩不能多用苦寒，要扶助他，他是春天，是少阳。即使用，也小量用。小孩上呼吸道感染，可见上实热、下虚寒。出汗多、热，但是下肢是凉的。用寒药后暂时可减轻，但久而久之，可见小孩个子瘦小，面色萎黄，免疫力低下。苦寒药使用不当，损伤脾胃阳气，损伤肾气。

李艳： 我想问个比较幼稚的问题。儿科给药困难，喝不下去，您对这样的孩子怎样处理？第二，我很认同您的观点，长期用苦寒药，孩子会出现体质变化。孩子瘦，口唇艳红，舌苔剥脱。看上去是阴虚，但又不能滋阴。

张： 给孩子的药，不能像大人那样给一些怪味道的药；能不用异味怪味的药尽量不用；药量方面，要少，一天 2~3 次，急症怎么办呢，少量、频服。小柴胡汤治发热，就要少量、频服。咳喘很严重，一天 2 次不够，就少量频服。吴鞠通强调治上焦如羽，非轻不举啊！

舌苔剥脱，一是脾胃问题，二是临床上小儿咳喘、成人哮喘发作前的信号。哮喘患者身体好的时候，舌苔没事，发作时就会有地图舌。这跟免疫相关。再者就是脾胃。有个孩子舌苔剥脱很久，怎么回事呢？吃大闸蟹吃了很多，损伤了脾胃阳气，看了一个名老中医，滋阴，没效果。因为他损伤了脾胃阳气，你滋阴没用。很多地图舌的孩子是损伤脾胃阳气引起的。

代表： 我见过一个地图舌小孩，大便比较稀，吃了附子理中汤就长出舌苔了。

问： 苦寒药肛门给药可以好些吧？不会刺激胃黏膜，但效果怎样？

张： 按说效果会比较好。我不常用肛门给药。之前治痢疾用肛门给药，效果很好的。

六、河北沧州吕望医师谈治疗经验

先向大家汇报一个失败的案例。一个 60 岁女性，心脏病，劳力性呼吸困难，就是胸闷，面色黧黑，胖大舌，薄白苔，脉沉弱。那时用化痰药和枳实薤白桂枝汤。患者说喝了有恶心。当时自己没深思。后来遇到第二个患者，也是这样，胃脘部不适，我还是用枳实薤白桂枝汤，患者喝了之后胃部抽痛。几个月后，来了第三个患者，我吸取了前两例教训，用了人参汤。效果出奇的好，首先是从胃脘部开始，说这么多年没这么轻松过。看《金匮要略》里把人参汤和枳实薤白桂枝汤并列。我们受当时活血化瘀的影响，用这些活血药。后来我看到脉微弱的，活血药和化痰药直接不用。不单是伤中气的问题。

有个患者，做了搭桥术后，出现了神志症状，做噩梦，梦中常惊恐大叫，多汗，心悸，坐卧不宁。脉是虚数脉，沉取无力。用的是甘麦大枣汤合桂甘龙牡汤，就一剂药。我们经方的特点就是验、简、廉。

特诊组分会场交流摘要（节录）

主持人：徐汝奇、姜宗瑞、肇永前、黄波

经方医学研究方药与疾病、体质之间的关系，讲求方证相应，其研究对象是客观的病、活生生的人。方证的表现形式在不同的疾病以及不同的体质上有不同，故全面认识不同的诊断方法，强调客观指征的把握，是提高经方疗效的关键。到场嘉宾从望诊、咽诊、耳诊、腹诊、腿诊、脉诊等角度进行了交流和讨论，以使经方治疗在力求客观、规范的诊察下，处方用药均有据可察。

黄煌教授体质学说注重望诊，即患者的体型体貌特征，包括精神状态、营养状况、肌肉的松紧、皮肤的色泽以及纹理、骨骼的粗细、脸型、眼睛、腹部等，从反映的信息中来判断患者的体质状态，以选择用方用药。

◎山东青岛赵杰先生学习黄师经方体质学说多年，融合自身临证体会，有所发挥。他在讨论会中现场展示了他的望诊识别方人的经验，如典型的大柴胡汤体质、柴胡加龙骨牡蛎汤体质、桂枝体质、黄芪桂枝五物汤体质、小柴胡汤体质、麻黄体质、解郁汤体质等以及兼夹体质，并认为如体质识别准确后，用方就游刃有余。

◎上海张学医师，分析了咽诊与表里寒热虚实的关系，具体为：急性充血为表，慢性充血为里；咽峡充血、悬雍垂水肿、扁桃体肿大为表，咽后壁充血、血丝、滤泡、黏膜增厚或萎缩为里。咽峡无充血或充血不明显，扁桃体无肿大或有肿大但扁桃体无明显充血，或者有充血但颜色暗淡，咽后壁黏膜苍白或郁暗，滤泡如水泡样、散在，虽有融合但色泽不太红艳者为寒；咽部常有充血，急性或者慢性，扁桃体常肿大并且充血明显，有时可见明显脓点及分泌物，悬雍垂易充血水肿，咽后壁充血明显，滤泡多融合且色泽鲜艳，或血丝众多，有时可见黏膜糜烂或出血者为热。咽部黏膜苍白或有充血但是色泽比较淡，滤泡较少且充血不明显，咽后壁较薄甚至萎缩者为虚；咽部黏膜易充血，色泽艳红或郁暗，滤泡多，融合，咽后壁增厚，侧索增粗为实。

在咽诊临床应用方面，张学医师介绍了以下五种方证的咽证表现。

半夏厚朴汤的咽诊：咽部常呈慢性充血，咽后壁常可见滤泡，如水泡样或鱼籽样，色泽较淡，有时虽红但色泽暗淡，有时可见痰涎，黏膜润泽，口腔津液丰富，咽诊时常有比较明显的恶心感。

桂枝茯苓丸的咽诊：咽部多呈慢性充血，且色泽暗而瘀滞，常可见明显血丝，血丝郁红或青紫，咽后壁常增厚，滤泡多呈暗红，多融合成片。

柴胡桂枝干姜汤的咽诊：咽部充血为急性慢性混合状态，扁桃体容易肿大，但充血往往不是很严重，咽后壁多增厚，滤泡散在或融合，颜色较淡。

麻黄附子细辛汤的咽诊：咽部充血可为急性也可为慢性，色泽不艳丽，一般较淡，扁桃体如果肿大，多为慢性肿大，充血往往不是很明显，或上有血丝，咽后壁黏膜苍白，一般较为光滑，或有水泡样滤泡。

升降散的咽诊：咽峡多呈急性充血，扁桃体多肿大，有时可见脓点及脓性分泌物，悬雍垂水肿，咽后壁也呈艳红，或可见血样滤泡。

◎江阴市强勇医师将学习黄师腹诊体会进行了汇报。

1. 腹诊判体质　黄师在临床上非常重视体质的判定，腹诊是判断体质的一个重要方法，以下列举几种常见体质的腹诊特点。

大黄体质腹证：腹部饱满，大腹便便，腹部皮肤厚而油润，紧绷有弹性，按之腹部充实，有底力。大黄体质属实性体质，易表现为里实热证，是适合长期服用大黄剂的体质类型。

黄芪体质腹证：腹部大而松软，脂肪层厚，腹肌软弱无力，按之无抵抗感及痛胀感。黄芪体质为骨弱肌肤盛者，属于虚体，容易出现肺脾气虚，表气不固证，是适用长期服用黄芪剂的体质类型。

柴胡体质腹证：腹部大小中等，或偏瘦或偏胖均可见。腹部皮肤较干燥，腹肌偏紧，尤其是上腹部肌肉容易紧张。腹部多怕冷。胸胁苦满是柴胡体质者最明显的腹证。

桂枝体质腹证：腹部扁平甚则凹陷，腹部皮肤薄而细腻，多湿润，脂肪层薄，腹肌薄弱按之无底力，但却偏紧，甚至腹直肌拘急，触之有抵抗感。

2. 分部腹诊

（1）按胸胁：胸为胸廓之前面，胁为胸廓侧面腋下之部分。①胸胁苦满（含胁下满、胁下硬满、胁下痞硬、胸满胁痛等）：腹证出现胸胁苦满征，是使用柴胡剂的确证。②胁下痞：胁下扪及痞块，固定不移。可能是腹腔肿瘤。

（2）按心下：①心下痞：是指患者自觉剑突下非胀非痛，满闷不适，医者按之不痛或有轻微之疼痛感。心下痞分为两种，一为心下痞软（濡），一为心下痞硬。心下痞濡者，心下按之濡软无抵抗，多见于三黄泻心汤证、大黄黄连泻心汤证等。心下痞硬者，为上腹部扁平而按之腹肌较为紧张，疼痛不明显，腹肌无底力和弹性者为人参证。②心下软痛：心下常规手法按之腹肌柔软，但在冲击性触诊时，剑突下压痛明显，同时可出现剑突下腹肌的紧张收缩，咽喉多见充血，患者多觉胸骨后窒闷，呼吸不畅，此为栀子证。③心下硬痛：心下按之腹肌紧张，触痛明显。据程度不同，可出现小陷胸汤证、大柴胡汤证、大陷胸汤证。

（3）按腹：腹满按之痛者为实，宜大承气汤。腹满按之不痛者为虚，宜桂枝加芍药汤。另有虚实夹杂，宜桂枝加大黄汤主之。

（4）按少腹：①实证：包括瘀血证、蓄水证、血水俱结证等。②虚证：少腹或见紧张拘急而按之无底力，或见软弱，为精气营血不足，失于温阳所致。多用桂枝加龙骨牡蛎汤、八味肾气丸证。

（5）候悸动：悸动常见者为虚悸和水悸。虚悸为体质虚弱，冲气上逆所致，多见于桂枝体质。水悸为饮停心下，水饮凌心或者脐下冲气夹水上逆所致。多用五苓散、茯苓甘草汤或真武汤以温阳利水。

◎温州娄绍昆先生精研伤寒及日本汉方医学，临证处方必候腹征，他认为腹征是使用经方的抓手，客观实在，由此做保障用方方能踏实。候胸胁苦满征的方法为：令患者两手上举，医者用手敲打患者两侧柴胡带，如患者疼痛剧烈，则为胸胁苦满阳性，要考虑用柴胡剂。

如心下按之疼痛而胸胁苦满征为阴性，则常用小陷胸汤加香苏散。而当心下按之疼痛而胸胁苦满征为阳性，每多结合患者整体体质状况选择用药，对于体型壮实者，选用大柴胡汤可合用小陷胸汤；对于体型中等以及偏瘦弱者，选用《通俗伤寒论》柴陷汤。娄绍昆先生还介绍了鸠尾疼痛这一特殊腹征的临床价值。

◎温州袁建国医师，注重腹诊。他介绍一例患者，后背疼痛而右上腹未出现疼痛，腹诊提示墨菲征阳性，用大柴胡汤后背痛缓解。他强调不能以症状的轻重来判断疾病的缓急。要详查体征，特别是对症状不典型的老年人。

方药组分会场交流摘要（节录）

主持人： 王彪、何运强、袁锋、薛蓓云

◎山东赵明刚医师，谈了对柴胡加龙骨牡蛎汤的认识：①应用本方面部表情多抑郁，是个重要指标；②本方是寒热并调之方，应用范围广，是涉及至三阳的方；③可治疗运动系统疾病、神经症方面的疾病。

◎袁锋谈辨别柴胡体质和半夏体质的一点体会：二者在临床上有时很难明显界定，一般柴胡人的眼神多发直发呆，不如半夏人眼神活。

◎广东刘志龙院长谈了麻黄汤及其类方治疗暴哑、暴聋及皮肤病、小便失禁、癃闭案例，得出麻黄主要开窍，不但开肌表汗窍，还开全身所有的窍道，可以促使身体自我调节功能的恢复，为我们临床又打开了一个新思路。黄煌教授补充麻黄剂通过开汗窍可以减肥，开脑窍治疗脑出血和醉酒状态。

◎淄博王方同医师谈了自己应用经方的3条经验：①要用原方；②剂量不宜随便加大；③用煎药机煮药时，把药打碎效果更好。

◎常州中医院李淑萍主任谈运用温经汤的经验：①可用于更年期女性，也可以用于青春期女性，但一定要把握好体质，多半是瘦的，皮肤白的，虚寒的。②可以调整温经汤方内的各药剂量比例以恰合具体病情；③治疗痛经时，一定要从经前1周，用到月经期第二天；④可以合桂枝茯苓丸、当归芍药散等使用，乳房胀加柴胡、枳壳。等等。

◎江西钟毅也带来了他的两则实用经验：①五苓散加葛根、滑石治疗顽固性腹泻；②葛根汤加附子、蜈蚣治疗腰椎间盘突出。

◎湖北刘毅提到了治疗咳嗽的经验：①射干麻黄汤治无汗咳喘；②桂枝加厚朴杏仁汤治舌淡体弱有汗；③旋覆花汤降气化痰作用大；④真武汤加干姜、五味子用于老年人；⑤止嗽散；⑥麻黄连翘赤小豆汤；⑦用生硫黄3g内服可代替附子温阳，而无不良反应。

◎河南邓舒群是一名临床经验很丰富的医师，擅长用毒性药治疗疑难杂症，他鲜明地提出一个观点，认为用毒性药不注重煎煮时间，而注重药物配伍。

◎常州刘西强博士谈温胆汤的应用，认为本方攻补兼施、调和为主，可用于半夏体质的失眠惊恐、烦躁、眩晕等病症。

◎南阳王晓军医师介绍用大柴胡汤治疗头痛等经验，并通过一瘦人胆囊炎胀

痛呕吐，使用大柴胡汤合栀子厚朴汤治愈的经验，指出应用大柴胡汤治病，只要出现心下按之满痛，均可使用大柴胡汤。提示大柴胡汤既是一张对病用方，又是一张对体用方。当胆囊炎、胆石症、胰腺炎、反流性胃炎、支气管哮喘急性发作时，只要出现心下按之满痛便可使用大柴胡汤，缓解后便需减量或停药。而对于形体偏胖或中等，体格壮实，进食后常腹胀或腹痛，按之上腹部硬或胀痛，情绪抑郁、紧张、睡眠障碍等，大便易干结，伴有高血压、高脂血症的大柴胡汤体质患者，可以对体，长期使用小剂量大柴胡汤调理。

◎湖北邓诗军医师，介绍用当归芍药散的经验：合吴茱萸汤治疗胃痛，合薏苡附子败酱散治疗妇科病，合柴胡桂枝干姜汤治疗慢性前列腺炎。还介绍了其用吴茱萸汤加生石膏、当归、川芎、茯苓，治疗带状疱疹疼痛、三叉神经痛、丹毒、顽固性头痛等的经验。